Prof. Dr. Dietrich Grönemeyer

Mein großes RÜCKENBUCH

Wie Sie Ihren Schmerz besiegen

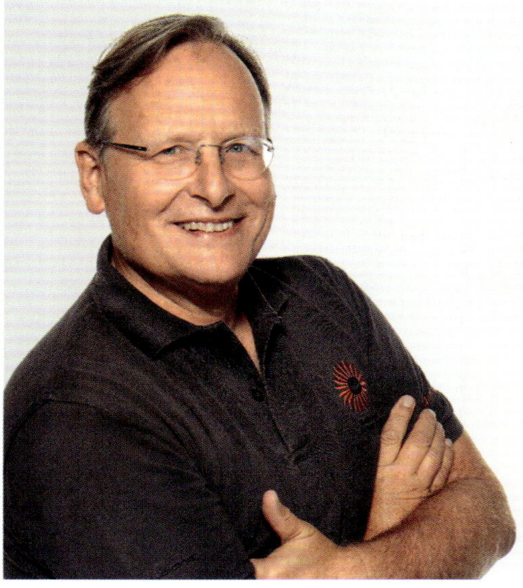

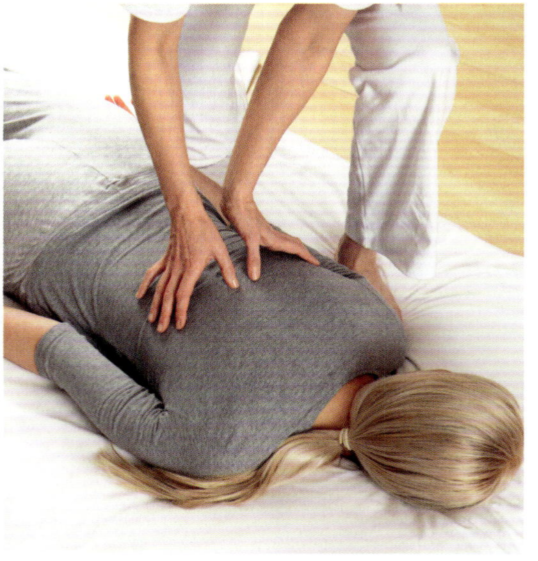

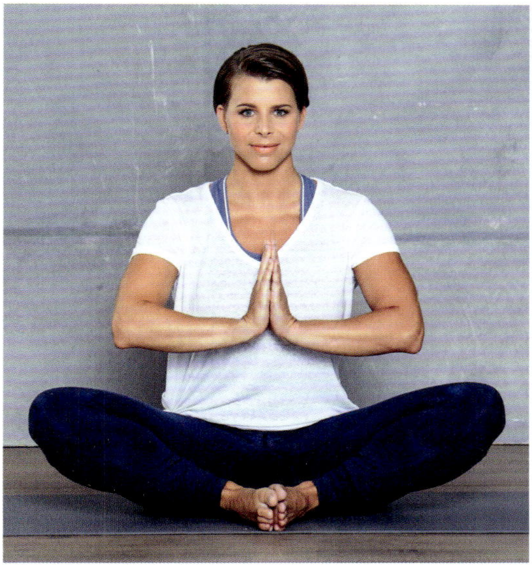

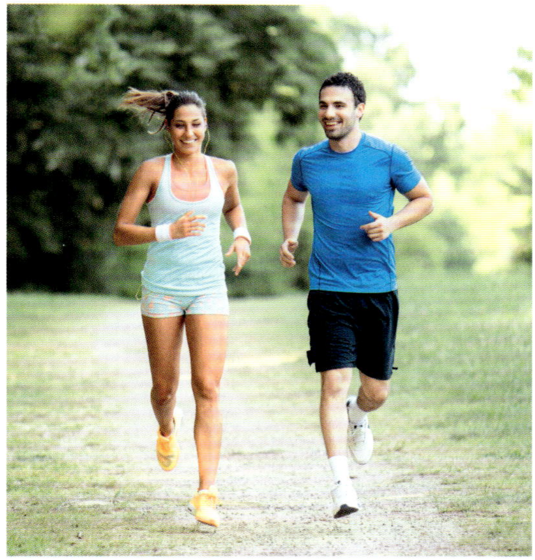

Vorwort

DEN RÜCKEN STÄRKEN

Wir schreiben das Jahr 2017. Eine Zeit, die in Science-Fiction-Romanen und Zukunftsfilmen des letzten Jahrhunderts nicht selten als eine des Wohlstands, der Sorglosigkeit, eines atemberaubenden technischen Fortschritts und einer totalen Gesundheit beschrieben wird. Raumschiffe, fliegende Autos, Frieden und Hightech-Medizin, die wie von Geisterhand Ganzkörperscans und -therapien ermöglicht. So viel zu Buch- und Filmideen. Doch wo stehen wir 2017 wirklich?

Computer- und Kernspintomografie, Schmerz- und Mikrotherapie: Wir haben enorme medizinische Fortschritte gemacht. Schaut man aber genauer hin, auch viele schmerzhafte Rückschritte. Weil wir vergessen haben, wo wir herkommen. Weil wir vergessen haben, dass der Mensch, dieses Wunderwerk, für sehr viel mehr Bewegung geschaffen ist. Weil wir in unserer Leistungsgesellschaft verdrängen, dass Leistung auch sprichwörtlich auf die Nerven und Knochen gehen kann. Dass wir mehr sind als nur Kopf-Menschen oder Körper-Maschinen, die wie am Fließband arbeiten. Wir Menschen sind mehrdimensional, keine Maschinen. Ärzte und Therapeuten sind Gehilfen, keine Monteure. Wir haben vergessen, an uns zu denken. An die Rücksicht auf uns selbst, wenn wir gesund und glücklich alt werden wollen. Stattdessen ist der Homo sapiens zum Gewohnheitstier geworden. Wir haben die Leiden unserer Zeit als unumstößlich akzeptiert: Diabetes, Herz-Kreislauf-Erkrankungen, Fettleibigkeit, Stress, Burn-out und nicht zu vergessen: Rückenleiden. Die Zahlen zum Thema Rücken erschrecken mich immer wieder: 9,1 Prozent der Krankheitstage in Deutschland (und damit trauriger Spitzenreiter) entstehen durch Rückenprobleme – Tendenz: steigend. So nachzulesen im Gesundheitsreport der Techniker Krankenkasse aus dem Jahr 2017.

In diesem Jahr feiert unser auf Rückenleiden spezialisiertes Institut in Bochum sein 20-jähriges Bestehen. Ein Grund zum Feiern, belegt es doch, dass mein Weg, den Rücken zu begreifen, hilft. Aber auch ein Grund zum Grübeln, weil die Nachfrage – trotz aller Appelle zur Vorbeugung – immer noch kontinuierlich wächst. Nach wie vor gibt es Millionen Betroffene in Deutschland. Nach wie vor sind die Wartezimmer und Operationssäle der Republik randvoll. Allein nach Bochum kommen jährlich Tausende Patienten in der Hoffnung auf Heilung. Und nach wie vor leiden der Einzelne und das gesamte Gesundheitssystem an „Rücken". Weltweit!

Vorbeugung, Diagnostik, Selbst- und Akuthilfe sowie ein breites Therapiespektrum zwischen Schulmedizin und Naturheilkunde, zwischen Hightech und Psychosomatik: Dieses Buch möchte Wege und Möglichkeiten aufzeigen, Bewusstsein schaffen und handfeste Tipps geben. Für Vorsorge genauso wie für Therapie und Nachsorge. Zivilisationskrankheiten sind kein Schicksal und Schmerzen keine Krankheit, sondern ein Alarmsignal des Körpers. Schmerzen, besonders Rückenschmerzen, können depressiv machen und das soziale Umfeld belasten. Die Kinder von heute sollten nicht die Patienten von morgen werden. Und die Patienten von heute sollten keine Schmerzen (mehr) haben müssen. Deshalb dieses Rückenbuch. Ein Buch, das mehr sein möchte als Zukunftsmusik. Ein praktisches Nachschlagewerk, das uns den Rücken stärkt. Heute. Morgen. Nach wie vor.

Ihr

Dietrich Grönemeyer

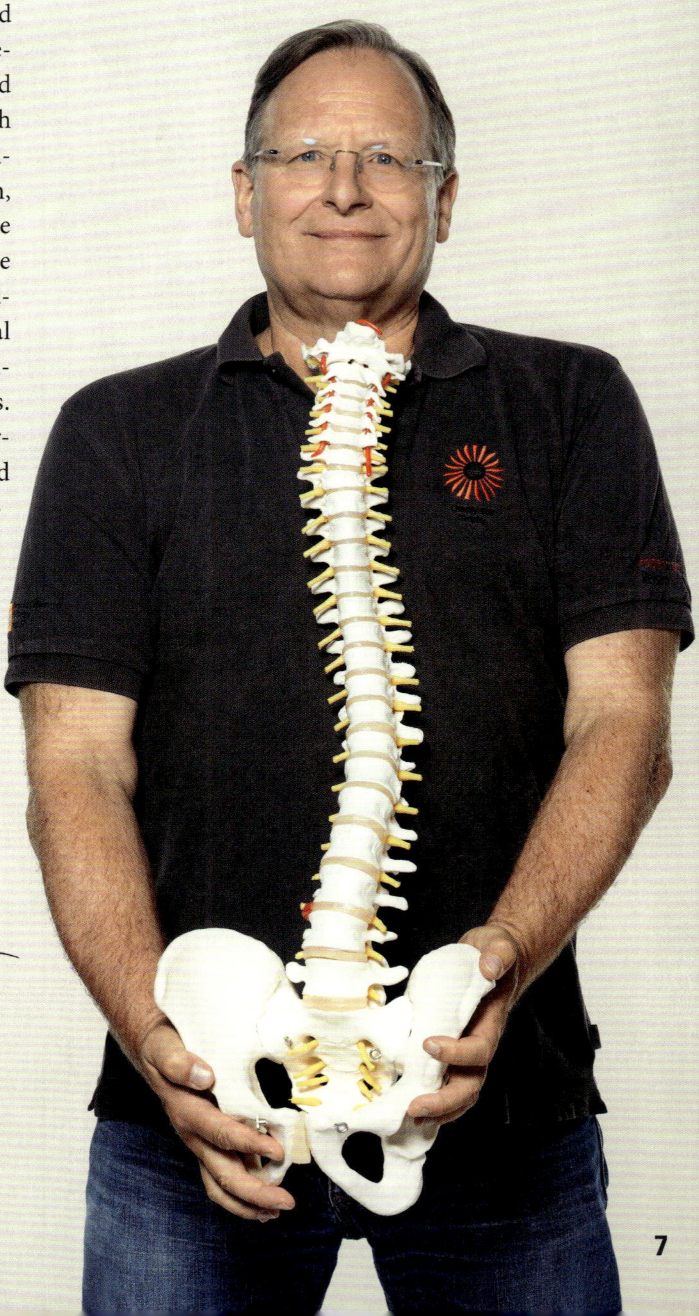

WENN DER RÜCKEN REDEN KÖNNTE ...

... würde er viel verraten. Er braucht in der Regel weder dauerhaft Medikamente noch Operationen, sondern Achtsamkeit und Fürsorge. Bei der Schmerzbehandlung gehen wir heute neue Wege und geben die Verantwortung an die Betroffenen zurück. Sie haben es selbst in der Hand!

Könnte Ihr Rücken reden, würde er Ihnen so viel erzählen über das, was ihn bedrückt und was ihn erfreut. Die Wirbelsäule ist wie ein offenes Buch. Wir sollten genauer darin lesen, wenn etwas passiert, wenn Sie sich um Ihr Leben Sorgen machen, wenn Ihnen die Angst im Nacken sitzt, weil Sie vielleicht Ihren Arbeitsplatz verlieren, weil ein Mensch, dem Sie vertraut haben, Sie maßlos geärgert hat oder Ihnen sogar in den Rücken gefallen ist? Sorgen um die Karriere lassen möglicherweise Ihren Nacken steif werden. Wenn Sie versuchen, andere zu überzeugen, und Sie hilflos und frustriert werden, weil der Versuch ergebnislos endet, ja, dann kann auch der Rücken schmerzen.

Ständiges Sitzen, nonstop acht Stunden an einer Stelle im Büro, ohne zwischendurch zu entspannen, ohne sich zu bewegen, ohne bestimmte Übungen zu machen, ohne zu lachen oder mit anderen die Arbeit auch zu genießen, sich zu besprechen, verstanden zu werden, an der richtigen Stelle am Arbeitsplatz eingesetzt zu sein – all das kann Ihrem Rücken Schmerzen bereiten. Und das würde er Ihnen so gerne erzählen, deshalb meldet er sich ja auch zwischendurch immer wieder. Es zwickt und zwackt, es drückt, der Rücken sagt: Aufstehen, bewegen, lachen, springen, hüpfen, spazieren gehen – all das verrät er Ihnen. Sie müssten nur genau hinhören, in sich hineinhören, in das wunderbare Hörbuch Ihrer Wirbelsäule.

EIN EMPFINDSAMES PSYCHOSOMATISCHES ORGAN

Die Zeiten, in denen jemand mit „Rücken" zum Arzt kam, nach einer schnellen Spritze verlangte, um sich erst einmal ein paar Wochen Bettruhe und schmerzstillende Medikamente verschreiben zu lassen, sind vorbei. Viele Operationen, die früher im blinden Glauben an die Möglichkeiten der modernen Medizin als Heilsbringer galten, erwiesen sich als wirkungslos oder sogar kontraproduktiv. Rückenschmerzen sind inzwischen keine Alterserscheinung mehr. Schon Kinder und Jugendliche leiden darunter. Jedes dritte Schulkind klagt bereits über Rückenschmerzen. Junge Erwachsene in der Mitte des Lebens sind am häufigsten betroffen, weil sie fast rund um die Uhr unter Druck stehen. Unser Rücken ist ein empfindsames psychosomatisches Organ, über das wir kaum etwas wissen.

DER WAHRE ARZT IST JEDER FÜR SICH SELBST

Wir verknacksen uns in der Regel nicht den Rücken, lassen uns nicht von einer „Hexe" beschießen oder den Ischias einklemmen. Die meisten Rückenbeschwerden haben keine eindeutige Ursache. Heute weiß man, dass die Gründe sehr vielfältig sind. Im Beruf und in der Freizeit zwischen Computer und Smartphone, zwischen Kindern, Konsum und Karriere, ein Alltag in Eile, Multitasking auf der Überholspur. Statt mal zur Ruhe zu kommen, begeben wir uns auf Ärzte-Odyssee, wenn es wehtut, und hoffen auf Hightech. Dabei ist eigentlich etwas ganz anderes gefragt: Unser Rücken wünscht sich Aufmerksamkeit und Aufklärung. Er braucht oft ganz dringend Bewegung und wenig später vielleicht eine Pause. Er liebt Berührungen, Wärme, hin und wieder auch Kälte, Abwechslung, schützende Muskeln, gesundes Bindegewebe, gut versorgte Sehnen, Bänder und Faszien. Rund um die Wirbelsäule wirkt alles auf alles. Entsprechend viel kann jeder für sich tun, um sich langfristig selbst zu heilen. Der wahre Arzt, der kleine Medicus für sich selbst, sind Sie.

Rückenschmerzen sind nicht tödlich

Meine Grönemeyer-Anti-Schmerz-Methode stellt diese Erkenntnisse in den Mittelpunkt – nach dem Motto „Keine Angst, Rückenschmerzen sind nicht tödlich". Es gibt zahlreiche Techniken, um akute und chronische Schmerzen zu beseitigen. Sie müssen sie nur kennenlernen und bereit sein, geduldig auszuprobieren, was Ihnen guttut. Im Mittelpunkt des Grönemeyer-Programms stehen 20 Punkte – von Bewegung und Muskelaufbau über Wärme, Massagen, Atmung, Medikamente und Ernährung bis zu Stressreduktion und Achtsamkeit (siehe Seite 221). Sinnvolle Hilfe von Experten verschiedener Fachrichtungen (wie Hausärzte, Orthopäden, Neurologen, Neurochirurgen, Mikrotherapeuten, aber auch Physiotherapeuten und Psychologen) gehört ebenso dazu wie alternative Heilmethoden. Ich bin ein Fan von Therapien mit den Händen wie Massagen, Osteopathie oder Tuina. In nur drei bis fünf Prozent aller Fälle muss heute tatsächlich operiert werden. Alles andere lässt sich mit individuellen Maßnahmen lösen, die Ihren Rücken stärken. Dabei kommt es vor allem auf eins an: auf Ihre Haltung.

Ein neues Bewusstsein entwickeln

In diesem Buch erfahren Sie alles, was Sie wissen müssen, um ein neues Bewusstsein für Ihren Rücken zu entwickeln und ein möglichst schmerzfreies Leben zu führen. Sie werden staunen, wie alles funktioniert und zusammenhängt. Meine Erkenntnisse, Tipps und Übungen geben den neuesten Stand der Forschung wieder – von der Anatomie des Rückens über das Zusammenspiel von Nerven, Triggerpunkten, Rückgrat, Hüfte, Muskeln, Bandscheiben und Psyche bis zu praktischen Tipps, die Sie sofort umsetzen können. Denn es sind vor allem Sie selbst, die die Verantwortung für Ihre Gesundheit tragen. Hoffen Sie nicht auf eine Wunderheilung über Nacht, auf Blitzgenesung durch eine OP oder auf die Entwicklung immer neuer Medikamente, sondern setzen Sie auf sich selbst. Dieses Buch liefert Ihnen das nötige Wissen dazu. Denn: Rückenschmerzen sind wirklich kein Schicksal.

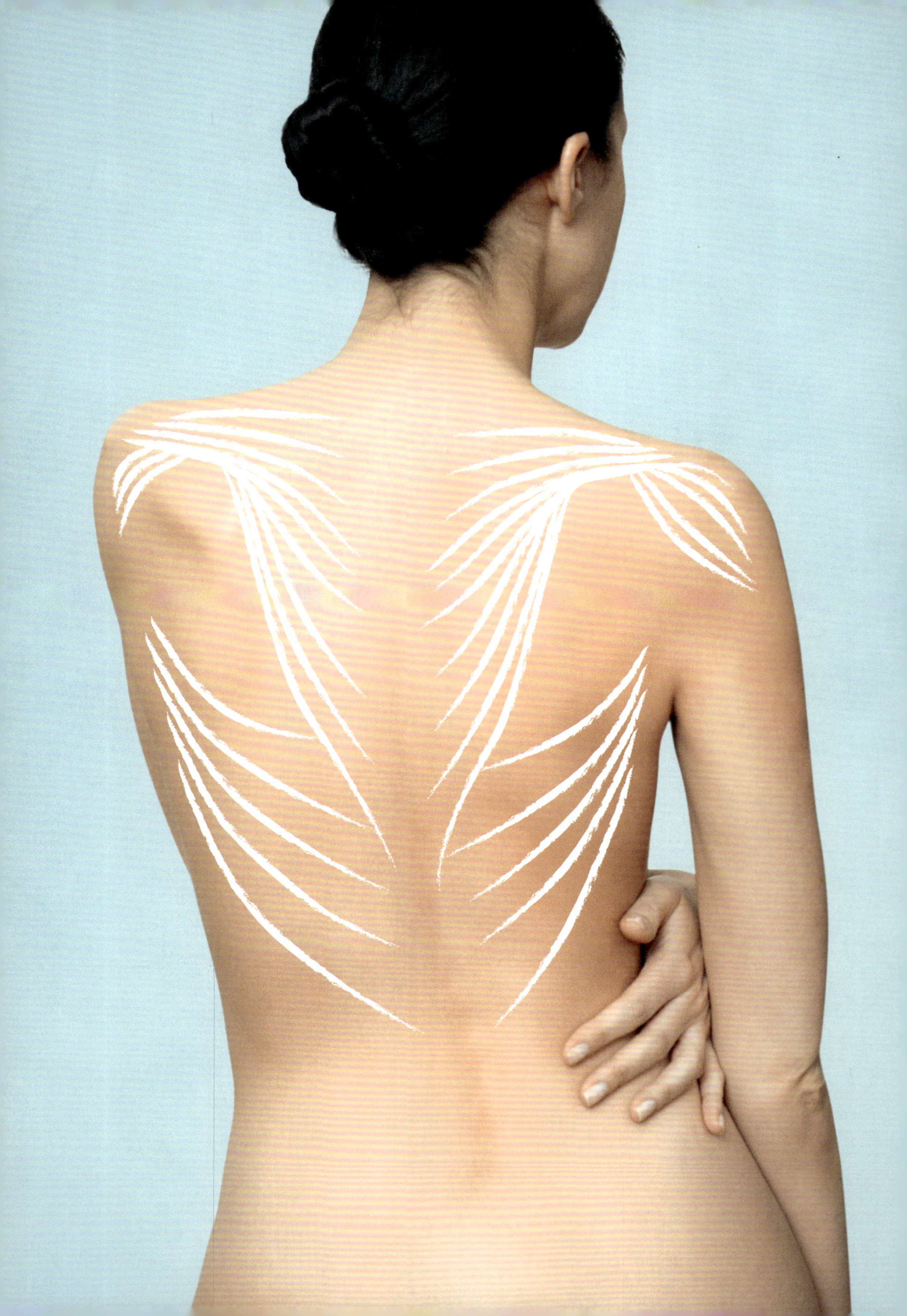

DER ANATOMIE AUF DER SPUR

Paradox, aber wahr: Es war der evolutionäre Fortschritt, der uns auf seinem Weg den Schmerz bescherte. Wenn man so will: Mit dem aufrechten Gang fing alles an. Rückenschmerzen sind der Preis für die Fähigkeit des Menschen, sich auf zwei Beinen zu bewegen und die Last seines Körpers zu tragen – oder: tragen zu müssen. Im Kindesalter noch weich und flexibel, wird das Rückgrat mit zunehmenden Jahren hart und unelastisch, weil wir uns in den meisten Fällen nicht mehr genügend bewegen. Die Muskeln, die das Rückgrat stützen, verkümmern langsam. Die Bandscheiben trocknen aus und schrumpfen. Die Faszien, die die Muskeln zusammenhalten, werden unflexibler und starr, die Knorpel der Gelenke trocknen aus oder verkalken. Doch wenn wir den Rücken und seine Strukturen begreifen, haben wir die Chance, uns gesundheitsbewusst zu verhalten, um lange elastisch und beweglich zu bleiben!

TATORT RÜCKEN

Unsere Kräfte und Fähigkeiten verkümmern im Laufe der Jahre nicht von allein, sondern weil wir Aktivitäten aufgeben, in Verkrampfungen verharren und viel zu oft keine gesunde Balance zwischen Anspannung und Entspannung finden. Der Rücken spiegelt unsere Seele.

AM ANFANG: VERSUCH UND IRRTUM

„Ein jeder bewegt sich, empfindet, denkt, spricht auf die ganz ihm eigene Weise, dem Bild entsprechend, das er sich im Laufe seines Lebens von sich gebildet hat. Um die Art und Weise seines Tuns zu ändern, muss er das Bild von sich ändern, das er in sich trägt." Dies schrieb der Physiker Moshé Feldenkrais (1904–1984), der Begründer der nach ihm benannten Lernmethode. Feldenkrais stellte faszinierend wie kaum ein anderer dar, wie wichtig das Skelett und die Bewegungen des Körpers auch für die Seele sind.

Babys und Kleinkinder, so Feldenkrais, probieren ihren Körper noch aus. Durch Versuch und Irrtum lernen sie die Bewegungsabläufe. Erst mit zunehmendem Alter, oft auch durch soziale Zwänge, wird die gesamte Vielfalt an Bewegungen, die uns zur Verfügung steht, eingeschränkt. Im Laufe des Erwachsenwerdens gehen frühere Bewegungsmöglichkeiten wie etwa Hüpfen, Springen oder Klettern verloren. Und im Alter von 70 oder 80 Jahren sind viele Menschen sogar froh, wenn sie noch ohne Probleme aufstehen und laufen, Treppen steigen, sich hinsetzen und hinlegen können. Die ursprüngliche Vielfalt unseres Bewegungsrepertoires ist aus ihrem Leben verschwunden. Die Therapie, die Feldenkrais entwickelte, will automatisierte Bewegungsmuster auch in späteren Lebensjahren noch verändern – und Schmerzen dabei verschwinden lassen. Nicht umsonst bezeichnete Feldenkrais seine Methode als eine „Entdeckungsreise durch den Körper". Er lässt die Behandelten auf spielerische Weise neue Bewegungen erlernen und macht sie zugleich auf Fehlhaltungen und Muskelverspannungen aufmerksam, die aus falschen Bewegungsabläufen resultieren. Dieser Prozess beginnt im Kopf, denn dort werden diese Abläufe programmiert und gespeichert.

DIE ACHSE DES GLEICHGEWICHTS

Millionen von Jahren vergingen, bis die Evolution die Voraussetzungen für den aufrechten Gang geschaffen hatte: Zum Beispiel wurden die Gelenke zwischen Kopf und Nacken so geformt, dass sie alle für das Gleichgewicht notwendigen Bewegungen, das Schauen, Riechen, Fühlen und Hören, zusammen mit allen anderen Bewegungen der Wirbelsäule koordinieren können. Betrachtet man den Schädel von oben, zeigt sich, dass Augen, Ohren und auch die Gleichgewichtsorgane im Inneren des Gehörgangs auf einer Achse liegen. Diese kreuzt sich vertikal mit der Sehachse, die genau zwischen den Augen verläuft. Genau unterhalb dieses Kreuzungspunkts liegt der Axis-Wirbel mit einer Art Zahn, um den sich unser Kopf dreht. Wie mit einem Kompass wird an dieser Schaltstelle das Gleichgewicht der Wirbelsäule reguliert. Jede einzelne Drehung ermöglicht so eine perfekte Kombination von Schauen, Hören und Bewegung.

Beste Grüße ans Gehirn

Der aufrechte Gang ist aber nicht nur eine mechanische Leistung des Skeletts, sondern auch ein Meisterstück des Gehirns und der Nerven: Ohne das ununterbrochene Rechnen und das ständige Feedback von Sinnesorganen und Körperreaktionen würden wir die Balance verlieren und umfallen. Das Gehirn wird also bei jeder Bewegung gefordert. Schon bald reichte unseren frühen Vorfahren die Energie von Blättern und Früchten nicht mehr aus, sie jagten nun Tiere. Erst die Fettsäuren aus Fleisch und Fisch waren es, die zu einer Umbildung des Gehirns führten und den Menschen zu dem machten, was wir heute den Homo sapiens sapiens nennen – ein wissender, reflektierender Mensch. Der Preis für diesen evolutionären Schub aber waren auch: Rückenschmerzen. Denn dort, wo sich der Affe aufrichtete, unmittelbar über dem Kreuzbein, biegt sich unsere Wirbelsäule nun vertikal ab – statt wie bei den Vierbeinern in der Horizontale zu bleiben. Dieser „Karriereknick der Menschheit" wiegt in mehrfacher Hinsicht schwer: 100 Kilogramm lasten auf der Wirbelsäule im Übergang zum Becken, wenn wir stehen, 90 im Sitzen, 220 sogar, wenn wir uns bücken. Die Last drückt vor allem auf die Bandscheiben, jene gallertartigen Puffer zwischen unseren Wirbelknochen, die dafür nicht gerade konstruiert zu sein scheinen. Sie haben einen sehr mäßigen Stoffwechsel, der nur durch Bewegung aktiviert wird, und sind schnell abgenutzt.

Die Last auf den Schultern

Emotionen lassen uns oft erstarren. Um körperliche wie seelische Schmerzen zu vermeiden, ziehen wir Brustkorb und Bauch ein oder halten Kopf und Nacken gerade. Wir tragen, wie es auch sprichwörtlich heißt, eine „Last auf den Schultern". Zunächst stellt sich bei dieser Haltung ein Gefühl größerer Sicherheit ein, aber man wird weniger flexibel. Kinder haben eigentlich einen natürlichen Bewegungsdrang, der aber geht ihnen zunehmend verloren. Schon in

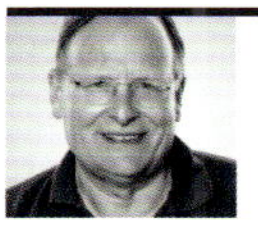

GUT ZU WISSEN

Kostenfaktor Rückenschmerzen

An jedem Arbeitstag fehlen fast 70 000 Beschäftigte in Deutschlands Betrieben, so listet es die Techniker Krankenkasse in ihrem Gesundheitsreport 2017 auf. Bei den Hauptursachen von Krankschreibungen rangieren Rückenschmerzen demnach hinter Atemwegsinfektionen auf Platz zwei. Hochgerechnet auf die rund 31 Millionen sozialversicherungspflichtig Beschäftigten in Deutschland, entfielen damit mehr als 25 Millionen Fehltage allein auf die Einzeldiagnose „Rückenschmerzen".

jungen Jahren sitzen oder „hängen" sie viel vor einem Computer- oder Fernsehbildschirm. Wegen der damit verbundenen Konzentration der Augen und des Gehirns nimmt der Körper vor dem Bildschirm eine einseitige Haltung ein: Der Kopf ist wie bei einer Schildkröte nach vorn gestreckt. Schultern und Brustkorb bilden eine Art Block, der auch die Drehfähigkeit des Nackens einschränkt. Dessen wichtige Ausgleichsfunktionen werden deshalb lahmgelegt und das Gleichgewicht wird gestört. Nicht ohne Grund können viele Kinder heutzutage nicht mehr auf einem Bein hüpfen, geschweige denn rückwärts laufen.

Der Schutz, der keiner ist

Die Schaltzentrale im Kopf versucht, die Situation durch weitere Einschränkungen der Bewegungsfähigkeit der Wirbelsäule zu entschärfen. Die Muskelketten des Rückens werden angeregt, mehr zu arbeiten. Der Atem wird flacher, Nacken-, Schulter- und Kreuzschmerzen stellen sich ein. Hochgezogene Schultern zum Beispiel, eine typische Abwehrhaltung bei Belastungen jeder Art, bremsen die Flexibilität des Brustkorbs. Auch die Arme lassen sich nicht mehr frei bewegen und die Drehbewegungen zwischen Hüfte und Schultern werden immer anstrengender. Oft führen auch Schutzhaltungen als Folge früherer Verletzungen dazu, dass die Beweglichkeit stark eingeschränkt ist und wirkliche Entspannung immer schwerer fällt. Das kann zu den unterschiedlichsten Symptomen führen, die nicht selten falsch diagnostiziert werden. Deshalb ist es wichtig, jeden Menschen und seine Geschichte als Ganzes zu betrachten.

Eine 72-jährige Patientin etwa, der ein arthrotischer Verschleiß ihrer Hüftgelenke attestiert wurde, leidet – wie sich herausstellte – in Wirklichkeit unter den Folgen einer jahrzehntelangen Fehlbelastung der Wirbelsäule. Die Muskeln, die an den Gelenken ziehen, üben Druck auf die Sehnen aus, bringen diese aus dem Gefüge und lassen sie schließlich verschleißen. Ihre leichte Schieflage und Verdrehung nimmt die Patientin selbst nicht mehr wahr, weil ihr Gleichgewichtssinn durch die Gewöhnung an diese einseitige Haltung bereits verzerrt ist. Sie leidet an einer „sensomotorischen Amnesie", an einer Funktionsstörung des Nervensystems. Ihr körperliches Wohlbefinden gewinnen solche Patienten erst dann zurück, wenn sie wieder neu lernen, ihren Körper wahrzunehmen und ihre innere wie äußere Balance zu finden.

Viele körperliche Symptome, die dem Alter zugeschrieben werden, wie etwa ein Verschleiß der kleinen Wirbelgelenke, sind im Wesentlichen eine Folge falschen Lernverhaltens: Nicht unsere Kräfte und Fähigkeiten verkümmern, sondern wir geben im Laufe der Jahre immer mehr Aktivitäten auf. Vor allem vernachlässigen wir zunehmend den notwendigen Ausgleich zwischen Ent- und Anspannung: Wir verharren immer mehr in unserer individuellen „Verkrampfung". Nicht nur die Überbeanspruchung, sondern das Nichtnutzen führt zum Verschleiß der Gelenke und zur Arthrose. Der Gedanke „Ich muss mich schonen, ich habe ja Schmerzen" ist in den meisten Fällen falsch. Viel wirkungsvoller ist es, sich rechtzeitig um seinen Rücken zu kümmern.

AUF DIE HALTUNG KOMMT ES AN

Langfristige Schmerzen und Schäden können entstehen, wenn wir uns nicht genügend um unseren Rücken kümmern, um dieses Wunderwerk, das uns aufrichtet und Haltung gibt. Ja, auch innere Haltung und Halt. Denn die äußere Haltung stärkt auch unsere Haltung zum Leben! Der Rücken spiegelt unsere Seele. Chronische Schmerzen durch Haltungsschäden des Rückens vernebeln den Kopf, lassen uns nicht mehr wirklich Ich sein. Und umgekehrt. Ein starker Rücken kann entzücken! Uns selbst auch. Diese Freude strahlt auf alles aus, was wir tun! Diese gefühlte und sichtbare Rückenkraft macht einfach stark.

Sitzen ist das neue Rauchen

„Was genutzt wird, bleibt. Was ungenutzt bleibt, verkümmert." Wer diese einprägsame Formel befolgt, hat die besten Voraussetzungen, seinen Rücken fit zu halten. Andernfalls verkümmern Knochen, Muskulatur, Gelenke, Sehnen, Bänder oder Faszien und bauen ab, was sich in Fehlhaltungen und Schmerzen äußern kann.

Doch leider vernachlässigen wir unseren Rücken im Tagtäglichen. Sitzen ist das neue Rauchen! Wir sitzen mehr als sechs Stunden, bewegen uns kaum noch viel mehr als fünf Minuten, um aus der Puste zu kommen. Wenn überhaupt! Bei Kindern sind es im Durchschnitt nur noch 15 Minuten täglich. Und wenn wir uns fit machen wollen, achten wir mehr auf Bauch, Brust und Po. Diese Teile von uns sind sicht- und auch fühlbarer als der Rücken und wirken auf Dritte wie Spoiler und Lack beim Auto. Unser Rücken ist jedoch ein Sensibelchen: Schmerzen sind nur ein Hilferuf für Schwäche und Vernachlässigung durch Kraft- und Bewegungsmangel. Stressabbau, aktive Entspannung, Bewegungspausen für Schüler in der Schule oder Erwachsene bei der Arbeit können helfen. Achtsamkeit für dieses so wundervolle System ist täglich gefragt. Alles eine Frage der Haltung!

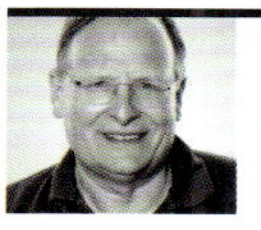

GUT ZU WISSEN

Der Preis des Fortschritts

Der griechische Gott Atlas musste – von der Last gebeugt – Erde und Himmel auf seinen Schultern tragen. Weil er eine ähnlich wichtige Funktion für unser körperliches Universum hat, wurde ein zentraler Knochen nach dem mythischen Hünen benannt: Der Rückenwirbel Atlas (in der medizinischen Terminologie nüchtern C 1 genannt, C steht für Cervix = Hals) verbindet den Schädel mit dem Rückgrat. Er und sein Nachbar Axis (C 2), die Achse, um die sich der Atlas dreht, heben sich aus der Reihe der Rückenwirbel durch ihre besondere Form heraus. Sie umschließen den auslaufenden Hirnstamm, in dem viele lebenswichtige Funktionen liegen. Verletzungen oder Verschiebungen an dieser Stelle können deshalb schlimme Folgen haben. Der Atlas ist also besonders gefährdet. Die Evolution hat diese beiden Knochen, die nicht wie alle anderen Wirbel durch eine Bandscheibe verbunden sind, besonders wendig gemacht. Wir können unseren Kopf weit drehen und ihn senken und anheben. Erst diese Beweglichkeit hat es ermöglicht, dass die Vorfahren des Menschen in grauer Vorzeit die Bäume verlassen und auf zwei Beinen durch die urzeitlichen Savannen streifen konnten.

KÖRPER UND SEELE: WIR HABEN „RÜCKEN"

Wenn wir Probleme haben, trägt der Rücken eine schwere Last. Angst, Stress und Enttäuschungen – Rückenschmerzen sind körperlich und seelisch bedingt.

Das geht aufs Kreuz

Es gibt Berufe, die besonders auf den Rücken gehen. Dabei handelt es sich nicht nur um Jobs, in denen man körperlich schwer arbeitet – auch psychische Faktoren spielen eine wichtige Rolle. Hier sind jährliche Fehltage pro 100 Versicherten aus verschiedenen Branchen aufgelistet. Der Grund: Krankheiten der Wirbelsäule und des Rückens bzw. Rückenschmerzen.*

ARBEITSLOSE
334

SOZIAL- & ERZIEHUNGSBERUFE, SEELSORGER
111

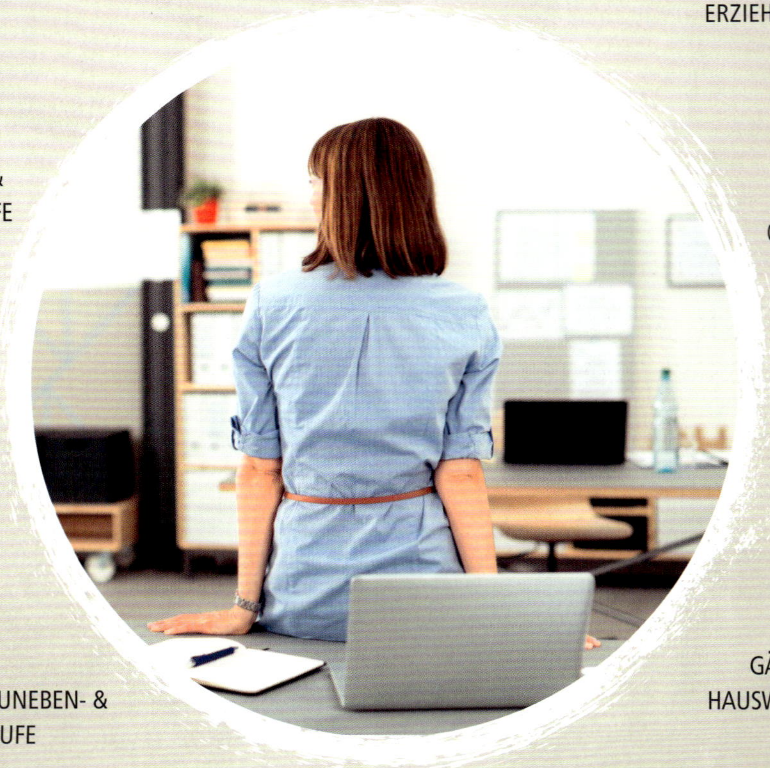

VERKEHRS- & LAGERBERUFE
285

ORDNUNGS- & SICHERHEITSBERUFE
184

METALLBERUFE
315

FRISEURE, GÄSTEBETREUER, HAUSWIRTSCHAFTER, REINIGER
212

BAU-, BAUNEBEN- & HOLZBERUFE
269

Der vernachlässigte Rücken

Mangelnde Bewegung schadet dem Rücken und Übergewicht bürdet der Wirbelsäule eine große Last auf. Außerdem führt seelische Anspannung dazu, dass die Rückenmuskeln verkrampfen. Von diesem „Trio infernale" sind hierzulande viele betroffen:

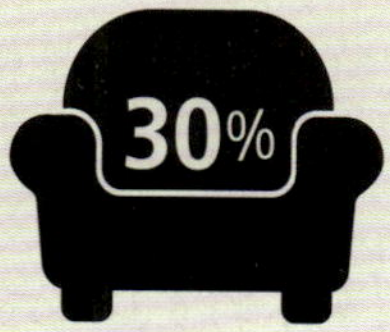

SIND BEWEGUNGS-MUFFEL

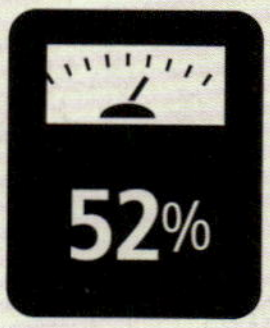

WIEGEN ZU VIEL

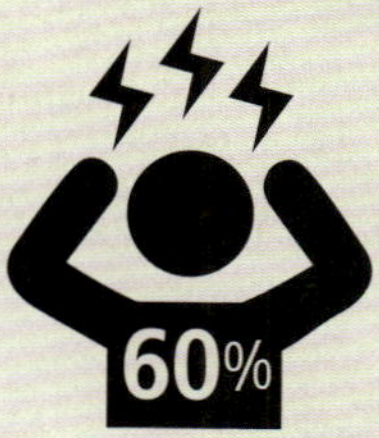

FINDEN IHR LEBEN STRESSIG

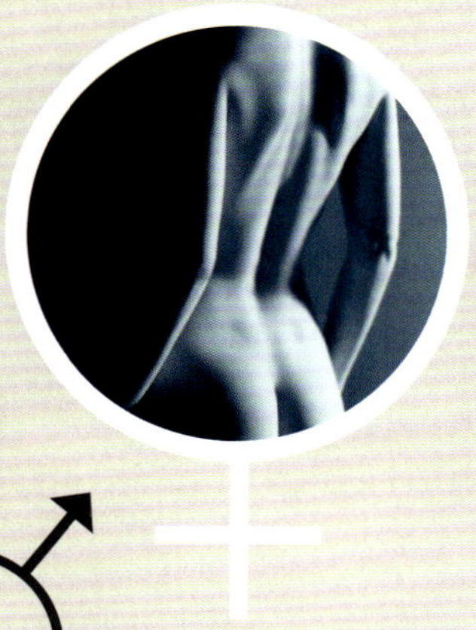

Frauen sind häufiger betroffen

Laut Robert-Koch-Institut geben Frauen häufiger als Männer an, unter mindestens drei Monate anhaltenden Rückenschmerzen gelitten zu haben. Mögliche Ursachen hierfür können gynäkologische Erkrankungen oder auch Wechseljahresbeschwerden sein. Aber auch die steigende Mehrfachbelastung durch Beruf und Familie ist oft ein Auslöser.

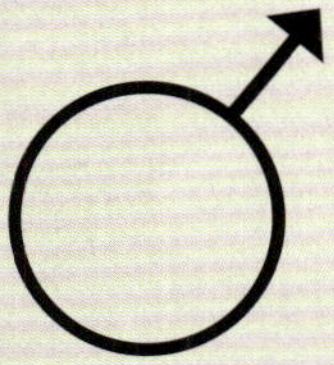

Volksleiden Nummer 1:

26% ALLER DEUTSCHEN GEHEN JÄHRLICH WEGEN RÜCKENSCHMERZEN ZUM ARZT

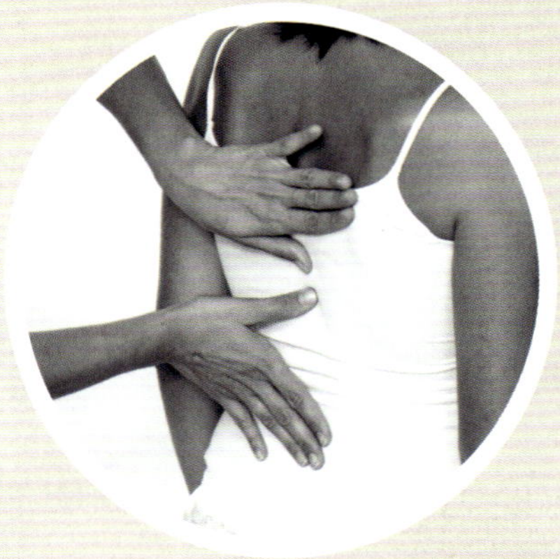

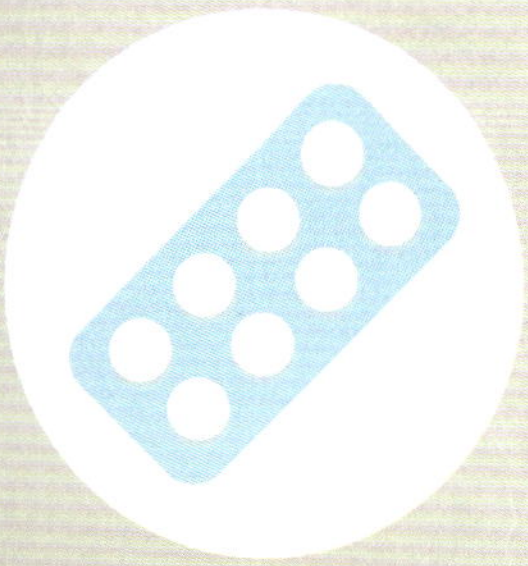

Schmerz lass nach

6,6 Mio. Deutsche nehmen 1- bis 2-mal pro Woche Schmerzmittel wegen Rückenbeschwerden ein.

Die Deutschen sind OP-Weltmeister

60 000 Bandscheiben werden jährlich in Deutschland operiert. Die meisten Operationen sind jedoch völlig überflüssig.

*Quelle: Techniker Krankenkasse, Gesundheitsreport 2017

UNSER RÜCKEN: EIN WUNDERWERK

Wirbel, Bandscheiben, Bänder, Muskeln, Nerven und Co. müssen optimal zusammenspielen, damit der Rücken gesund bleibt. Im Mittelpunkt steht die Wirbelsäule. Sie ist ein Wunderwerk, trägt uns durchs Leben, schützt alle wichtigen Organe und unterstützt unsere Bewegungen.

DIE STÜTZE DES KÖRPERS

Sie ist die zentrale Stütze unseres Körpers und ein wahres Multitalent – die Wirbelsäule. Wie kaum einem anderen Körperteil gelingt es ihr, widersprüchlichen Anforderungen gerecht zu werden: Sie ist fest genug, um das Körpergewicht zu tragen, aber auch biegsam genug, um die damit verbundenen Gliedmaßen, die Arme und die Beine, bei all ihren Bewegungen zu unterstützen. Sie trägt den Kopf und schützt lebenswichtige Organe wie Herz, Lunge und Leber und das Innere des Bauchs.

Unser Rückgrat wird in unterschiedliche Regionen eingeteilt. Von oben nach unten betrachtet, sind es fünf einzelne Abschnitte, die sich jeweils aus einzelnen Wirbeln zusammensetzen (siehe Grafik Seite 28). Dies sind:

- die Halswirbelsäule *(Pars cervicalis)* mit sieben Wirbeln. Die sieben Wirbel nennt man zervikal (von den Ärzten abgekürzt als C bezeichnet),
- die Brustwirbelsäule *(Pars thoracica)* mit zwölf Wirbeln, thorakal (von den Ärzten abgekürzt als Th bezeichnet),
- die Lendenwirbelsäule *(Pars lumbalis)* mit fünf Wirbeln, lumbal (von den Ärzten abgekürzt als L bezeichnet).

Alle diese Wirbel sind beweglich. Das unterscheidet sie von den folgenden Partien. Am Ende des Rumpfes liegen fünf miteinander verwachsene Wirbel, sie bilden das Kreuzbein *(Os sacrum)*. Auf beiden Seiten grenzt das Kreuzbein an je ein Darmbein und bildet gemeinsam mit diesem Paar das Becken. Am untersten Ende der Wirbelsäule sitzen meist vier, manchmal aber auch drei oder fünf Knochen, die das Steiß- oder Kuckucksbein *(Os coccygis)* bilden, den evolutionären Rest des Schwanzes, den unsere Vorfahren einst besaßen.

Die einzelnen Wirbel haben als Hauptstück elliptische bis runde Zylinder, den Wirbelkörper, der in Dornfortsätzen sowie Gelenkflächen ausläuft. Dahinter spannt sich ein Wirbelbogen um ein Loch herum, den Wirbelkanal. Wenn alle Wirbel übereinanderliegen, bildet dieser den Raum für die zentralen Nervenleitungen des Körpers sowie für das Rückenmark.

Halswirbel

Die Halswirbelsäule (HWS) besteht bei beinahe allen Säugetieren aus sieben Halswirbeln – so auch bei Menschen. Sie bilden das kopfseitige Ende der Wirbelsäule und sind die besonders beweglichen Wirbel zwischen der Brustwirbelsäule und dem Kopf.

Die Halswirbel können sich nur drehen, wenn wir uns dabei etwas zur Seite wenden. Das wiederum wirkt sich auf die Bewegungen des Brustkorbs und des Schädels aus, die sich zum Ausgleich in die andere Richtung neigen. Dieses Prinzip stabilisiert uns: Es ermöglicht, dass wir nicht umkippen, sondern auch dann aufgerichtet bleiben, wenn wir uns umdrehen. Schon wenn das Baby im Kinderwagen seine ersten Rollbewegungen macht, werden diese Ausgleichsbewegungen zwischen Kopf, Nacken und Brustkorb geübt und schließlich perfektioniert.

Brustwirbel

Unter dem Hals folgen zwölf Brustwirbel. Jeder von ihnen ist mit einem Rippenpaar verbunden, das sich um den Brustkorb legt und die wichtigen Organe Herz und Lunge schützt. Diese Rippenbögen treten – bis auf die beiden untersten – über Knorpel mit dem Brustbein in Kontakt. Obwohl der Brustkorb auf diese Weise wie von einem Kasten umfasst wird, sind seine Wirbelkörper sehr beweglich. Sie drehen, beugen und strecken sich und lassen sich zu den verschiedensten Bewegungsmustern kombinieren. Die freie Beweglichkeit des Brustkorbs und der Brustwirbelsäule (BWS) ist entscheidend für einen gesunden Rücken. Viele Rückenschmerzen rühren daher, dass Brustwirbel blockiert sind. Denn bei zu wenig Bewegung und mit zunehmendem Alter „versteifen" sich die Gelenke des Brustkorbs und die ursprüngliche plastische Mobilität geht verloren. Das führt zu Fehlhaltungen und Verformungen und kann die Atmung und Herzfunktion negativ beeinflussen.

Lendenwirbel

Die Lendenwirbelsäule (LWS), die sich an die Brustwirbel anschließt, hat besonders große Wirbelkörper, weil sie den Großteil des Körpergewichts tragen muss. Diese sind so geformt, dass sie zwar bequem Beugungen, Streckungen und Neigungen zur Seite erlauben. Aber im Gegensatz zur Halswirbelsäule haben sie nur eine sehr eingeschränkte Drehfähigkeit. Wenn wir versuchen, die Lendenwirbel mit Anstrengung zu drehen, verletzen wir leicht die Bandscheiben. Von den Folgen einer falschen Bewegung sind vor allem Fußballer, aber auch Tennisspieler oder Golfer betroffen, die häufig abrupt im Laufen anhalten, sich dabei umschauen oder in einer Drehbewegung versuchen, den Ball zu erreichen. Das Hohlkreuz (Lordose), bei Erwachsenen oft zu stark ausgeprägt, spiegelt die verblüffende Fähigkeit der Lendenwirbel wider, sich nach vorn zu wölben. Dabei können sich Becken und Rippen frei drehen. Die Möglichkeit, ein Hohlkreuz zu bilden, ist für den Rücken wichtig, denn das Rückgrat wird so viel flexibler und auch Stöße und Lasten können besser abgefedert werden.

DAS BECKEN

Schließlich entscheiden auch noch die Hüftgelenke darüber, wie beweglich unser Rücken ist. Die beiden feststehenden Kugelgelenke erlauben dem Becken zu rotieren und sich in alle möglichen Richtungen zu bewegen. Denn ohne das Becken funktioniert auch das Rollen nicht – es ist deshalb ein Kraftzentrum des Körpers und an allen Drehbewegungen beteiligt. Zwischen Kopf und Becken kann sich der Mensch um etwa 90 Grad drehen und sogar hinter sich blicken. Diese Drehachse durch den Körper ist nicht starr, sondern sehr beweglich. Sie ändert sich mit jeder Bewegung, verläuft mal durch die rechte Hüfte und das rechte Bein, mal durch die linke Hüfte und das linke Bein, je nachdem, wie es der Körperschwerpunkt verlangt. Da alle unsere Bewegungen, vom Laufen bis zur Gestik und Mimik, den Zustand des Nervensystems spiegeln, sind sie für Moshé Feldenkrais die „Grundlage des Inneseins", Ausdruck unserer Gefühle. Sie sind die Sprache unseres Körpers und machen uns Angst, Furcht oder Lachen erst bewusst, wenn wir die Fähigkeit zur Wahrnehmung haben.

FLEXIBLE STOSSDÄMPFER: DIE BANDSCHEIBEN

Jeder Wirbel wird von dem darüber- oder darunterliegenden Nachbarn durch einen elliptischen Puffer getrennt: die Bandscheibe. Wie ein Kugellager ermöglichen diese flexiblen Stoßdämpfer zwischen den Wirbeln, dass das Rückgrat sich sowohl drehen, beugen und neigen als auch Erschütterungen abfangen kann. Die Bandscheiben selbst bestehen aus Knorpel: Der äußere, faserhaltige Ring wird als „Anulus fibrosus" bezeichnet und schließt sich an das Knorpelgewebe der Wirbelkörper an. Die gallertartige Masse *(Nucleus pulposus)* im Inneren ähnelt in ihrer Zusammensetzung der des Auges und enthält vor allem Wasser: 90 Prozent bei einem Baby und immer noch 70 Prozent bei einem 70-Jährigen. Das macht die Bandscheiben zu einer unverzichtbaren Federung.

Weil dieser wichtige Teil der Wirbelsäule zu etwa 10 Prozent aus elastischen Fasern besteht, kann sie sich je nach Art der Belastung zusammenziehen oder ausdehnen. Sie ist äußerst belastbar und außerdem stärker und stabiler als die Wirbelknochen. Bei jungen Menschen hält sie 800 Kilo Druck aus, bei älteren immer noch mehr als die Hälfte: nämlich 450 Kilo. Last und Entlastung führen zu einem osmotischen Prozess (es wird regelrecht Wasser in die Bandscheibe gesaugt), der die Bandscheibe mit wertvollen Nährstoffen versorgt: Aminosäuren, Glukose und Sauerstoff. Regelmäßige und ausreichende Bewegung ist deshalb wichtig, vor allem mit zunehmendem Alter, wenn die für die Federung wichtige wässrige Substanz verloren geht. Die Bandscheibe baut dann stärker kollagenhaltiges Gewebe auf und lagert mehr Kalzium, Phosphat, Fluor und Magnesium ein. Das nimmt ihr die Elastizität. Noch schlimmer als eine Überbeanspruchung ist es deshalb für die Bandscheibe, wenn sie unterfordert wird – auch wenn es vor allem bei Schmerzen oder stärkeren Verspannungen schwerfällt, dagegen anzugehen.

Trotzdem braucht sie regelmäßige Ruhephasen, weil sich im Liegen ihr Wassergehalt wieder reguliert. Im Laufe des Tages schrumpft jede Bandscheibe durch den ständigen Druck und den damit verbundenen Flüssigkeitsverlust um etwa 10 Prozent. Deshalb ist man morgens etwas größer als abends. In der Nacht nimmt sie dann wieder Flüssigkeit und Nährstoffe auf und gleicht den Größenverlust aus. Bei orthopädischen Untersuchungen werden Höhe und Elastizität sowie das Ausmaß der Vorwölbung oft fehlinterpretiert, weil nicht auf den Wassergehalt geachtet wird. Diesen kann man jedoch mittels Kernspintomografie (MRT) genau bestimmen. Die Bandscheibe selbst besitzt keine Nerven und ist auch nicht durchblutet – deshalb tut sie nur selten weh. Wenn im Rückgrat starke Schmerzen auftreten, rühren sie auch daher, dass eine Bandscheibe so verformt ist, dass sie auf die Außenhülle des Rückenmarks oder den im Wirbelaustrittsloch (Foramen) austretenden Nerv drückt. Ein anderer Grund ist, dass der faserhaltige Ring gerissen ist. Dann drückt abgerissenes oder vorgewölbtes Bandscheibengewebe in die Zwischenräume der Wirbelsäule und reizt die Nerven oder den Nervensack (Dura).

SORGT FÜR STABILITÄT: DAS ILIOSAKRALGELENK

Das Kreuzdarmbeingelenk (Iliosakralgelenk) verbindet die halbmondförmigen Rundungen des zusammengewachsenen Kreuzbeins mit den beiden Beckenschaufeln (Darmbeinen). Normalerweise sind diese spiegelsymmetrisch. An ihrer Außenseite sind die Hüftgelenke verankert, wo die Gelenkkugeln der Oberschenkelknochen Halt finden. Dieser Beckenring ist die Basis des gesamten Rumpfes und dient zugleich als Aufhängung für die Beine. Er ist zentral für die Stabilität des Körpers. Damit das Kreuzbein die Beckenschaufeln nicht durch das Gewicht des Körpers oder beim Tragen schwerer Lasten auseinanderdrückt, hat die Evolution sie mit besonders starken Bändern versehen. Das Heben eines Gewichts spannt diese Bänder bis zum Äußersten und führt dazu, dass die Gelenkflächen von Beckenschaufeln und Kreuzbein stark gegeneinandergepresst werden.

In der Kindheit ist das Iliosakralgelenk noch beweglich und flexibel, die Gelenkflächen sind glatt und gut geschmiert. Wenn eine Beckenschaufel durch eine heftige Bewegung wenige Millimeter verrutscht, springt sie nach einiger Zeit in die Normalstellung zurück. Während der Pubertät bilden sich jedoch in den Gelenkflächen immer mehr Rillen und Fugen. Bei Reibung blockieren sie öfter. Erschütterungen

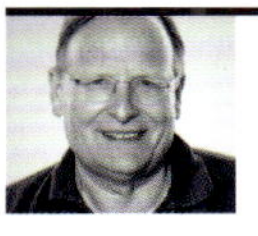

GUT ZU WISSEN
Ein Gelenk als Kraftverteiler

Kaum jemand kennt seinen Namen. Es führt ein unauffälliges Dasein und macht sich nur bemerkbar, wenn etwas nicht mehr stimmt. Dann wollen meine Patienten wissen: Wo liegt denn dieses Iliosakralgelenk? Was macht es eigentlich? Ach, es gibt sogar zwei davon? Ja, so ist es, und die sind ganz wichtig. Würden die beiden Gelenke behaupten „Wir halten den ganzen Laden hier zusammen", hätten sie recht. Sie verteilen alle Kräfte zwischen Beinen und Oberkörper und müssen viel Druck aushalten, wenn der Oberkörper sich bewegt. Sind die Iliosakralgelenke (kurz ISG) gesund, federn sie dies ab wie ein Stoßdämpfer im Auto. Unterstützt und gesichert werden sie dabei von einem Netz aus Bändern und Muskeln. Bei Frauen sind diese Gelenke etwas flexibler als bei Männern, was für die Geburt wichtig ist.

HIER SPRICHT DIE BANDSCHEIBE

„Das hätten Sie wohl nicht gedacht: So viele Leute klagen über Probleme mit der Bandscheibe. Doch tatsächlich gehen 80 Prozent aller Rückenschmerzen auf das Konto der Muskeln. Ich arme kleine Bandscheibe nerve nur drei von 100 Menschen mit Rückenschmerzen. So! Mal ehrlich, wieso glauben eigentlich so viele, dass ausgerechnet ich ihnen das Leben zur Hölle mache? Meistens kann ich gar nichts dafür! Fragen Sie doch mal Ihre Muskeln. Die sollen sich nicht so aufpumpen, sondern sich lieber mal bewegen! Außerdem bin ich keine Alterserscheinung. Wahrscheinlich wussten Sie noch nicht, dass ich am ehesten jüngere Menschen mit Vorfällen quäle. Die jungen Hüpfer nämlich, die stehen noch voll im Saft – zumindest, was mich betrifft. Da gibt's noch Gallertmasse satt, die dummerweise aus mir rausgedrückt wird, wenn der Faserring kaputt ist. Meist wird diese Masse dann in die Zwischenwirbellöcher und den Spinalkanal gepresst und reizt den Rücken bis aufs Blut. Bei älteren Menschen gilt: Ist die Bandscheibe erst mal trocken, kann die Masse den Vorfall schlechter rocken.

Nur mal ganz am Rande: Als Bandscheibe bin ich ja kein Einzelkämpfer. Mein Zuhause, die Wirbelsäule, besteht aus 24 Wirbelkörpern. Diese bilden Hals-, Brust- und Lendenwirbelsäule. In der Lendenwirbelsäule ist die Knochensubstanz, aber auch die Belastung und Biegung am größten, schleppen Sie mal Woche für Woche Wasserkästen die Treppe hoch! Also, in der Lendenwirbelsäule gibt's die meisten Schmerzen. Wer beispielsweise dauerhaft falsch hebt oder zu viel auf seinen vier Buchstaben sitzt, kann sich eine gesunde Lendenwirbelsäule schnell knicken.

Meine Bandscheiben-Kolleginnen und -Kollegen sind übrigens froh, dass sie bei ihrem harten Job noch jede Menge Unterstützung bekommen. Nur so können Sie aufrecht und erhobenen Hauptes durchs Leben gehen. Wussten Sie schon, dass fünf Bänder und Bandsysteme und mehr als 300 Muskeln das Rückgrat umgeben? Das nenne ich mal Teamwork, einfach nur stark!

Ehrlich gesagt, staune ich manchmal über mich selbst: Morgens bin ich voller Saft und Kraft, abends fühle ich mich bedrückt und ausgelaugt, selbst wenn gar nichts Besonderes vorgefallen ist. Aber kein Wunder: Im Laufe des Tages schrumpfe ich. Durch die Belastung beim Stehen und Gehen verliere ich nämlich zusehends Flüssigkeit und werde schmaler. Zum Glück erhole ich mich über Nacht, so wie der selig schlafende Mensch mit angenehmen Träumen. Wenn der Mensch liegt – Druck lass nach! –, komme ich langsam, aber sicher wieder in Form. So schön kann schlafen sein!

Dieser Dietrich Grönemeyer hat übrigens recht, wenn er Ihnen rät: bewegen, bewegen und noch mal bewegen – turne bis zur Urne! Denn nur, wenn sich der Mensch bewegt, habe ich als Bandscheibe eine Chance, Flüssigkeit aufzunehmen. Ob Sie es glauben oder nicht: Ich habe nämlich keine Gefäße, die mich versorgen, nur die Bewegung ist mein ‚Wasserträger'. Da könnte ich auf die anderen Organe manchmal glatt neidisch werden. Eine schöne Getränke-Flat über die Leitung, und die müssen nicht mal einen Finger krümmen. Aber Neid beiseite, es könnte schlimmer kommen: Seien Sie froh, dass Sie als Mensch zu den Wirbeltieren gehören. 95 Prozent aller bekannten Tierarten haben nämlich keine Wirbelsäule. Schnecken, Quallen und Co. führen ohne Rückgrat ein ziemlich langweiliges Leben."

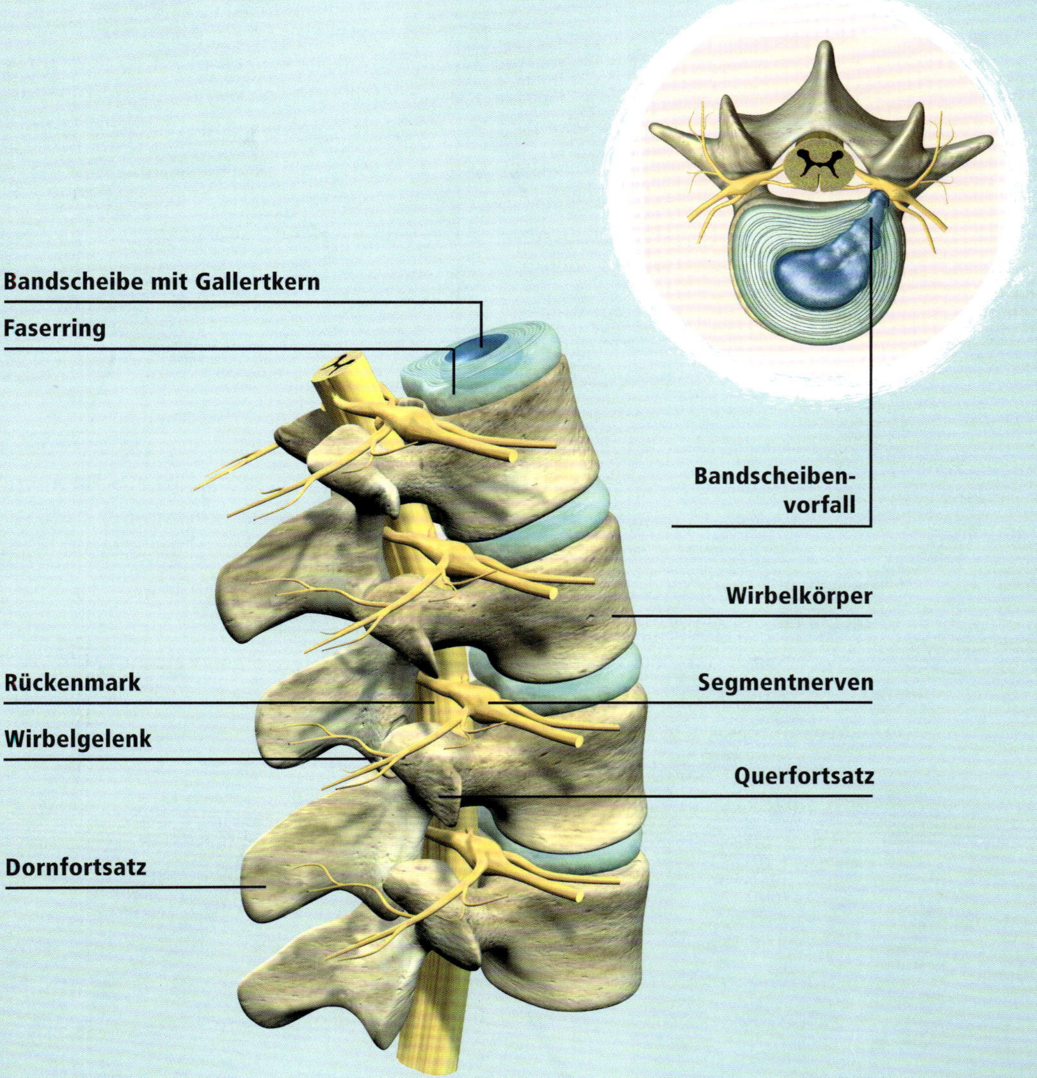

oder Verschleiß können auch dazu führen, dass sich die Gelenkflächen immer stärker zueinander verschieben. Solche Verkantungen machen sich nicht immer bemerkbar, können aber zu einem Beckenschiefstand oder einer Arthrose und so zu weiteren Problemen führen.

SIE GEBEN HALT: DIE GELENKFORTSÄTZE

Auf der Seite des Wirbelkanals sitzen an jedem Wirbel Fortsätze. Sie treten in der Regel in Paaren auf, bis auf einen, den Dornfortsatz, der nach ganz hinten, zum Rücken weist. Dort kann man ihn als kleinen Höcker fühlen und sehen. Die oberen und unteren Fortsätze verbinden die einzelnen Wirbelkörper gelenkartig miteinander und geben dem Rückgrat Halt. Außerdem sorgen die Wirbelkörper für ein gewisses Maß an Beweglichkeit, weil die Querfortsätze wie auch der Dornfortsatz von den elastischen Rückenmuskeln über ihre Sehnen verbunden sind. Trotz dieser Gemeinsamkeiten unterscheidet sich jeder einzelne Wirbel mehr oder weniger von den anderen. So sind etwa die Dornfortsätze der Lendenwirbel wesentlich größer als die der Brustwirbel, und die Brustwirbel sind über zwei Gelenke mit den Rippen verbunden.

Die Wirbelkörper sind über die sogenannten Wirbelgelenke beiderseits miteinander verbunden. Sie sind ein Teil des „Kugellagers“ der Wirbelsäule: Die oberen Gelenkfortsätze klinken sich wie ein Scharnier in die unteren Gelenkfortsätze des darüberliegenden Wirbels ein. Diese haben flache, glatte Oberflächen und sind mit schützenden Knorpeln besetzt. Wegen ihrer glatten, klaren Form, die an die Facetten eines geschliffenen Diamanten erinnert, heißen diese Verbindungsbrücken Facettengelenke. Sie sind von Kapseln umgeben, die mit einer Schmierflüssigkeit (Synovia) gefüllt sind.

DIE STÜTZEN: BÄNDER, SEHNEN, MUSKELN

Die Wirbelgelenke werden von kräftigen Bändern und einer Kapsel gehalten, die sie stützen und mit den Knochen verbinden. Die Bänder enthalten viele Nervenenden. Eine Muskelgruppe um jedes Gelenk ist durch Sehnen mit den Wirbelkörpern verbunden. Kleinere Muskelgruppen, die Stabilisatoren, korrigieren die Haltung der Wirbelsäule. Die größeren Mobilisatoren steuern die Bewegungen des Körpers. Die Streckmuskeln, sogenannte Extensoren, pressen die Wirbelsäule in verschiedene Richtungen zusammen oder entlasten sie. Andere großflächige Muskeln tragen die Schultern oder den Beckengürtel. Die Bauchmuskeln mit geraden, schrägen und Quersträngen entlasten das Rückgrat. Werden die Muskeln zu lange angespannt, verkrampfen sie, erhalten nicht mehr genügend Nährstoffe und verkümmern schließlich.

SORGT FÜR DEN FLUSS: DER RÜCKENMARKSKANAL

Das Rückenmark, das durch den Wirbelkanal (Spinalkanal) verläuft, reicht vom Schädel bis zum dritten Lendenwirbel, füllt also die Wirbelsäule nicht über die ganze Länge aus. Das Mark wird von drei verschiedenen Schichten umhüllt: Die äußerste, in der Fachsprache als „Dura mater“ bezeichnet, erstreckt sich bis zum zweiten der fünf festgewachsenen Kreuzbeinknochen. Sie ist besonders druckempfindlich. Strecken und Bücken kann bei durch die Bandscheiben bedingten Einengungen dazu führen, dass die Dura mater gereizt wird, was heftige Schmerzen durch eine Vorwölbung (Protrusion) oder einen Vorfall (Prolaps) hervorrufen kann. Dort, wo die Nervenwurzeln aus dem Rückenmark heraustreten, verlängert sich die Dura mater zu Wurzelschutzhüllen. Im Rückenmarkskanal fließt das Nervenwasser, auch „Liquor" genannt. Diese klare, fast zellfreie Flüssigkeit (es sind etwa 140 Milliliter) ist eiweiß- und zuckerarm. Sie umspült das Rückenmark mit seinen Nerven sowie das Gehirn und ernährt und schützt beide vor Erschütterungen. Der Liquor wird in den Seitenkammern des Hohlraumsystems im Gehirn produziert.

NERVEN UND TRIGGERPUNKTE

Es gibt im Organismus eine Vielzahl von Signalketten, die komplexe Regelungsvorgänge im Körper in Gang setzen. Sie werden durch „Sensoren" in den Muskeln, in den Sehnen und Gelenken, im Bindegewebe und in der Haut gesteuert: Wenn die eine Muskelgruppe angespannt wird, erhält eine andere das Kommando loszulassen: Wenn die eine hart wird, wird die andere weich. Stereotype Bewegungen, die selbst noch keinen Schmerz auslösen, so neue Erkenntnisse, geben dennoch permanent Signale an die Muskulatur ab. Sie führen dazu, dass Spannung aufgebaut wird, wo sie gar nicht notwendig ist. Die aufgebaute Spannung hat zur Folge, dass sich besonders druckempfindliche Stellen, sogenannte Triggerpunkte, ausbilden. Sie entstehen in der Mitte der Muskelfasern, dort, wo eine Nervenendigung Bewegungsimpulse an den Muskel übermittelt. Weil hier durch die Fehlschaltung zu viel des Nervenbotenstoffs Acetylcholin freigesetzt wird, ziehen sich die feinen Muskelfasern zu verspannten Bündeln zusammen. Der Energiebedarf des Muskels wächst, gleichzeitig presst die Spannung im Inneren die feinen Blutgefäße zusammen: Blut und Nährstoffe werden knapp. Der Muskel befindet sich in einem Alarmzustand und schüttet Signalstoffe aus, die die Schmerzfühler aktivieren: Der Triggerpunkt tut weh.

Die Wirkung reicht jedoch über den betroffenen Muskel hinaus. Ein Triggerpunkt im Wadenmuskel kann etwa Beschwerden am Kreuzdarmbeingelenk auslösen – und umgekehrt. Vermutlich ist das so, weil der Schmerzimpuls aus dem Wadenmuskel paradoxerweise im Rückenmark benachbarte Nervenzellen stimuliert, die Schmerz melden, obwohl sie nur für das Kreuz zuständig sind. Über Massagen, Aku- oder Osteopressur oder Neuraltherapie im Bereich der Triggerpunkte können die Symptome oft gebessert werden. Verspannungen und Schmerzen können also ebenso auftreten, wenn der Körper einen Reiz fehlinterpretiert. Spürbar wird dies, wenn man auf einen Triggerpunkt drückt und in anderen Körperregionen Schmerzen spürt. Etwa 80 Prozent aller Schmerzen im Bewegungsapparat gehen von Triggerpunkten aus. Lokale Massagen helfen, indem sie verspannte Muskelfasern und Nervenrezeptoren so reizen, dass die verhärteten Muskeln sich entspannen (siehe Seite 118).

ZU WENIG BEACHTET: FASZIEN

Neuere Forschungen haben ergeben, dass die Faszien, das Bindegewebe, das die Muskeln umhüllt und sie zusammenhält, eine entscheidende Rolle im Schmerzgeschehen spielt. Die Faszien reichen in die Muskeln hinein und umhüllen mit zartesten Häuten selbst Muskelfasern. Dieses Bindegewebe außer- und innerhalb der unterschiedlichen Gewebe verleiht ihnen Stabilität, genauso wie es durch Alterung oder durch Fehlbelastung bzw. auch Stoffwechselveränderungen an Elastizität verlieren kann (etwa während Schwangerschaften). Faszien können aber auch wie bei Cellulite oder Bierbauch überelastisch und sogar überdehnt werden. Fasziengewebe wird aus speziellen Zellen, den Fibroblasten, auf- oder abgebaut. Bei Bewegungsmangel und – wie man nun herausgefunden hat – auch bei Stress werden die Fibroblasten überaktiv und produzieren immer mehr Gewebe, sodass Faszien mit dem Muskel wie verklebt und geschrumpft wirken.

In der Erfahrungsheilkunde längst bekannt

Verhärtete oder erweichte Faszien sind sicherlich nicht unerheblich am muskulär bedingten Rückenschmerz beteiligt. Dies ist seit mehreren Jahrtausenden in den traditionellen Heilweisen der Kulturen durch erfahrungsheilkundliche Behandlungen mit den Händen bekannt: im Ayurveda genauso wie in der traditionellen chinesischen, japanischen oder vietnamesischen Medizin oder den Heilkünsten der Indianer, der Schamanen, aber auch in der Bindegewebsmassage und anderen Massageformen in unserem Kulturkreis. 2007 wurde der erste internationale wissenschaftliche Kongress zu Faszien an der Havard Medical School durchgeführt. Seither genießen die Faszien und ihr Anteil am Schmerzgeschehen von muskulären Strukturen sowie neue Therapieverfahren höhere Aufmerksamkeit.

Es gibt drei Arten von Muskelfaszien, die wie die vielen dicken und dünnen Schalen und Fasern in einer Orange die einzelnen Elemente des (Frucht-)Fleisches zusammenhalten. Wären die Faszien nicht vorhanden, würden die Muskeln wie Honig auseinanderfließen und uns keinen Halt geben können:

1. Faszien um die einzelne Muskelfaser (Endomysium): hauchfeines Bindegewebe;
2. Faszien um die Muskelfaserbündel als stützende Trennwände zwischen den Bündeln (Perimysium);
3. Faszien um den gesamten Muskel mit allen Muskelbündeln (Epimysium), 0.5–1 mm.

Faszientherapie gegen Rückenschmerzen

Wie wir heute wissen, ist das Hüllbindegewebe der einzelnen Muskeln jeweils mit den Faszien benachbarter Muskeln verbunden und alle zusammen spannen ein haltendes Netz für den ganzen Körper. So ist vermutlich eine noch nicht endgültig verstandene reflexartige Kommunikation selbst entfernter liegender Bereiche muskelfaszialer (myofaszialer) Strukturen möglich – unterstützt zum Beispiel auch über vegetative Nerven, kleine Blutgefäße oder Hormone. Selbst mit inneren Organen, die sich bei Störungen oder Erkrankungen mit Verspannungen an definierten Regionen (sogenannten Reflexzonen) an der Körperoberfläche bemerkbar machen können, gibt es eine bindegewebige Vernetzung, „viszerofasziales System" genannt. Auf dieses kann von außen über das myofasziale System eingewirkt werden. Die Faszientherapie bietet damit auch einen hervorragenden Ansatz zur Vorsorge und Behandlung bei Rückenschmerzen.

Bewegen Sie sich wie ein Kind!

Um die Faszien elastisch zu halten, sind wir gezwungen, uns zu bewegen. Das wird zunehmend vergessen! Nur dann nehmen Faszien wie die Bandscheiben Wasser auf. Wir haben über verschiedene Tierstadien das Urmeer vor Millionen von Jahren verlassen, uns aufgerichtet und sind Menschen geworden. Fühlende und denkende Wesen. Der Homo sapiens. Noch als Kinder sind wir wie unsere Vorfahren geklettert, gesprungen, gehüpft und gelaufen, waren gelenkig „ohne Ende". Nur durch diese Bewegungen konnten und können Knorpel, Fasern, Bandscheiben, Faszien, Bänder und Sehnen ernährt, elastisch gehalten und die Muskeln zum Wachstum angeregt werden!

Hören wir aber auf, uns zu bewegen, altert unser Gewebe schneller. Der Lymphfluss versiegt eher und hört auf, das nicht durchblutete Bindegewebe zu wässern. Nicht das Wassertrinken feuchtet diese Strukturen ein, sondern federnde und hüpfende Bewegungen, wenn möglich in allen Freiheitsgraden wie das Überarmhängeln an Reckstangen. Schade, dass wir heute all die Bewegungsspiele, die uns als Kinder begeistert haben, nicht mehr machen, nur weil wir erwachsen sind. Klettern, rennen, hüpfen, einem Ball nachjagen, tanzend herumalbern – es gibt so viele Möglichkeiten, die wir nicht nutzen. Werden wir doch einfach wieder verspielter und „bewegungsfröhlicher" so wie die Kinder! Zum Beispiel auch durch Trampolinspringen. Und zusätzlich: das langsame (tägliche) Dehnen aller Körperabschnitte nicht vergessen! Dadurch wird altes Wasser aus dem Bindegewebe herausgedrückt, was das Bindegewebe vielleicht hat quellen lassen oder umgekehrt, was sprödes Gewebe wieder verjüngt und elastischer durch Wasseraufnahme macht.

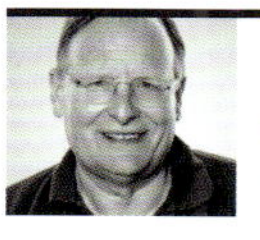

GUT ZU WISSEN

Das Piriformis-Syndrom

Das Piriformis-Syndrom wird oft mit Muskelkrämpfen oder Bandscheibenvorfällen verwechselt. Es verspannt schmerzhaft das Gesäß und die Rücken- und Oberschenkelmuskulatur. Die Bandscheiben haben nichts damit zu tun. Verantwortlich ist ein birnenförmiger Muskel im Becken, der vom Kreuzbein zum Oberschenkelknochen zieht und bei chronischer Verspannung auf den Ischiasnerv drückt. Wir finden dieses Syndrom bei vielen Patienten. Ursachen sind Verkürzung der Haltemuskulatur, gehäuftes falsches Bücken und Heben, einseitige Sitzbelastung, unsymmetrische Fußbelastungen oder Stürze auf das Gesäß. Therapeutisch wirken lokale Massagen, Stretchen, Tapen, Triggerpunkt-Massagen und Physiotherapie. Bei Chronifizierungen hilft die Mikrotherapie.

WIE DAS RÜCKGRAT IM GANZEN KÖRPER WIRKT

Es ist immer wieder verblüffend: Da hat man Rückenschmerzen und plötzlich tut es an Stellen weh, die weit weg von der Wirbelsäule liegen. Kein Wunder, wenn man weiß, welche Fernwirkungen der Rücken hat. Die Ursachen für das Leiden an bestimmten Organen können von der Wirbelsäule kommen – zum Beispiel von der Halswirbelsäule zu Augen, Ohren und Nase. Störungen an der Brustwirbelsäule können Symptome wie einem Herzinfarkt oder Atembeschwerden auslösen, Blockaden an der Lendenwirbelsäule treffen die Geschlechtsorgane. Denn aus den Wirbeln treten Nervenbündel aus dem Wirbelkanal heraus, die jeweils unterschiedliche Bereiche des Körpers versorgen. Wenn diese Versorgungswege gestört sind, zum Beispiel weil eine Bandscheibenläsion oder eine Arthrose in den kleinen Wirbelgelenken die Nerven quetscht oder anderweitig reizt, können die Organe in Mitleidenschaft gezogen werden. Leider ist dieser Zusammenhang nicht sehr bekannt und wird in der Praxis zu selten bedacht. Die geplagten Patienten laufen vergeblich von Arzt und Arzt. Dabei könnte man die Ursache mit einer sorgfältigen Untersuchung oder einem bildgebenden Verfahren leicht erkennen.

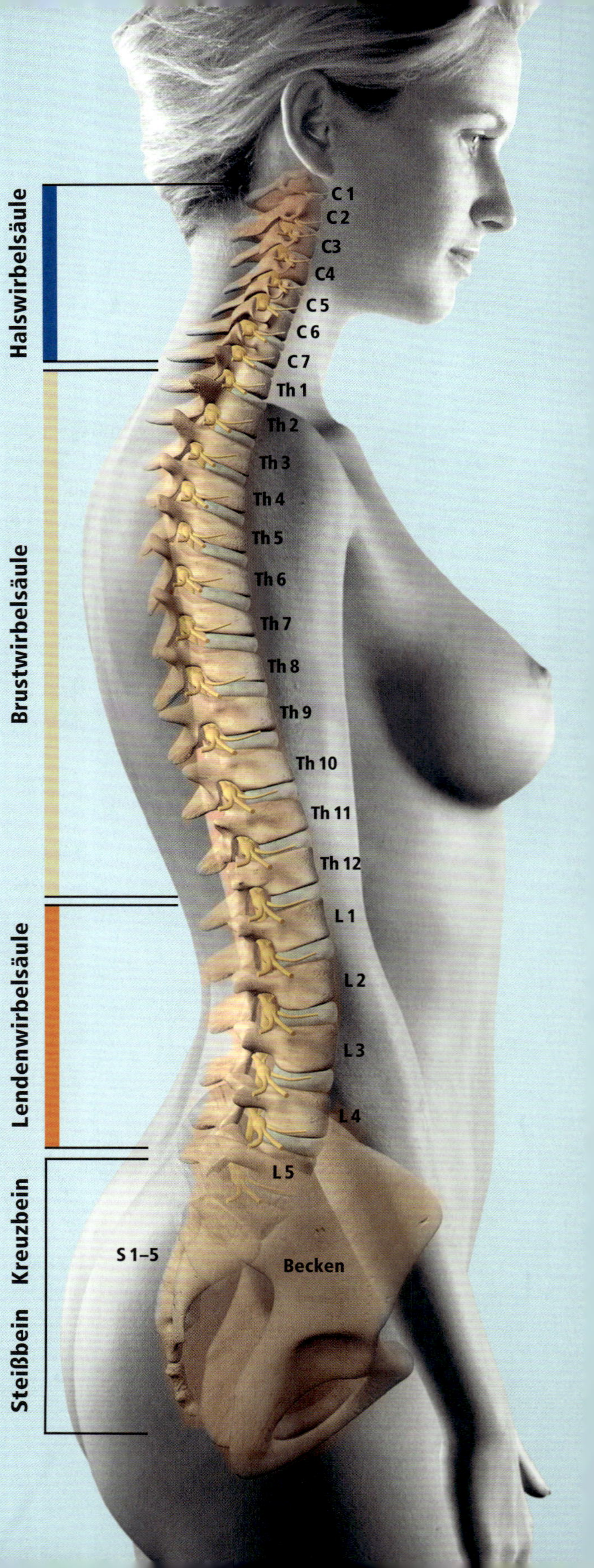

Störungen an der Wirbelsäule und ihre Folgen

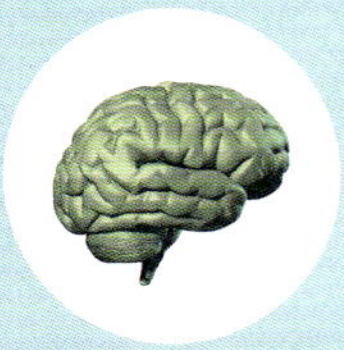

C 1–C 2

Am Atlaswirbel liegen Nervenbündel, die die Blutzufuhr zum Gehirn steuern. Werden sie gereizt, kann es zu Schwindel, Kopfschmerzen, Schlaflosigkeit und Nackenverspannung kommen.

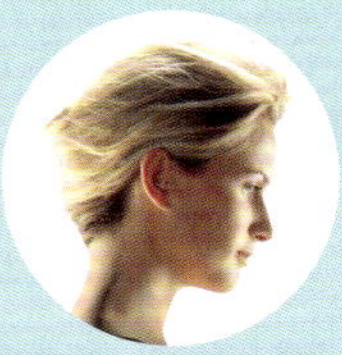

C 2–C 4

Seh- und Hörbeschwerden sowie Reizungen der Nasenschleimhaut können von Störungen an diesem Wirbel herrühren. Dort liegen die vegetativen Nerven für Augen, Ohren und Nase.

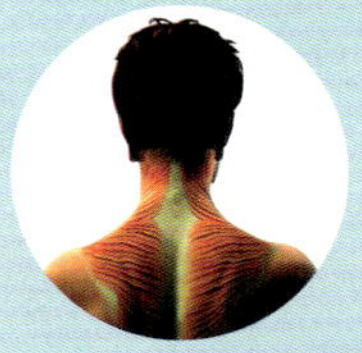

C 4–C 6

Stress verkrampft die Muskulatur im Nackenbereich. Die Folgen: Schmerzen im Nacken, an Schultern und Oberarmen. Die gereizten Nerven können ein Druckgefühl des Rachens und der Kehle hervorrufen.

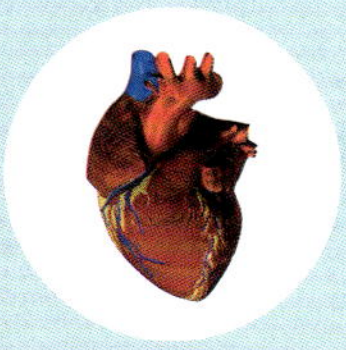

TH 2–TH 3

Vom zweiten Brustwirbel aus werden das Herz einschließlich Klappen und Umhüllung sowie die Herzkranzgefäße nervlich versorgt. Dort kann eine Ursache für Druck und Schmerz in der Herzgegend liegen.

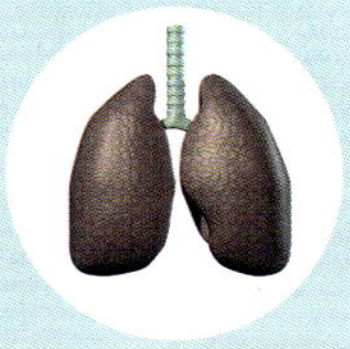

TH 3–TH 4

Die von dieser Region ausgehenden Nervenstränge versorgen Lunge, Bronchien und Brustkorb. Bei Störungen kann das Atmen schwerfallen und Atemwegserkrankungen können verstärkt werden.

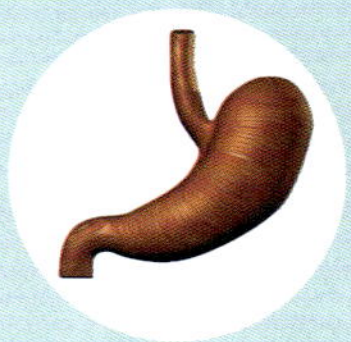

TH 4

Vom vierten Brustwirbel ausgehend, laufen Nerven zum Magen. Magen- und Oberbauchbeschwerden können manchmal durch eine Deblockierung dieser Wirbelsäulenregion behoben werden.

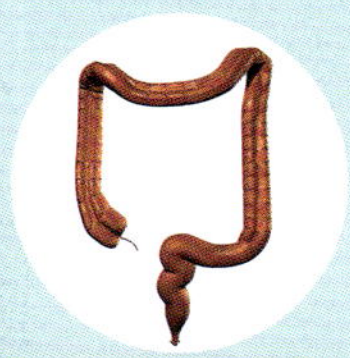

L 1–L 3

Am obersten Lendenwirbel treten die Nerven aus, die den Dickdarm und die Leisten versorgen. Störungen können Bauchdruck auslösen oder wie eine Reizung des Darms erscheinen.

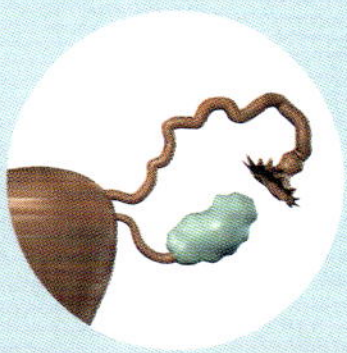

L 2–L 3

Geschlechtsorgane wie Eierstöcke, Hoden und die Gebärmutter, aber auch Harnblase und die Knie werden von hier aus versorgt. Blockaden können Impotenz und Menstruationsstörungen auslösen.

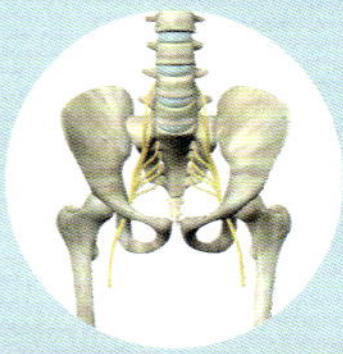

L 4

Hier entspringt der Ischiasnerv, der bei einer Reizung sehr wehtun kann, auch der Hexenschuss kann von hier ausgehen. Außerdem wird die Prostata von hier aus mit Nervenleitungen versorgt.

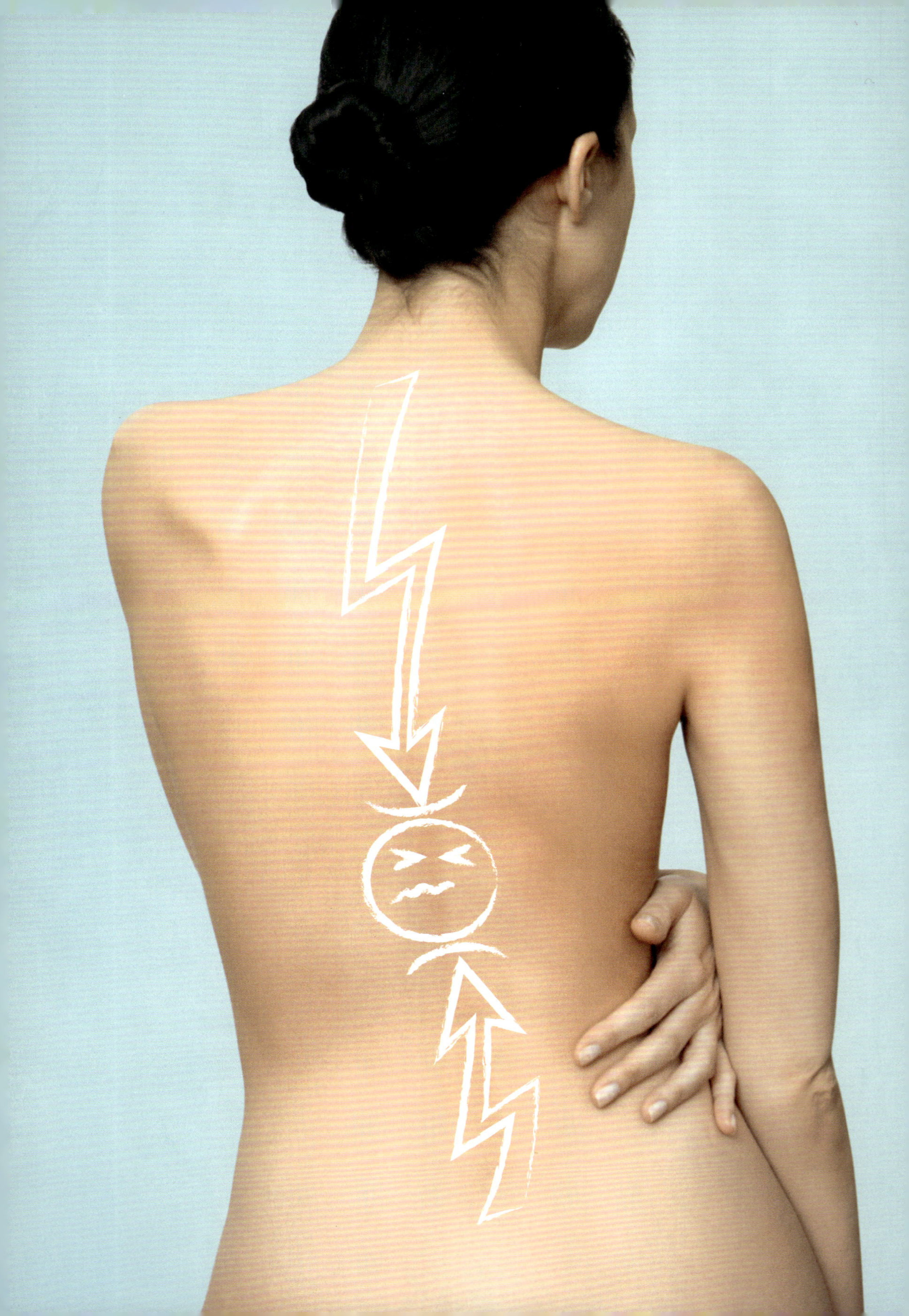

DAS KREUZ MIT DEM KREUZ

Trotz aller Fortschritte der modernen Medizin bleibt die zunehmende Zahl der Menschen mit Rückenschmerzen eine große Herausforderung. Häufig lässt sich die Ursache nicht eindeutig ermitteln, die Auslöser bleiben unklar und die Therapie orientiert sich an den Symptomen. Wir verbringen zu viel Zeit sitzend vor dem Bildschirm – doch körperliche Arbeit ist nicht unbedingt besser, wenn sie die Wirbelsäule zu einseitig belastet. Das Alter fordert seinen Tribut und auch die Psyche hat Auswirkungen. So vielfältig wie die Ursachen sind heute auch die Diagnose- und Behandlungsmöglichkeiten. Für schmerzgeplagte Patienten ist dies eine große Chance. Ihnen stehen traditionelle Heilweisen der Naturheilkunde ebenso zur Verfügung wie die naturwissenschaftlich fundierte Schulmedizin und Hightech-Behandlungen. Das sollte kein Entweder-oder mehr sein, sondern eine Kombination aus beidem.

EIN LEIDEN, VIELE URSACHEN

Wenn der Rücken nicht mehr mitmacht, leiden wir unter vielen Einschränkungen. Verletzungen, falsches Sitzen, Stress oder Muskelverspannungen – die Ursachensuche ist aufwendig, weil die Auslöser oft unklar sind.

Sicher ist: Wer Rückenschmerzen hat, der ist von Leid geplagt. Die Mobilität ist eingeschränkt, nahezu jede Bewegung tut weh. Lebensfreude geht verloren. Da ist man froh, wenn zunächst die Schmerzen verschwinden und endlich der Auslöser für den Schmerz gefunden wird. Aber: Was die genauen Ursachen für einen konkreten Rückenschmerz sind, das ist selbst Ärzten ziemlich oft noch ein Rätsel.

In unserer mittlerweile so fortschrittlichen Welt kann man sich das kaum vorstellen, es ist aber so: In rund 85 Prozent der Fälle können Ärzte bei Rückenschmerzen keine eindeutige Diagnose stellen. Obwohl unsere Untersuchungsmethoden immer raffinierter werden und wir viel mehr als früher von Schmerz verstehen, kommt die Medizin mit diesen sogenannten unspezifischen Rückenschmerzen nicht zufriedenstellend zurecht. Nur bei dem deutlich geringeren Teil der Beschwerden lässt sich eine genaue Diagnose treffen. Diese spezifischen Rückenschmerzen haben einen bestimmten körperlichen Auslöser wie etwa einen starken Verschleiß der Wirbelsäule, einen Bandscheibenvorfall, eine Skoliose (siehe Seite 104), Entzündungen oder auch Knochenerkrankungen wie Osteoporose, Tumoren oder Verletzungen.

EINE HERAUSFORDERUNG FÜR DIE MEDIZIN

Was eine Herausforderung für die Medizin bleibt, ist die große Gruppe der Rückenschmerzen, bei der der genaue Auslöser unklar ist. In vielen Fällen sind die Schmerzen nach wenigen Tagen oder Wochen auch von allein wieder verschwunden. Gut so. Schlecht hingegen: Wenn keine klare Diagnose möglich ist, kann auch keine Ursache, der Auslöser für die Schmerzen, behandelt werden. Die Therapie bleibt dann meist nur auf die Symptome bezogen. Dabei geht es um die Linderung von Schmerzen und um die Verbesserung der Beweglichkeit.

Das ist, auf den einzelnen Patienten bezogen, zwar zunächst einmal vorrangig: Er ist ja seine Schmerzen wieder los. Perspektivisch betrachtet, finde ich das aber immer noch unbefriedigend. Wenn die Ursache nicht behandelt wird, ist die nächste Schmerzattacke nur eine Frage der Zeit. 75 bis 90 Prozent der akuten Probleme verschwinden innerhalb von vier bis sechs Wochen. Trotzdem sollten die Betroffenen natürlich so kurz wie möglich unter Schmerzen leiden. Deshalb ist es wichtig, früh zu klären, was sich hinter den Symptomen wirklich verbirgt.

WAS DEM RÜCKEN SCHADET

Rückenbeschwerden können die verschiedensten Ursachen haben: Das ewige Sitzen im Büro oder auf der Couch bekommt dem Rücken nicht. Wobei es kein „falsches Sitzen" gibt, sondern vielmehr ein zu langes Sitzen in gleicher Position. Der Druck auf die Bandscheiben ist dabei dreimal so hoch wie im Liegen und um das Eineinhalbfache höher als im Stehen. Die Muskulatur wird schlaff und verkümmert. Beim Sitzen vor dem Bildschirm von Fernseher oder Computer wird besonders die Nackenmuskulatur verspannt. Das kann zu Kopfschmerzen und Rückenproblemen führen. Die Wirbelsäule ist für drei Bewegungsabläufe ausgerichtet: das Beugen und Strecken, die Rotation und die Neigung zu den Seiten. Sie ist nicht dafür gemacht, lange in festen Positionen zu verharren. Wenn beim Sitzen zudem die Rückenmuskulatur erschlafft, verliert die Wirbelsäule nicht nur an Beweglichkeit, sondern auch an Stabilität. Die Folge: Sie wird anfälliger für Verletzungen.

Ebenso schädlich für den Rücken ist die einseitige Belastung bei der Arbeit, sei es auf Baustellen, an der Kasse oder auf Pflegestationen. Menschen, die viel Handarbeit leisten, sind besonders gefährdet, vor allem solche, die am Fließband arbeiten und manuelle Tätigkeiten mit einseitigen Handreichungen kombinieren müssen, wie etwa die Kassiererin oder Zahnarzthelferin. Dabei spielt die angewandte Muskelkraft weniger eine Rolle als die Art der Bewegung. Besonders schädlich für die Bandscheiben sind Arbeiten, die mit starken Vibrationen verbunden sind – zum Beispiel im Straßenbau oder im Führerstand eines schweren Fahrzeugs.

Und natürlich spielt auch die Bewegung eine entscheidende Rolle. Sowohl wenn sie fehlt und deshalb ein Grund für Rückenschmerzen ist, als auch, um mithilfe von Bewegung Probleme mit dem Rücken zu beseitigen. Viele Menschen werden, weil sie zu wenig Sport treiben und sich auch im Alltag zu wenig bewegen, zu schwer für ihre Wirbelsäule. Sicher ist, dass größeres Körpergewicht die Wirbelsäule belastet, die Bandscheiben zusammendrückt und die Gelenke abnutzt. Statistisch gesehen, ist das Rückgrat von dickeren Menschen aber nicht kränker als das von Normalgewichtigen. Andere Faktoren wie der Zustand der Muskeln und der Trainingsgrad der Muskulatur spielen also eine wichtige Rolle für den Zustand der Wirbelsäule.

Der Rücken und das Alter

Auch das Alter fordert seinen Tribut: Die Wirbelsäule verändert sich im Laufe des Lebens, die Abnutzung der Wirbelsäule und Bandscheiben macht sich bemerkbar. Die Fähigkeit der Bandscheiben, Wasser aufzunehmen, sinkt. Die Gelenke nutzen sich ab. Das ist ein natürlicher Prozess, was aber noch lange nicht heißt, dass damit auch Rückenschmerzen einhergehen müssen. Allerdings müssen wir etwas dafür tun. Ohne Bewegung geht es nicht!

Fernwirkungen des Rückgrats

Auf unserer Suche nach den Ursachen für Schmerzen entfernen wir uns nun vom eigentlichen Ort des Geschehens, dem Rücken, und kommen so zu weiteren Erklärungen. Die Schmerzen müssen nicht in allen Fällen von der Wirbelsäule mit ihren Bändern, Gelenken und Muskeln ausgehen. Ihr Ursprung kann ebenso in der Erkrankung eines weit entfernten Organs liegen. Die Nervenbahnen, die von der Wirbelsäule abzweigen, versorgen unterschiedliche Körperteile und können in beide Richtungen reagieren. Je nachdem, in welchem Abschnitt des Rückgrats die Reizleitung durch Verspannung oder Druck gestört ist, kann das Symptome an Stellen hervorrufen, die man zunächst nie mit Rückenproblemen in Verbindung bringen würde. Massiver Druck im Brustraum kann etwa schlagartig verschwinden, wenn Blockaden an der Brustwirbelsäule beseitigt wurden. Schwindel und Schulterschmerzen hängen oft mit der Halswirbelsäule zusammen. Und Impotenz kann auch von der Lendenwirbelsäule ausgelöst werden.

Die Auswirkungen der Psyche auf die Haltung

Schmerzen machen sich bei jedem Menschen unterschiedlich bemerkbar. Wieso Rückenschmerzen so individuell wahrgenommen werden, ist bislang noch nicht bekannt. Die Forschung im Bereich der Schmerzentstehung und -weiterleitung hat zwar in den letzten Jahren große Fortschritte gemacht, diesem Geheimnis ist sie aber noch nicht eindeutig auf die Spur gekommen. Es wird aber immer deutlicher, dass die psychische Verfassung des Einzelnen an der Ausprägung der Rückenbeschwerden beteiligt ist. Schon Platon wusste, dass „der Körper nie ohne die Seele geheilt“ werden könne: „Ein Teil davon kann nie gesunden, wenn nicht der ganze Körper es tut.“ Rückenschmerzen können also auf ein seelisches Problem hinweisen. Das dürfen wir bei der Ursachensuche nie vergessen. Der Mensch ist kein Motor, den man, wenn er „stottert“, durch den bloßen Austausch der „Komponenten“ wieder instand setzen könnte. Wer sich mit dieser Erwartung in die Behandlung begibt, überfordert die Medizin von vornherein.

Der Rücken ist nämlich mehr als nur ein Körperteil. Er ist ein fühlendes Organ und sagt viel über unser gesamtes Wohlbefinden aus. Er trägt viele Lasten, tatsächliche und oft auch psychische. Die innere Haltung ist häufig Auslöser für Rückenschmerzen: Der Rücken reagiert auf Angst, Frustration oder Wut. Diese psychische Anspannung macht sich in einer körperlichen Reaktion bemerkbar. Wenn wir uns nicht wohl oder bedroht fühlen, wollen wir instinktiv aufspringen, wegrennen oder uns verteidigen. Das tun wir aber nicht, sondern wir bleiben verkrampft sitzen. So äußern sich depressive Stimmungslagen nicht selten in Rückenschmerzen oder in einem akuten Hexenschuss. Übergroßer Druck sorgt dafür, dass aus Anspannung mit der Zeit Verspannung wird. Und chronische Verspannung kann Folgen wie Bandscheibenvorfälle oder Gelenkverschleiß haben.

Stress und Verspannung

Ähnlich verhält es sich mit dem negativen Stress (siehe auch Seite 44). Er ruft im Körper Anspannung hervor, die helfen soll, anstehende Aufgaben zu bewältigen. Das ist in Maßen zunächst einmal gar nicht schlecht. Doch wir machen uns zu viel Stress, leben dauernd unter Anspannung – und das wirkt sich auf unser Wohlbefinden und den Rücken aus. Das Leben ist eine einzige Herausforderung: Wie wir darauf reagieren und uns anzupassen vermögen, macht deutlich, wie belastbar unser Organismus ist. Stress hat nicht nur eine biochemische Seite (die Ausschüttung von Hormonen), sondern auch eine neuromuskuläre. Darin zeigen sich zwei wesentliche Reaktionsmuster: Flucht oder Kampf. Aus dauerhaftem negativem Stress entsteht die Verspannung.

Man glaubt heute, dass bei 80 Prozent der Rückenschmerzen muskuläre Verspannung der Hauptauslöser ist. Der Einfluss von negativem Stress auf unser Wohlbefinden lässt sich auch auf die Arbeitswelt beziehen. Menschen, die sich am Arbeitsplatz nicht verwirklichen können und gemobbt werden oder in anderer Weise unter starkem Stress stehen, haben ein größeres Risiko, sich Rückenleiden zuzuziehen als jene, die das Glück haben, weitgehend stressfrei zu leben bzw. Stress als positive Herausforderung zu sehen. Ein kritischer Faktor ist auch mangelnde Motivation im Beruf. Unzufriedenheit führt häufig zu körperlichen Schmerzphänomenen.

Die moderne Welt: Handynacken

Für einseitige muskuläre Beanspruchung sind wir modernen Menschen aber nicht selten selbst verantwortlich. Die neueste Technik beeinflusst unser Leben in vielfältiger Weise – auch gesundheitlich. Nicht immer ist das zu unserem Vorteil. Seit einigen Jahren ist deshalb vom Handynacken oder von der iPad-Schulter die Rede. Es ist ein noch relativ neues Phänomen, das zeigt, dass vieles, was uns helfen soll, das Leben auch erschwert. Smartphones und Tablets verleiten zu einer Fehlhaltung. Ständig steht oder sitzt man mit gesenktem Kopf da, das kann zu Kopfschmerzen, Nackenproblemen oder Rückenschmerzen führen. Vor allem Jugendliche, die stundenlang chatten, gamen oder Filme auf dem Tablet schauen, sind wegen der noch höheren Flexibilität der Wirbelsäule besonders gefährdet.

Das New Yorker Klinikum für Wirbelsäulenchirurgie hat 2014 ermittelt, welche Kräfte auf die Wirbelsäule wirken, wenn wir auf Smartphone und Tablet blicken und tippen. Der Kopf eines erwachsenen Menschen wiegt zwischen vier und sechs Kilogramm. Neigt man beim Blick auf das Handydisplay den Kopf nach vorn, wirken Kräfte auf die Rückenmuskulatur, die umso stärker sind, je größer der Neigungswinkel ist. Wenn der Kopf um rund 15 Grad nach vorn gebeugt wird, wirken zusätzlich 13 Kilogramm auf den Rücken. Je tiefer der Kopf nach vorn sinkt, desto stärker wird der Rücken belastet. Wer auf sein Mobilgerät blickt, hat den Kopf um 45 Grad gesenkt. In diesem Fall wirken Kräfte über 20 Kilogramm auf den Rücken. Das ist so, als würde ein Kasten mit Wasserflaschen auf unserem Nacken lasten. In dieser Position muss die Halswirbelsäule einer hohen Kraft entgegenwirken. Die Bänder sind ständig gedehnt, die Muskeln angespannt.

DAS NEUE VOLKSLEIDEN: HANDYNACKEN

Die Natur hat den Dauerblick aufs Smartphone für uns nicht vorgesehen. Denn dabei wirken sehr starke Kräfte ungünstig auf die Halswirbelsäule. Damit das nicht zu Beschwerden führt, sollten Sie ein paar Tipps beherzigen und das Handy öfter mal weglegen.

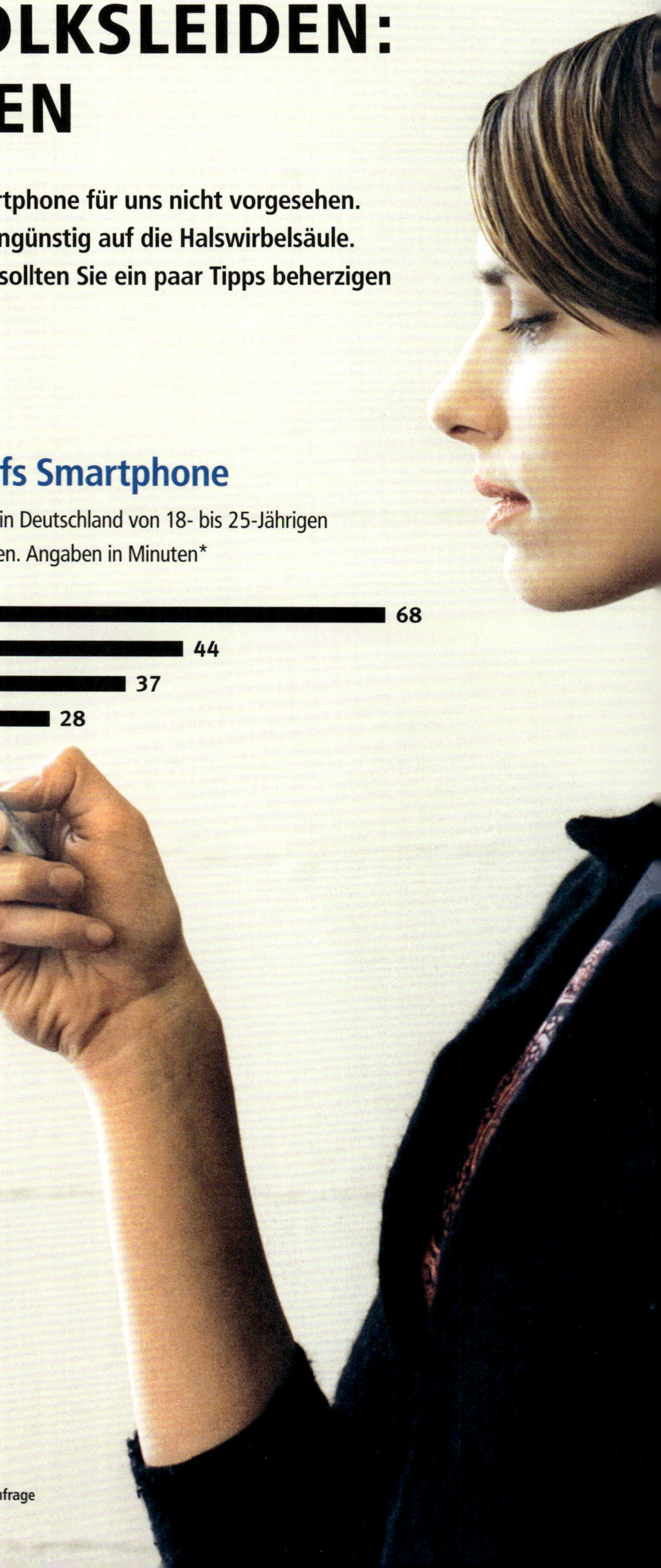

Der Blick aufs Smartphone

Handyfunktionen, die in Deutschland von 18- bis 25-Jährigen am Tag genutzt werden. Angaben in Minuten*

WHATSAPP	68
SOZIALE NETZWERKE	44
MUSIK HÖREN	37
WWW	28
SPIELE	16
TELEFONIEREN	13
SMS	13
SONSTIGE APPS	9
E-MAIL	9
KAMERA	5

Etwa 4 Stunden am Tag

starren viele Nutzer auf ihr Smartphone oder Tablet.

*Quelle: Akademie der media/Mind Store Marketing, Online-Umfrage unter 2100 Menschen in Deutschland

Enorme Kräfte

Wenn wir den Kopf neigen, beugt sich unsere Halswirbelsäule den Gesetzen der Mechanik. Je nachdem, wie groß der Winkel ist, wirken unterschiedliche Kräfte – beim Blick aufs Handy sind sie erheblich!

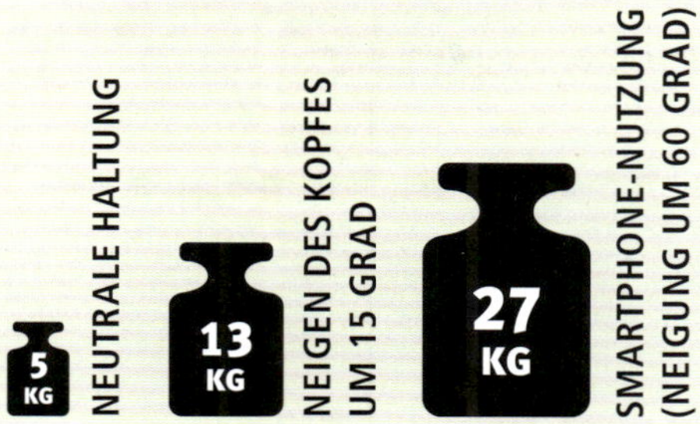
5 KG
NEUTRALE HALTUNG
13 KG
NEIGEN DES KOPFES UM 15 GRAD
27 KG
SMARTPHONE-NUTZUNG (NEIGUNG UM 60 GRAD)

Nackenkiller Smartphone

Normalerweise hat die Halswirbelsäule eine Krümmung nach vorn. Beim Sitzen und erst recht bei der Benutzung von Tablets oder Smartphones kommt die normale Krümmung der Wirbelsäule immer mehr in eine Streckhaltung, schlimmstenfalls sogar in eine Kyphose.

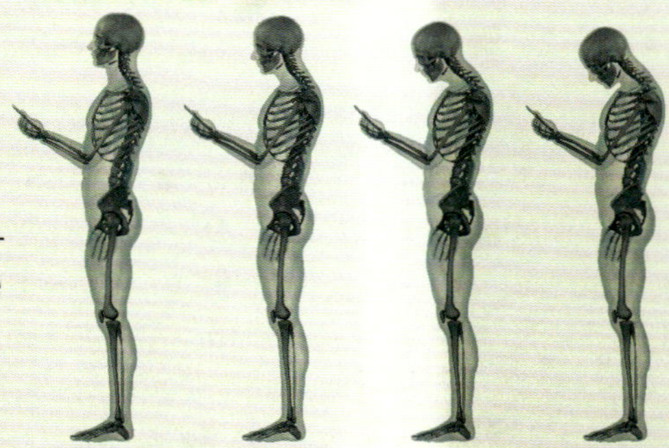

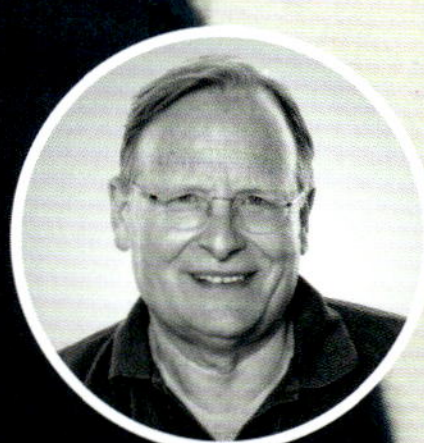

Meine Tipps gegen Handynacken

- Nehmen Sie möglichst eine neutrale Haltung ein: also Smartphone hoch vors Gesicht heben, das Display auf einer Höhe mit den Augen.
- Senken Sie lieber die Augen als den Kopf und bringen Sie das Gerät näher vors Gesicht.
- Regelmäßig Pausen einlegen: Mehrere kurze Pausen sind sinnvoller als wenige lange.
- Machen Sie zwischendurch immer wieder Lockerungsübungen für die Schultern und den Hals.
- Schauen Sie öfter mal in die Ferne, um die Augen- und Nackenmuskulatur zu lockern und zu trainieren.
- Überprüfen und korrigieren Sie häufiger Ihre Haltung.

SCHMERZ – EIN TEUFELSKREIS

Wenn uns etwas wehtut, verändern wir uns. Unter Schmerzen leidet die Stimmung, die Angst davor versetzt uns in einen Alarmzustand. Wer sich verkriecht oder einsam durchhalten will, macht alles noch schlimmer.

Der Muskel reagiert auf Verspannungen mit Verhärtung und Schmerz. Um dem Schmerz aus dem Weg zu gehen, nehmen Betroffene oftmals ungewohnte, vermeintlich schonende Körperhaltungen ein. Durch diese unnatürlichen Bewegungsmuster kann es wiederum an anderen Stellen zu Verspannungen kommen. So gerät man leicht in einen Teufelskreis aus Schmerz, Muskelverspannung, Fehlhaltung und erneutem Schmerz, der sogar chronisch werden kann. Starke Muskelverhärtungen, sogenannte Myogelosen, und chronische Verspannungen können unter Umständen sogar das Schrumpfen von Muskelgewebe hervorrufen.

DIE ANGST VOR DEM SCHMERZ

Die Angst vor dem Schmerz verändert unser Empfinden. Das Nervensystem versetzt unseren Organismus in einen Alarmzustand, der auch dazu führt, dass sich unsere Muskulatur fluchtbereit anspannt. Dauert dieser Zustand über längere Zeit an, können Schlaflosigkeit und Konzentrationsstörungen erschwerend dazukommen. Bei manchen Menschen kann dies in eine schon krankhafte Angst vor körperlicher Bewegung münden. Wer lange Zeit unter Schmerzen leidet, wird ein anderer, und mit der Stimmung und dem Verhalten verändert sich auch die Schmerzwahrnehmung – sie wird intensiver. Manchmal konzentrieren Menschen sich regelrecht auf ihre Schmerzen. Sie können kaum noch etwas positiv sehen, fokussieren sich nur noch auf ihre Wahrnehmung und kommen aus diesem Teufelskreis allein nicht mehr heraus. Psychische Faktoren spielen bei einer solchen „chronischen Schmerzstörung" eine große Rolle: 80 bis 90 Prozent aller Patienten mit chronischen Rückenschmerzen haben Zeichen einer leichten Depression. Die Seelenlage aber hat Einfluss auf den Muskeltonus: Die Muskeln verkümmern entweder überdurchschnittlich rasch, bei denen, die sich verkriechen, oder sie verhärten bei denen, die einsam durchhalten. Da Depressionen gleichzeitig die Ausschüttung körpereigener Botenstoffe blockieren, wächst die Schmerzempfindlichkeit weiter. Psychologen sprechen dann von „maladaptiver Schmerzbewältigung".

Schmerzen allein, so belastend sie individuell sein mögen, sind ein unklares Indiz für die Schwere einer Erkrankung, denn es gibt keine objektiven Messmethoden dafür. Jeder Schmerz wird individuell erlebt und jeder Mensch leidet anders. Es existiert keine lineare Beziehung zwischen einem körperlichen Schaden und seinen Symptomen: Man kann große Schmerzen haben, obwohl sich körperlich kaum Beeinträchtigungen feststellen lassen, wie etwa bei den Facettengelenken. Diese können infolge von Abnutzung höllisch wehtun, obwohl sie die Beweglichkeit des Betroffenen kaum beeinträchtigen. Umgekehrt stellen wir Ärzte mitunter gravierende Veränderungen fest, die vom Betroffenen kaum registriert wurden.

Wenn Schmerzen chronisch werden

Keine Frage: Der Schmerz ist ein Warnsignal. Er signalisiert, dass im Körper irgendetwas nicht stimmt. Ein Signal, das für unser Überleben wichtig ist: Ist die Schädigung geheilt, verschwindet auch der Schmerz wieder. Wenn Schmerzen allerdings chronisch werden und über einen langen Zeitraum andauern, werden sie zur Belastung. Der chronische Schmerz beeinflusst die Lebensqualität der Betroffenen, er wird zur Qual im Alltag. Oftmals führt der chronische Schmerz auch zu sozialen Einbußen: Auf Dauer gehen diese Patienten ihren Mitmenschen mit ihren Beschwerden auf die Nerven und isolieren sich zusehends. Häufigste Ursache der chronischen Schmerzen sind Erkrankungen des Bewegungsapparats – und hier treten Rückenschmerzen eben am häufigsten auf (sie betreffen ungefähr zehn Prozent der Bevölkerung). Gut zwei Drittel aller erwachsenen Deutschen leiden innerhalb von zwölf Monaten mindestens einmal an Rückenschmerzen. Ungefähr zehn Prozent der Rückenschmerzpatienten sind dauerhaft beeinträchtigt, so die Deutsche Schmerzliga. Und fünf Prozent haben problematische Krankheitsverläufe.

Ein Alarmsignal des Körpers

Schmerzen sind ein vielschichtiges Phänomen. Da ist zum einen die Wahrnehmung eines Reizes: Druck, Hitze oder Kälte, oft auch chemische Substanzen wirken auf einen Nerv und lösen dadurch ein Signal aus. Bis diese Schmerzbotschaft das Gehirn erreicht hat, kann es etwas dauern. Was den Rücken betrifft: Um ernste Warnzeichen handelt es sich, wenn die Schmerzen ins Bein oder in den Arm ausstrahlen, nach einer Woche nicht besser werden, sich sogar verschlechtern oder ein Kraftverlust auftritt. Auch akute Muskelschwäche, Verdauungsprobleme, Störungen beim Wasserlassen und Fieber sowie ein Taubheitsgefühl sollte man unbedingt von einem Arzt abklären lassen!

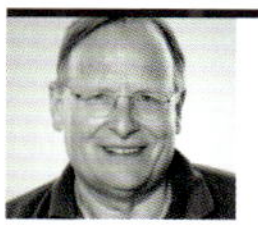

GUT ZU WISSEN
Keine Frage des Alters

Wer glaubt, dass Rückenkrankheiten eine Frage des Alters sind, der irrt. Die „Deutsche Rückenstudie“ der Sporthochschule Köln hat ergeben, dass Schmerzen im Kreuz am häufigsten zwischen dem 40. und 49. Lebensjahr auftreten (28,5 Prozent), gefolgt von der Gruppe der 30- bis 39-Jährigen (25,3 Prozent). Doch sind inzwischen auch immer mehr Schüler Leidtragende (zwei von drei zwischen zehn und 16 Jahren). Übrigens: Mädchen geben bei entsprechenden Befragungen in verschiedenen Altersgruppen bis 17 Jahre Rückenschmerzen häufiger an als Jungen.

DER SCHMERZKREISLAUF

Wer bei Schmerzen nicht zeitig gegensteuert, gerät in einen Kreislauf, der sich nur schwer durchbrechen lässt. Schutzhaltungen führen zu neuen Verspannungen. Lassen Sie sich deshalb möglichst schnell helfen.

1 MUSKELSCHMERZ

Seelische oder körperliche Belastungen setzen die Nerven unter Hochspannung.
Die Muskeln verkrampfen sich und schmerzen.

2 MENTALER STRESS

Der Schmerz belastet die Psyche: Hält er über mehrere Tage an, verselbstständigen sich die Empfindungen.

3 ERSCHÖPFUNG

Stress und Schmerzen erschöpfen den Organismus. Er will sich ausruhen: Passivität führt zu Muskelabbau und Isolation.

4 SCHLAFLOSIGKEIT

Die überreizten Nerven führen zu Schlaflosigkeit und Depressionen. Die Unbeweglichkeit und die Schmerzen nehmen zu.

5 SCHONHALTUNG

Schmerzen an Muskeln und Gelenken führen dazu, dass einseitige Haltungen eingenommen werden.

Durch seelischen und körperlichen Stress sowie physische Erschöpfung neigen viele Menschen dazu, sich in ihrer Freizeit nur noch wenig zu bewegen. Die häufige Folge: ein Abbau der Muskeln im Bereich des Rückens. Bei körperlicher Belastung reagieren viele Betroffene dann schnell mit Verkrampfungen, Verspannungen und Schmerzen im Rücken. Durch die Muskelverkrampfungen nimmt der Betroffene ungesunde, einseitige Positionen beim Sitzen ein und verändert seine Art zu laufen, was die Symptome wiederum verstärkt. Diese Schmerzen treten nicht nur unter Belastung, sondern immer häufiger auch in entspannten Lagen auf, beispielsweise im Schlaf. Schlechter Schlaf und Schlafmangel führen wiederum zu Erschöpfung und gesteigerter Passivität. Es ist wichtig, den Betroffenen rasch zu helfen, um sie wieder mobil zu machen und damit kein Schmerzgedächtnis ausgeprägt wird.

4 Strategien gegen den Schmerz

1. Die Behandlungsstrategie: Um den Schmerzkreislauf zu durchbrechen, muss der Patient wieder die Erfahrung machen, dass er bestimmte Bewegungen schmerzfrei ausführen kann. Schafft er das nicht allein, kann es dem Arzt, Masseur oder Physiotherapeuten mit einer Schmerztherapie gelingen, den Patienten von den Schmerzen zu befreien und die Selbstheilungskräfte zu aktivieren.

2. Von leicht nach schwer: Um keine unnötigen größeren Risiken einzugehen, wird der Arzt schrittweise vorgehen. Er wird zunächst diejenige Therapiemethode wählen, die die geringsten Nebenwirkungen hat, ganz nach dem Motto: „von leicht nach schwer". Erst wenn leichte Behandlungsmöglichkeiten ohne Erfolg bleiben, wird er zu einer intensiveren Behandlung übergehen.

3. Kälte oder Wärme: Es klingt zunächst einmal paradox, aber Kälte kann bei Rückenbeschwerden ebenso helfen wie Wärme. Denn beides hat eine heilsame Wirkung. Chronische Schmerzen lassen sich oft durch Wärme lindern. Beschwerden, die von einer akuten Entzündung herrühren, sprechen dagegen häufig auf Kältereize an.

4. Medikamente: Damit akute Schmerzen nicht chronisch werden, ist der Einsatz von leichten Schmerzmitteln (wie etwa Teufelskralle) sinnvoll. Halten die Schmerzen länger an, kann man sie kurzfristig selbst mit entzündungshemmenden Substanzen behandeln. In Einzelfällen wird der Arzt stärkere Schmerzmittel verschreiben, die man aber nur kurzfristig und kontrolliert einnehmen sollte.

DER UMGANG MIT DEM SCHMERZ

Die unterschiedlichen Schmerztypen und welche Strategie hilft

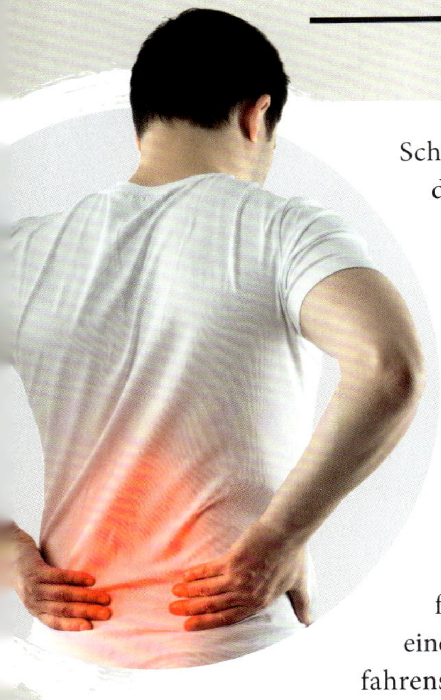

Schmerzen sind Sinnesreize, die jeder unterschiedlich erlebt. Sie sind zwar in erster Linie ein körperliches Phänomen, doch die Schmerzempfindung ist ein Gefühl und hängt deshalb eng mit seelischen Zuständen zusammen. Besonders stark wird das Schmerzempfinden von Angstgefühlen beeinflusst. Dies hat einen biologischen Sinn: In Gefahrensituationen sind Schmerz und Angst gekoppelt. Starke Angst kann den Schmerzreiz unterdrücken, um schnell eine Abwehr oder Fluchtreaktion zu ermöglichen. Der Umgang mit Schmerzen ist individuell – und ebenso die Reaktion darauf. Was Sie fühlen, denken und machen, wenn Sie Schmerzen haben, prägt auch die Art und Weise, wie Sie Schmerzen wahrnehmen und wie Sie die Vermeidung von Schmerzen auf emotionaler Ebene angehen. Im Folgenden habe ich sechs unterschiedliche Schmerztypen dargestellt, an einigen Stellen sicherlich etwas überspitzt. Mir kommt es dabei auf die verschiedenen Grundtypen an und – wichtiger noch – auf die Strategien, mit denen Sie Schmerzen angehen können. Sie werden sehen, dass der Umgang mit Schmerz individuell ist.

Typ I: „Bloß kein weiterer Schmerz!"

Nichts ist für ihn schlimmer als die Furcht vor neuem Schmerz. Also geht er ihm konsequent aus dem Weg, er „verbiegt" sich regelrecht – im wahrsten Sinne des Wortes. Der Vermeider-Typ, wie er allgemein genannt wird, nimmt Schonhaltungen ein, die das Problem allerdings nicht beheben, sondern nur verlagern. Sie fügen dem Rücken neuen, möglicherweise noch schlimmeren Schaden zu. Je länger die Vermeider an ihrer Strategie festhalten, desto schlimmer trifft es sie längerfristig.

Mein Rat: Problemen aus dem Weg zu gehen, hilft schon im „richtigen Leben" wenig, bei Rückenschmerzen schadet es erst recht. Durch einseitige Haltung kommt es zu neuen Belastungen des Rückens. Starre verstärkt die meisten Rückenleiden nur, ein Teufelskreis, den man nur schwer allein aufbricht. Für die Heilung ist Bewegung notwendig, nur so wird der Schmerzkreislauf aufgebrochen.

Typ II: „Ist schon nicht so schlimm"
Seinen Schmerz will er sich nicht anmerken lassen, er frisst ihn lieber in sich hinein. Vielleicht, weil er seine Umgebung damit nicht belasten will. Vielleicht, weil er glaubt, den Schmerz so besiegen zu können. Besser wird es durch diese Verhaltensweise nicht – es könnte daraus sogar eine Depression entstehen.

Mein Rat: Wer an Schmerzen leidet, sollte das nicht mit sich allein ausmachen, sondern sich anderen Menschen mitteilen. Das hat auch etwas damit zu tun, sich selbst über den Schmerz und die Folgen klar zu werden. Den Schmerz auf diese Weise anzunehmen, ist der erste Schritt zur Heilung.

Typ III: „Augen zu und durch"
Der Durchhalter reißt sich zusammen, er lässt sich so schnell durch nichts aus der Bahn werfen. Er bekämpft den Schmerz, allerdings mit Medikamenten. Über die Ursachen macht er sich kaum Gedanken, für ihn geht es darum, möglichst schmerzfrei durch den Tag zu kommen – dazu ist ihm jedes Mittel recht.

Mein Rat: Etwas gegen den Schmerz zu tun, ist eigentlich der richtige Ansatzpunkt, allerdings ist die Richtung eine falsche. Der Kampf gegen den Schmerz ist nur sinnvoll, wenn man sich mit den Ursachen auseinandersetzt und sie angeht. Denn: Schmerz ist ein Warnsignal unseres Körpers.

Typ IV: „Es wird immer schlimmer"
Für ihn gibt es nur ein Thema: den Rückenschmerz und seine Folgen. Er befürchtet, dass alles noch viel schlimmer kommen wird, dass sich hinter seinen Beschwerden eine noch viel größere Krankheit verbirgt. Damit macht er nicht nur seine Umgebung über Gebühr nervös, er steigert sich auch selbst in etwas hinein und verliert damit den Blick für mögliche Lösungen.

Mein Rat: Es spricht nichts dagegen, sensibel auf sich und seinen Körper zu achten – ganz im Gegenteil. Allerdings sollte das immer konstruktiv sein, immer darauf bedacht, eine Lösung für das Problem zu suchen. Wer sich vorab zu sehr mit negativen Gedanken belastet, hat es umso schwerer, sich auf den richtigen Weg zu machen.

Typ V: „Es ändert sich doch eh nichts mehr"
Er hat sich bereits damit abgefunden, dass er mit Rückenschmerzen leben muss. Die Hoffnung auf Heilung hat er bereits aufgegeben. Er ist oft krankgeschrieben und hat schon zahlreiche Therapieversuche erfolglos hinter sich. So dreht sich auch sein ganzes Leben nur noch um den Rückenschmerz. Das wirkt sich auch auf seine sozialen Beziehungen aus, sie leiden darunter.

Mein Rat: Resignieren ist keine Option. Natürlich entmutigen Therapien, die keine Wirkung erzielt haben. Vielleicht sollte das aber der Ausgangspunkt sein, um noch intensiver nach den Ursachen zu suchen, die sich hinter den Rückenschmerzen verbergen.

Typ VI: „Ich pack's an!"
Er nimmt seine Schmerzen als Warnsignal des Körpers wahr. Er findet sich nicht mit der Situation ab, sondern geht den Ursachen auf den Grund. Er betrachtet dabei nicht allein nur den Rücken, sondern die gesamte Lebensweise, die Umstände. Das macht er konsequent, aus eigenem Antrieb und mit dem festen Willen, sich von den Schmerzen zu verabschieden.

Mein Rat: Das ist der eindeutig richtige Weg, um sich langfristig von Rückenschmerzen zu verabschieden.

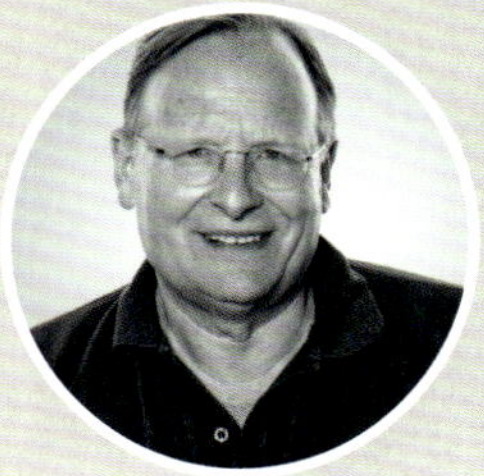

Mein Standpunkt

STRESS – FLUCH UND SEGEN

Rücken und Stress, das sind nicht nur im Volksmund zwei Seiten derselben Medaille. „Sich krumm machen", „sich verbiegen", „die schwere Last auf den Schultern spüren" – sicher ist: Unsere psychische und mentale Verfassung hat unseren Rücken im Griff. Fühlen wir uns gestresst, sind wir angespannt. Im Kopf fahren die Gedanken Karussell, der Körper schüttet Adrenalin aus und aktiviert die Muskeln – für die Flucht oder für den Kampf. So war es mal gedacht und sinnvoll, als sich unsere Vorfahren in Urzeiten vor natürlichen Feinden in der Wildnis schützen mussten. Die Muskeln sollten uns von null auf hundert bringen, damit wir stärker und schneller wurden.

Stress hält lebendig, gesund und lässt uns unser volles Potenzial abrufen.

Die Anzahl der Säbelzahntiger und Löwen geht heute allerdings gegen null. Vielleicht jagt uns der Partner mal Angst ein, vielleicht der Chef, der gerade im Stechschritt auf uns zukommt. Das Prinzip der reflexartigen Anspannung ist dasselbe geblieben – aber die Muskelleistung wird nicht mehr gebraucht, das Adrenalin bleibt im Körper, wir neigen zum Verkrampfen. Dass der Arbeitsplatz zur Stressfalle werden kann, wer weiß das nicht? Nach Angaben des Berufsverbands Deutscher Psychologinnen und Psychologen (BDP) haben 85 Prozent der Rückenschmerzen psychische Ursachen. Doch ist mit dem Prinzip „Fight or Flight" nun bereits alles erklärt? Ich sage: jein!

Stress hat auch seine guten Seiten

Stress hat einen schlechten Ruf. Die Weltgesundheitsorganisation (WHO) hat ihn sogar als eine der größten Gesundheitsgefahren des 21. Jahrhunderts eingestuft. Doch viel zu wenige wissen, dass Stress zwei Gesichter hat: Er kann gefährlich sein, aber auch eine große Chance. Studien belegen zunehmend: Kontrollierter, nicht zu lang anhaltender und nicht zu starker Stress kann guttun. Er aktiviert und trainiert das Immunsystem, kann offenbar Demenz vorbeugen und sogar die Heilung von

Verletzungen beschleunigen. Stress rüttelt die Schutzmechanismen des Organismus wach. Und Stress soll sogar – kaum zu glauben – das Leben verlängern können, weil Alterungsprozesse in den Zellen stressbedingt verzögert werden.

Dennoch: Wäre Stress ein Politiker, wäre dessen Karriere schnell begraben unter öffentlichen Shitstorms. Das Bild, das wir von Stress haben – gerade auch mit Blick auf den Rücken –, ist denkbar schlecht. Sein Image miserabel. Stress gilt als Ursache vieler Krankheiten, als ungeliebter Dauerbegleiter der hektischen, globalisierten Welt mit ihren stetig wachsenden Anforderungen und schnelleren digitalen Kanälen, die die Balance zwischen Berufs- und Privatleben untergraben. Depressionen und Schlafstörungen, der Stress-Rücken versteift sich, die Libido hängt durch. Burn-out wird angeblich genauso von Stress befeuert wie Herzinfarkt, Bluthochdruck und Magengeschwür.

Den Stress in den Griff bekommen

Als Arzt weiß ich um die Wirkungen von Stress auf Körper, Geist und Seele: Der Rücken beispielsweise ist ein fühlendes Organ, eines, das sich unter Anspannung anspannt. Rückenschmerzen werden zu mindestens 80 Prozent durch Muskelverspannungen ausgelöst. Rückenschmerzen haben oft psychische Gründe – auch und gerade: negativer Stress. Deshalb sollten wir analysieren, was uns belastet, bedrückt und was wir ganz persönlich ändern können. Denn wer Stress, Anspannung und Dauerbelastung kontrollieren kann, schadet seinem Herz weniger und stärkt seinen Rücken. Die Forschung differenziert heute mehr denn je: Stress ist per se kein Anschlag auf die Gesundheit, er kann auch ein Segen sein. Es kommt darauf an, wie lange er dauert, wie der Gestresste ihn wahrnimmt und ob er ihn in den Griff bekommt, bevor der Stress ihm das Rückgrat bricht.

Lässt man sich von Stress und Angst nicht lähmen, können beide ungeahnte Energien freisetzen.

Stress als Chance

Guter Stress steckt voller Chancen: Er hält uns wach, schärft Sinne und Konzentration, energetisiert die Muskulatur und erhöht die Reaktionsfähigkeit. Zeitlich begrenzter und kontrollierbarer Stress stärkt die Selbstheilungskräfte in Zellen, Geweben und Organen, aktiviert und hilft, Schäden zu beseitigen. So oder so: Stress ist ein Balanceakt. Eine Anpassungsreaktion, die hilft, wenn Betroffene situationsbedingt die Balance verlieren.

Stress kann beides: Das Gleichgewicht verlieren – und wieder finden lassen. Das berühmte „Surviving of the fittest“, schon Charles Darwin wusste: Wer sich am besten anpasst, kommt weiter. Er stellte fest, dass die Umwelt Lebewesen permanent fordert, sich anzupassen. Das ist Stress – und Stress ist der Schlüssel zur Anpassung.

DAS PROBLEM ERKENNEN – DIE DIAGNOSE

Auf der einen Seite: die „sanfte" Naturheilkunde. Auf der anderen Seite: die „harte" naturwissenschaftlich fundierte Medizin. Viele sehen darin noch einen Gegensatz. Doch solche Debatten spiegeln längst nicht mehr die Realität wider: Besonders die „Hightech-Therapien" sind Behandlungen mit minimaler Belastung für den Patienten.

DIE FOLGEN DER MODERNEN DIAGNOSTIK

Die Erfindung der Röntgenstrahlung hat dazu geführt, dass die Ursachen für Rückenprobleme meistens in mechanischen Störungen gesehen werden. Heute wird deshalb zu viel geröntgt, zudem werden die manuellen Fähigkeiten des Arztes vernachlässigt und verkümmern zusehends. Einem Arzt, der seine Patienten nicht anfasst, fehlt nicht nur ein wichtiges diagnostisches Instrument, sondern er vergibt auch eine wichtige Chance, sich dem Patienten sehr persönlich zuzuwenden.

Früher gehörte Körperkontakt ganz selbstverständlich zum ärztlichen Gespräch: Der Arzt setzte sich zum Beispiel neben das Bett eines Kranken und legte seine Hand auf dessen Arm, Schulter oder Bauch, während er ihn nach seinem Befinden befragte. Ganz nebenbei registrierte er so Muskeltonus, Körpertemperatur oder Darmtätigkeit und wirkte zudem beruhigend auf seinen Patienten ein. Er schaffte einfach Nähe. So konnte sich schnell ein vertrauensvolles Verhältnis entwickeln.

Die diagnostischen Methoden der bildgebenden Verfahren und die immer ausgefeiltere Labordiagnostik haben die Medizin allerdings dazu verführt, diese klassischen Elemente der Heilkunst als altmodisch auszurangieren. Dazu kommt die Abrechnungspraxis der Krankenkassen: Nicht wenige Ärzte betreiben deshalb in ihren Praxen leider so etwas wie „Patienten-Hopping": Die Kranken warten in nebeneinanderliegenden Behandlungskabinen, auf dem Tisch liegt schon ein Stapel ausgefüllter Rezepte und der Kontakt beschränkt sich auf einen kurzen Händedruck – manchmal setzt sich der Arzt nicht einmal hin. An ein längeres Gespräch ist gar nicht zu denken.

Zu einer gründlichen Diagnose aber gehört Zeit. Eine ausführliche Anamnese, also eine Erhebung der Krankheitsvorgeschichte, des persönlichen Umfelds des Betroffenen, ist genauso nötig wie eine körperliche Untersuchung. Vor allem muss der Grad der Behandlungsbedürftigkeit (die „Triage") geklärt werden. Die folgenden Fragen müssen zuvor geklärt werden:

- Handelt es sich um allgemeine Beschwerden wie Verspannungen oder Verschleißerscheinungen?
- Ist akut ein Nerv eingeklemmt, der zu weiteren Problemen führen könnte und deshalb vorrangig entlastet werden muss?
- Oder liegt eine schwerere Erkrankung vor, wie etwa ein Wirbelbruch oder ein Tumor?

WO TUT ES WEH?

Um festzustellen, ob ein akutes Eingreifen notwendig ist oder ob konservative Therapien ausreichen, muss ich herausfinden, wo der Schmerz lokalisiert ist und wie stark er ist. Haben sich die Symptome langsam entwickelt oder sind sie plötzlich aufgetreten? Gibt es einen erkennbaren Auslöser? Ist der Schmerz ein Pulsieren oder eher ein Schneiden, Stechen oder Pochen? Hält er an oder ist er abhängig von Bewegungen oder Körperhaltungen? Strahlt der Schmerz in andere Regionen aus? Ist er morgens schlimmer als tagsüber? Da sich Schmerzen nicht objektiv messen lassen, ist es hilfreich, wenn der Patient ein Schmerzprotokoll führt. Ich nutze unter anderem eine visuelle Analogskala (siehe unten). Der Patient zeigt mir anhand der Farben, wie er sich fühlt und welchen Zustand er gerne erreichen möchte. Die korrespondierenden Zahlenwerte werden in einer weiteren Skala abgelesen. Bezeichnenderweise sind die meisten mit Werten von 0,5 bis 1,5 zufrieden, also geringen Schmerzen. Darauf richte ich meine Therapien aus. Danach wird die Haltung kontrolliert: Sind die Beine gleich lang? Stehen Becken und Schultern gerade? Wie ist die Kopfhaltung? Zeigt die Wirbelsäule sichtbare Abweichungen? Zudem werden die Reflexe und bestimmte Bewegungsabläufe überprüft: Fühlt der Patient im Liegen Beschwerden, wenn der Arzt dessen gestrecktes Bein anhebt (der Lasègue-Test), kann dies auf einen Bandscheibenschaden oder Ischialgie hindeuten.

DIE SCHMERZSKALA

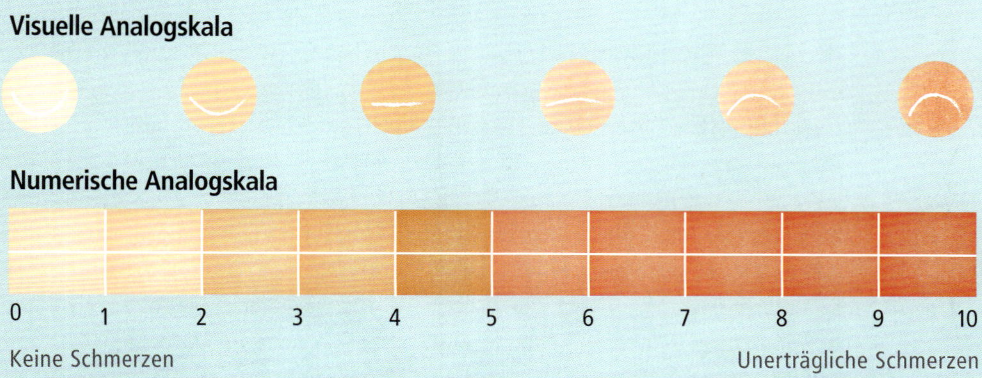

Die Schmerzskala dient dazu, den Schmerzverlauf eines Patienten zu beurteilen. Auf der oberen Farbskala trägt er zunächst die Stärke seiner momentan empfundenen Schmerzen ein. Der korrespondierende Zahlenwert kann dann auf der unteren Skala abgelesen werden.

Der Faktor Zeit

In den ersten drei bis vier Wochen ist die Chance groß, dass die Rückenschmerzen rasch wieder verschwinden. Viele Patienten suchen in dieser Phase gar nicht erst einen Arzt auf. Diejenigen, die es doch tun, sollten auf gar keinen Fall übertherapiert werden – das vergrößert nur das Risiko, dass ihre Schmerzen chronisch werden. Sie brauchen vor allem die Versicherung, dass sie nicht schlimm erkrankt sind, und vielleicht ein Rezept für eine Massage oder ein Schmerzmittel. Diejenigen mit massiveren Symptomen benötigen eventuell einen chiropraktischen oder osteopathischen Eingriff, der sie „einrenkt". Bei etwa jedem zehnten dieser Patienten reicht dies jedoch nicht aus. Sie kommen nach vier bis sechs Wochen mit andauernden Beschwerden wieder. Jetzt muss der Arzt weitere diagnostische Hilfsmittel heranziehen. Nach sechs Wochen oder spätestens, wenn der Schmerz stark zunimmt, sollte er eine Kernspintomografie anfertigen.

Die Untersuchung mit den Händen

Ich untersuche jeden Patienten mit den Händen. Mit ihnen prüfe ich zum Beispiel den Tonus, die Spannung zwischen Haut und Muskulatur sowie die aktive und passive Beweglichkeit eines Gelenks, das sogenannte Gelenkspiel. Es ist natürlich leichter, das Gelenkspiel eines Knies zu prüfen als das eines Zwischenwirbelgelenks. Doch gibt es ein sicheres diagnostisches System zum Aufspüren von Blockaden und Störungen – den Sell'schen Irritationspunkt: Der Orthopäde Karl Sell hatte in den 30er- und 40er-Jahren Punkte gefunden, die bei Blockaden bestimmter Regionen der Wirbelsäule mit Anspannung und deshalb auch Druckschmerz reagieren. Ein anderes Mittel der manuellen Diagnostik ist die Kibler-Hautfalte: Liegt der Patient auf dem Bauch, lässt sich normalerweise im Bereich der Brustwirbelsäule eine Hautfalte abheben. Weitere Hinweise auf Durchblutung und Muskeltonus gibt auch die Intensität der Hautrötung, nachdem die Haut mit Finger oder Fingernagel gereizt wurde.

RÖNTGEN: NUR SELTEN SINNVOLL

Der bisher wenig wählerische und unspezifische Einsatz von Röntgenaufnahmen, so der Gesundheitsbericht für Deutschland, erkläre nur etwa zehn Prozent der Rückenschmerzen und in weniger als zwei Prozent der Fälle ergeben sich daraus therapeutisch nutzbare Informationen. Wenn es um die Diagnose von Rückenproblemen geht, ist Röntgen nur selten angezeigt.

- **Sein Nutzen:** Röntgenaufnahmen eignen sich vor allem, um das Skelett abzubilden und den Zustand der Knochen darzustellen (zum Beispiel nach Unfällen, um Frakturen auszuschließen). Man kann darauf erkennen, ob Wirbelknochen verformt oder Gelenke verschlissen sind, die Wirbelsäule verdreht oder etwas gebrochen ist. Sinnvoll ist Röntgen etwa, wenn es darum geht, wie sich die Wirbelsäule beim Vor- und Zurückbeugen verhält.

- **Seine Grenzen:** Röntgenbilder eignen sich nicht zur Darstellung von Weichteilen. Man kann mit ihnen, auch wenn Ihnen das vielleicht immer wieder erzählt wird, keine Zellveränderungen oder Entzündungen zeigen, keine Muskelschmerzen oder Muskelschwund abklären und vor allen Dingen keinen Bandscheibenvorfall nachweisen! Seit Jahren versuche ich, leider nur mit mäßigem Erfolg, diese Tatsache Gesundheitspolitikern und Krankenkassen nahezubringen. In unserem Institut in Bochum beurteilen wir Befunde stets in einem Team von Ärzten verschiedenster Disziplinen, von denen jeder sein persönliches Wissen einbringen kann. Wir favorisieren die strahlenfreie Kernspintomografie (MRT) zur Diagnostik der Wirbelsäule und der Gelenke.

COMPUTERTOMOGRAFIE

Die Computertomografie (CT) ist ein spezielles Röntgenverfahren, das Querschnittsbilder der gewünschten Körperregionen anfertigt. Ein schmaler Röntgenstrahl (Fächerstrahl) durchdringt den Organismus und wird von dessen Strukturen (Organe, Knochen usw.) unterschiedlich stark gefiltert. Gleichzeitig bewegt er sich rund um den Patienten.

Ein CT-Bild ist viel kontrastreicher und eignet sich besser zur Gewebedifferenzierung als eine normale Röntgenaufnahme, zumal sie durch die Gabe von Kontrastmittel vor der Aufnahme noch unterstützt wird. Hinzu kommt: Durch die computergestützte Aneinanderreihung vieler Querschnittsbilder lassen sich Strukturen dreidimensional darstellen. Die modernen CT-Geräte realisieren Aufnahmen strahlungsarm und in Sekunden – im Gegensatz zur MRT. Mit einer Skelett-Computertomografie, einer besonderen Form der Computertomografie, lassen sich Knochen mit hoher Auflösung auch noch im Millimeterbereich darstellen (etwa die winzigen Ohrknöchelchen Hammer und Amboss). Diese Methode eignet sich deshalb besonders zum Nachweis von Arthrosen, Verknöcherungen der Bandscheibe oder der Bänder, Osteoporose und Bandscheibenfrakturen. Sie kommt dem Arzt nicht nur bei der Diagnose zugute. Das Verfahren erleichtert auch die Steuerung von Instrumenten, weshalb mit seiner Hilfe besonders gut mikrotherapeutisch operiert werden kann.

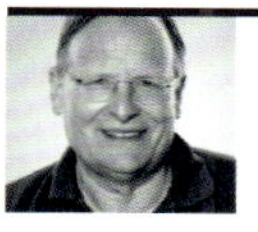

GUT ZU WISSEN

Es wird viel zu oft geröntgt

In Deutschland wird gerne geröntgt – und viel zu oft. Für viele Mediziner bei uns ist Röntgen einfacher, als einen Patienten gründlich manuell zu untersuchen. Außerdem wird es besser honoriert. Zwar sind die Qualitätsstandards von den Fachgesellschaften inzwischen erhöht worden, aber noch immer werden deutsche Patienten doppelt so oft durchleuchtet (oft von Nicht-Radiologen!) wie etwa unsere niederländischen Nachbarn, ohne dass deren medizinische Versorgung dadurch schlechter wäre. Jede zweite Röntgenuntersuchung ist überflüssig, das bestätigt sogar die Deutsche Röntgengesellschaft, eine Strahlenbelastung, die ihrerseits wieder krank machen kann. Es ist deshalb sinnvoll, Röntgen, aber auch modernere bildgebende Verfahren in spezialisierten Zentren zusammenzuführen, zumal die Interpretation der Bilder, so klar sie auf den ersten Blick zu sein scheinen, jahrelange Erfahrung und ständige Qualitätskontrolle erfordert.

RÖNTGEN ODER KERNSPIN – WANN IST WAS BESSER?

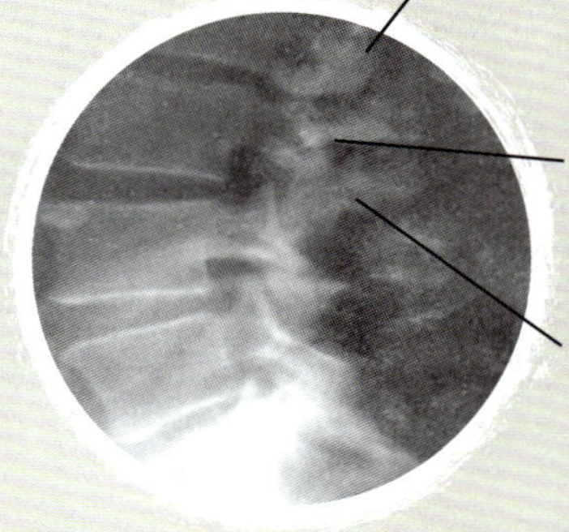

Um Rückenschmerzen abzuklären, ist Röntgen nur in sehr seltenen Fällen eine geeignete Methode. Diese Erkenntnis hat sich aber unter Ärzten offenbar noch nicht durchgesetzt, was wohl vor allem daran liegt, dass Kollegen der verschiedensten Fachrichtungen in ihren Praxen Röntgengeräte stehen haben und diese auch einsetzen wollen. Leider geschieht dies nicht immer zum Wohl der Patienten. Viele Betroffene kommen heute noch mit Röntgenbildern zum ersten Gespräch in unsere Institute. Die meisten haben schon vieles versucht, sind mehrfach geröntgt worden und haben eine regelrechte Ärzte-Odyssee hinter sich. Die Bilder, die sie dann zum ersten Behandlungsgespräch mitbringen, sind leider oft nutzlos. Manchmal wurde sogar ein falscher Ausschnitt aufgenommen. Oder es wurden Bilder von Stellen gemacht, die gar nicht die Ursache der Rückenschmerzen sind. Da Röntgen einen Menschen mit erheblichen Strahlen belastet und auch innere Organe beim Durchleuchten betroffen sind, ist das sehr ärgerlich.

Röntgen, wenn es schnell gehen muss

Die Krankenkassen zahlen oft die Kosten für doppelte und dreifache Röntgenaufnahmen, sind aber immer noch unwillig, für CT- oder Kernspinverfahren aufzukommen, obwohl diese mehr aussagen und deshalb langfristig kostengünstiger sind. Röntgen eignet sich besonders zur Darstellung von knöchernen Strukturen. Man sieht die einzelnen Wirbelkörper und die dazugehörigen Facettengelenke, an einigen Stellen auch noch die Ansätze der Rippen (siehe oben). Die Kontraste sind allerdings nicht besonders scharf, die Bandscheiben, der mit Liquor gefüllte Wirbelkanal und das umliegende Muskelgewebe sind sogar völlig unsichtbar. Röntgen ist sinnvoll, wenn eine große Fehlstellung (Skoliose) abgeklärt werden oder bei Frakturverdacht schnell gehandelt werden muss.

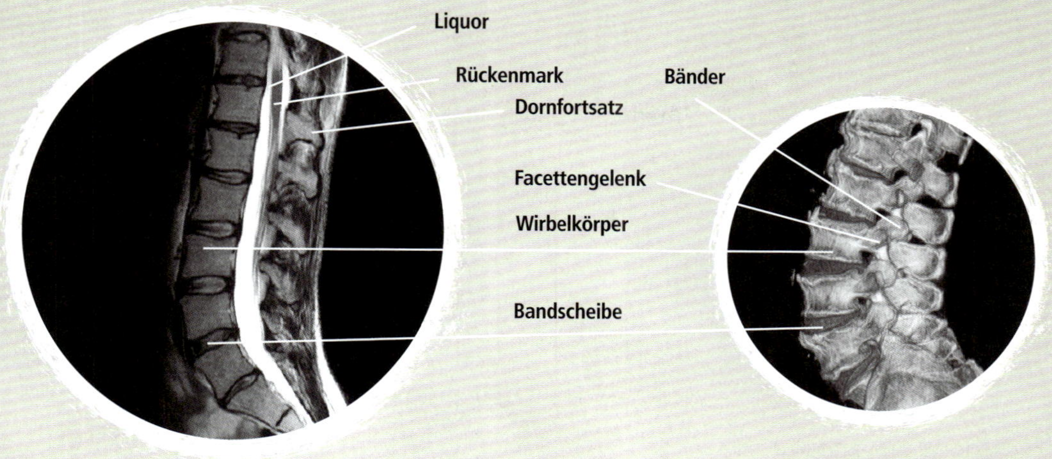

MRT: Auskunft über den Gewebezustand

Im Gegensatz zum Röntgen stellt das Kernspintomogramm die Weichteile hervorragend dar. Das Verfahren, auch Magnetresonanztomografie (MRT) genannt, beruht auf einer Messung der Wasserstoffatome im Körper. Ihre Verteilung sagt etwas über den Zustand der verschiedenen Gewebe aus. Auf dem Bild oben der Lendenwirbelsäule sind zwischen den Wirbelkörpern deutlich die Bandscheiben zu erkennen. Man sieht, dass die stärker belasteten unteren Bandscheiben bereits in ihrer Höhe gemindert sind. In der Mitte liegen die Nervenstränge des Rückenmarks im weißen Nervenwasser (Liquor). Die Vorteile der Kernspintomografie liegen auf der Hand: keine Strahlenbelastung, Knorpel, Bandscheibengewebe, Sehnen, Bänder, Entzündungen, Durchblutungszustände oder Ödeme in Knochen sind sichtbar. Ebenso die Muskulatur. Auch Veränderungen im Knochengewebe wie Metastasen kann man erkennen.

3-D-Kernspin- oder CT-Aufnahme

Aus der Vielzahl von Daten, die ein Kernspintomograf oder ein CT aufzeichnet, lassen sich beliebige Schnitte durch den Körper anfertigen. Man kann diese beispielsweise dazu verwenden, ein besonders anschauliches dreidimensionales CT-Bild der Wirbelsäule zu errechnen. Auf dem Bild oben erkennen Sie genau den Zustand der Wirbelkörper, Dornfortsätze, Facettengelenke und Bandscheiben. Man sieht sogar das Loch, an dem die Nervenstränge das Rückenmark verlassen.

Die beste Methode, um knöcherne Veränderungen in der Wirbelsäule und den Gelenken darzustellen, ist die Computertomografie. Die Strahlenbelastung ist durch modernste Geräte mittlerweile sehr gering. Nach Operationen mit Metallimplantaten oder Schrauben ist die Beurteilung, ob Weichteilstrukturen verletzt sein könnten oder sich die Implantate lockern, nur! mit modernsten Computertomografen zu beurteilen.

ÄUSSERST PRÄZISE: DIE KERNSPINTOMOGRAFIE

Eine wichtige Ergänzung zum klassischen Spektrum der Röntgendurchleuchtung bietet die Kernspin- oder Magnetresonanztomografie (MRT), die Anfang der 80er-Jahre entwickelt wurde. Sie verwendet keine radioaktiven Strahlen, sondern ein Magnetfeld: Jeder Kern eines Wasserstoffatoms im Körper verhält sich wie eine Spindel, die sich wie auch die Erde um sich selbst dreht und in einem leicht schrägen Winkel steht. Je nach der Art der Zellen ist dieser Winkel unterschiedlich groß. Der Patient liegt in einer Röhre, in der kurzfristig ein starkes Magnetfeld erzeugt wird, das bis zu 30 000-mal so stark ist wie das der Erde. Dabei werden die Spindeln aus ihren ursprünglichen Positionen abgelenkt. Nach dem Abschalten des Feldes fallen sie in ihre Ausgangspositionen zurück. Hierbei entsteht ein kleines elektrisches Signal. Ein Computer errechnet dabei die Konzentration der Signale und die Veränderung des Winkels, in dem sich die Kernspindeln drehen, und kann daraus die Art und den Zustand des untersuchten Gewebes erkennen, ob es zum Beispiel entzündet oder im Abbau begriffen ist. Diese Informationen werden in ein Bild umgesetzt, das einer Computertomografie ähnelt, auch wenn sie ganz anders entstanden sind.

Die Kernspintomografie ermöglicht es, mit größerer Präzision, als es mit jeder anderen diagnostischen Methode möglich ist, organische Strukturen und krankhafte Veränderungen zu erkennen. In den vergangenen Jahren hat sich die Magnetresonanztechnik so weit entwickelt, dass der Zeitaufwand für eine Wirbelsäulenaufnahme immer kürzer wird. Auch die Kosten halten sich erfreulicherweise angesichts der enormen diagnostischen Möglichkeiten dieser Methode im Rahmen. Zwar hat eine Studie der Universität Washington gezeigt, dass in den USA nach Kernspinaufnahmen zweieinhalb Mal mehr Patienten als nach dem Röntgen an der Wirbelsäule operiert wurden – einfach, weil die Bilder mehr Defekte zeigen. Doch darf diese Tatsache nicht als Argument gegen die Technik angeführt werden. Schließlich müssen wir nach Befund und Befindlichkeit unterscheiden: Es kommt immer noch darauf an, wie die Bilder interpretiert werden und wie sie mit den körperlichen Befunden zusammenpassen. Abgenutzte Bandscheiben allein erklären noch lange keine Schmerzen – sie lassen sich auch bei jedem Zweiten finden, der über keinerlei Symptome klagt.

Auch hier ist der geeignete Zeitpunkt für den Einsatz der Methode wichtig: In den meisten Fällen müssen in den ersten sechs Wochen eines Rückenproblems keine bildgebenden Verfahren eingesetzt werden. Erst wenn sich dann herausstellt, dass Wärme oder Kälte, schmerzstillende Medikamente und konservative Behandlungsmethoden wie Massagen, Akupunktur, Osteopathie bzw. Faszien- oder Neuraltherapie keine Erfolge zeigen, sollten Sie sich einer Kernspintomografie unterziehen. Zugegeben: Das ist für Patienten, die ungeduldig auf eine genaue Diagnose warten, manchmal enttäuschend. Denn sie setzen große Hoffnung auf ein eindeutiges Ergebnis.

DIE BEDEUTUNG DER GANGANALYSE

Bei Beschwerden am Bewegungsapparat sollte immer auch untersucht werden, wie gut die Belastbarkeit und die Funktionsfähigkeit der Wirbelsäule und des gesamten Bewegungsapparats sind. Nur wenn der Arzt das weiß, kann er entscheiden, ob Schmerzen, die etwa im Knie auftreten, tatsächlich von Strukturen des Kniegelenks verursacht werden.

Ein geschulter Untersucher sieht sehr schnell, wie gut der Bewegungsapparat funktioniert. Allerdings werden viele veränderte Bewegungsabläufe erst sichtbar, wenn der Patient geht, läuft oder eine typische Alltagsbewegung macht. Diese dynamischen Untersuchungen sollten in kompetenten Therapieeinrichtungen eigentlich zum Standard gehören. Die modernen Geräte zur Ganganalyse können sowohl komplexe Bewegungsabläufe aufzeichnen (etwa als Videofilm oder Bilderfolge) als auch einzelne Werte wie Geschwindigkeit oder Lagewinkel eines Körperteils berechnen. Zudem wird die Bewegungsgeometrie (die kinematischen Parameter) gemessen, also ob jemand zum Beispiel x- oder o-beinig läuft. Dazu werden die sogenannten dynamischen Parameter bestimmt – das sind die an der Körperpheripherie (beispielsweise an der Fußsohle) wirkenden Kräfte, die bei einer bestimmten Bewegung auftreten. Beim Gehen wird so mithilfe von Einlegesohlen gemessen, wie der Fuß aufgesetzt und abgerollt wird. Elektroden, die am Körper befestigt sind, geben Auskunft darüber, welche Muskeln an der jeweiligen Bewegung beteiligt sind. Um einen umfassenden Eindruck der Bewegungen des Körpers zu bekommen, werden diese kinematischen Daten mit den dynamischen kombiniert.

Leider können alle modernen Messmethoden bis heute nur die Funktionen von Gelenken, Muskeln und Bandstrukturen an der Körperoberfläche genau bestimmen. Je tiefer im Körper die Strukturen des Bewegungsapparats liegen, desto ungenauer werden die Messergebnisse. Die Funktionsfähigkeit der kleinen Muskeln direkt an der Wirbelsäule und die kleinen, komplexen Bewegungen in der Lenden-Becken-Hüft-Region entziehen sich allen Messungen. Gefragt ist das Fingerspitzengefühl des Untersuchers, der die Zusammenhänge zwischen den unterschiedlichen Strukturen des Bewegungsapparats erfühlt und richtig zuordnen kann. Hier kann der Mensch mehr als die Maschine!

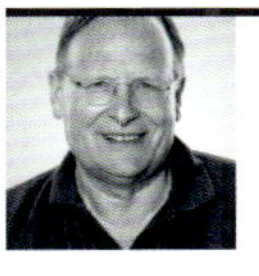

GUT ZU WISSEN
Rückenfreundliche Schuhe

Unsere Füße haben viel zu tragen, oft lastet das ganze Körpergewicht auf ihnen. Das hat auch Auswirkungen auf den Rücken. Denken Sie beim Schuhkauf nicht nur daran, was Ihnen gefällt, sondern auch daran, was Ihre Füße mögen. Ein guter Schuh hat vorn etwa einen Zentimeter Luft, eine elastische Sohle, die Stöße abpuffert, und keine harten Blockabsätze. Viele Fachgeschäfte bieten Gang- oder Laufbandanalysen an, um die optimale Schuhform zu finden. Hallux valgus oder andere Fehlstellungen sind nicht selten auf jahrelanges Tragen von falschen Schuhen zurückzuführen.

ALTERNATIVE DIAGNOSTIK

Neben der klassischen Diagnostik gibt es noch weitere Verfahren, die den Ursachen von Schmerzen auf den Grund gehen. Sie alle haben – vereinfacht beschrieben – gemeinsam, dass sie sich nicht nur auf einzelne Symptome beschränken, sondern den gesamten Patienten im Blick haben.

BIOPHYSIKALISCHE VERFAHREN

Die biophysikalische Medizin ist ein noch experimentelles Feld, das auf traditionellen Naturheilverfahren aufbaut. Sie basiert im Wesentlichen auf der Annahme, dass neben den biochemischen Vorgängen physikalische Phänomene eine wichtige Rolle spielen – vor allem energetische Schwingungen, die biologische Informationen vermitteln sollen. Meistens sind es nicht Ärzte, die sich damit befassen, sondern Physiker oder Heilpraktiker. Oft lassen sich die angenommenen Effekte wissenschaftlich nicht nachweisen – zumindest ist der Placebo-Effekt daran beteiligt – und werden also Suggestion und Einbildung zugeschrieben. Die Krankenkassen erkennen die biophysikalischen Verfahren häufig nicht an.

Dennoch glaube ich, dass „energetische" Vorgänge im Körper eine wichtige Rolle spielen, und beobachte Forschungen dazu mit großem Interesse. Ich teile die Vorstellungen, dass Krankheiten durch ein Ungleichgewicht der Kräfte im Körper entstehen. Vielleicht ist die Erregung des sympathischen Nervensystems gleichzusetzen mit dem Qi der chinesischen Medizin – wir wissen noch zu wenig darüber. Weitere wissenschaftliche Forschungen sind deshalb dringend notwendig, um die Spreu vom Weizen und die unseriösen von den erfahrenen Therapeuten zu trennen. Biophysikalische Verfahren suchen jedenfalls nach den Quellen solcher Imbalancen und stellen eine wesentliche Ergänzung der ärztlichen Diagnose dar.

Die Kinesiologie

Dieses biophysikalische Verfahren beruht auf der Lehre vom Energiefluss im bewegten Muskel und vereint Erkenntnisse aus westlichen wie östlichen Heilsystemen. In den 60er-Jahren wurde es von dem amerikanischen Chiropraktiker George Goodheart entwickelt. Das muskuläre Gleichgewicht, so die Theorie, ist wichtig für die optimale Funktion aller Organe. Jeder Muskel soll mit einem „Meridian" und mit einem bestimmten Körperorgan in Verbindung stehen: eine Erkenntnis der Akupunktur. Ob es Meridiane als Körperstruktur gibt, ist jedoch ebenso wie die Existenz eines Akupunkturpunkts noch nicht erwiesen. Viele Forschungsgruppen – auch unsere – beschäftigen sich weltweit damit. Eine Muskelschwäche, die etwa infolge von stressbedingten Verspannungen auftritt, kann daher auf einen „Energiestau" oder eine „Energieleere" in dem entsprechenden Organ hinweisen. Der Therapeut übt zur Diagnose solcher Blockaden leichten Druck auf verschiedene Muskeln und Muskelgruppen aus und sucht nach der Ursache des körperlichen Ungleichgewichts. Er kann auch Medikamente austesten, indem er diese dem Patienten in die Hand oder auch auf eine bestimmte Muskelgruppe legt. Es ist verblüffend, wie etwa bereits eine Ampulle mit einer

Substanz den Muskeltonus verändern kann, ohne dass diese in den Körper aufgenommen wurde. Ich habe es selbst ausprobiert, verblüffend! Wenn ich eine Zigarette in die Hand nehme, kann ich auf einmal nur geringen Widerstand gegen eine Kraft setzen – obwohl meine Muskulatur eben noch als sehr stark getestet wurde.

Die Elektroakupunktur

Die Elektroakupunktur nach Voll will die Rolle des Bindegewebes als wesentliches Regelsystem des Körpers einbeziehen. In den 50er-Jahren hatte der deutsche Arzt Reinhold Voll ein Gerät konstruiert, mit dem er den elektrischen Widerstand der Akupunkturpunkte messen wollte, mit dem Ziel, Störungen der einzelnen Regelsysteme und energetische Strukturveränderungen aufzudecken. Mit diesem Gerät „misst" man in einem „Resonanztest" die Reaktion des Organismus auf Belastungen wie Störfelder, Umweltgifte oder Erreger. Meist werden dann die so diagnostizierten belastenden Substanzen in stark verdünnter, homöopathischer Konzentration ins Bindegewebe gespritzt und dieses zum „Ausleiten" angeregt. Die Methode ist umstritten und wissenschaftlich nicht bewiesen.

Die Pulsmessung

Der Puls beschreibt die Druckwelle im Blutkreislauf, die durch den Herzschlag bedingt ist. Man kann diese Welle fühlen. Die Pulsmessung beruht auf der jahrtausendealten Annahme, dass der Puls auf energetisch wirksame Prozesse im Körper reagiert. Der Zustand des Körpers und des Stoffwechsels soll über den Puls gemessen werden können. Geschulte Therapeuten wollen durch Tasten Veränderungen wahrnehmen. Manchmal schon verblüffend, jedoch ist die Methode noch kaum untersucht und wissenschaftlich nicht anerkannt.

Die Homöopathie

Die homöopathische Anamnese betrachtet nicht einzelne Symptome, sondern das gesamte Erscheinungsbild des Patienten. Sie basiert auf den Selbstversuchen und Beobachtungen des Arztes Samuel Hahnemann (1755–1843), der davon ausging, dass jede wirksame Substanz im Körper eine Art Krankheit auslöse. Die Heilung liege in dem Prinzip, dass ein zweites Leiden das erste auslösche – deshalb verabreichte Hahnemann Arzneimittel, die beim Gesunden ähnliche Symptome hervorriefen wie die Krankheit selbst (Simile-Prinzip). Um die Folgen zu mildern, verdünnte er die Mittel stark und entdeckte, dass sie umso stärker wirkten, je weniger Ausgangssubstanz in ihnen steckte und je heftiger sie geschüttelt und potenziert worden waren. Die genauen Wirkmechanismen sind bis heute noch nicht ausreichend erforscht. Auch wenn mir die Homöopathie in weiten Bereichen rätselhaft erscheint, muss ich einige ihrer Ergebnisse und das umfangreiche Wissen einzelner Therapeuten anerkennen. Es zeigt sich eben immer wieder, dass über Jahrtausende gefundene Verfahren, zum Beispiel die chinesische Diagnose anhand der fünf Elemente oder die ayurvedische mit ihren drei Doshas, eine eigene Form der Empirie darstellen, die leider in unserer modernen Wissenschaft weniger anerkannt ist als eine sechswöchige klinische Studie.

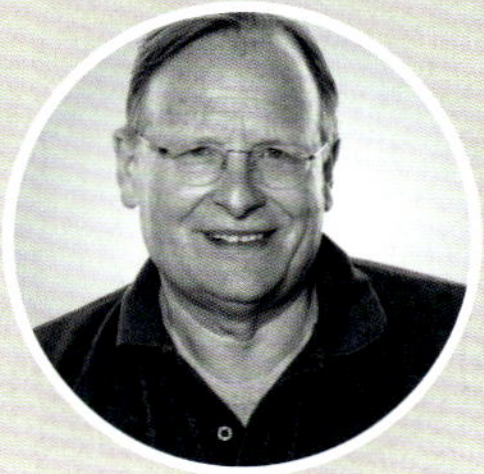

Mein Standpunkt

NIEMAND MUSS UNTER CHRONISCHEN SCHMERZEN LEIDEN

Das Leiden, insbesondere das unter chronischen Schmerzen, sollte der Vergangenheit angehören. Das klingt wie eine Selbstverständlichkeit, doch das ist es leider nicht. Wir müssen dies dringend ändern. Noch immer klafft eine erschreckend große Lücke zwischen den gegebenen Möglichkeiten der Behandlung und der Realität. Noch immer werden die verheerenden Auswirkungen des Schmerzes, die manifesten körperlichen wie auch die psychischen, verharmlost, kleingeredet und heruntergespielt. Und es werden dabei Argumente angeführt, die aus der grauen Vorzeit stammen.

Mit dem Wissen von heute brauchen wir ein Grundrecht auf Schmerzfreiheit.

Geradezu sprichwörtlich geworden ist die in schmerzhaften Situationen gern erteilte Ermahnung „Indianer kennen keinen Schmerz". Wir alle haben diesen Unsinn als Kinder zu hören bekommen, haben ihn mehr oder weniger verinnerlicht. Wir alle sollten aber auch wissen, dass solche und ähnliche Appelle doch nur der tröstende Notbehelf von Epochen waren, in denen man noch nicht über die Mittel und die Kenntnis verfügte, dem Schmerz medizinisch Herr zu werden. Heute jedoch sind wir weiter. Um es ganz klar zu sagen: Ich bin dafür, dass der Anspruch des Menschen, von chronischen Schmerzen befreit zu werden, endlich gesetzlich verankert wird. Und das nicht nur irgendwo am Rande, sondern im Grundgesetz.

Der Kampf gegen den Schmerz

Immerhin geht es um ein Menschenrecht, um das wir ringen, so weit die Geschichte zurückreicht. Gegen den Schmerz haben unsere Vorfahren die Götter angerufen; für ein schmerzfreies Leben wird seit Jahrtausenden medizinische Forschung betrieben, selbst die Urvölker haben dazu schon Schädel geöffnet, Körperteile massiert oder Pflanzenextrakte genutzt. Die Ergebnisse, die dabei vor allem in der jüngeren Vergangenheit erzielt wurden, haben uns heute in den Stand versetzt, nahezu jeden Schmerz ausschalten oder zumindest stark lindern zu können.

Niemand bräuchte länger Zuflucht zu nehmen bei den Floskeln einer überholten Heldenrhetorik. Dass dennoch so viele Menschen vergebens nach Befreiung von ihren Schmerzen suchen, dass es aber auch immer wieder Behandlungen gibt, operative Eingriffe, die sich am Ende als völlig erfolglos erweisen, das alles zeigt, wie sehr wir in überkommenen Denkmustern und Strukturen gefangen sind, und zwar auf allen Ebenen: Die Krankenkassen tun sich schwer mit der Finanzierung spezieller, vor allem komplexer multimodaler Schmerztherapien, weil ja jeder auch etwas „aushalten" kann, zumal, wenn es keinen direkten Nachweis organischer Ursachen gibt. Die Patienten sind dann verunsichert und die Ärzte oftmals so fachorientiert, auf ihre jeweilige Spezialisierung fixiert, dass sie das komplexere Schmerzgeschehen viel zu punktuell erfassen und gar nicht auf den Gedanken kommen, Hilfe bei der mittlerweile hoch qualifizierten Schmerzmedizin im interdisziplinären Team zu suchen. Das Schattendasein, das diese relativ junge Fachrichtung noch immer führt, sagt ja an sich schon genug aus über den Zustand heutiger Schmerzbehandlung.

Zusammenarbeit ist wichtig

Wo Zusammenwirkung angezeigt wäre, werden nach wie vor Erbhöfe verteidigt, gewiss in bester Absicht und in der Überzeugung, dem Patienten auf hergebrachte Weise helfen zu können. Nur ist das eben nicht genug, nicht, wenn es um den Schmerz geht.

Man muss bloß einmal an die Probleme der Rückenbehandlung denken, um sich dies zu verdeutlichen. Wie häufig kommt es zu vorschnellen Eingriffen, zu Bandscheibenoperationen oder gar zu Versteifungen, obwohl muskuläre Verspannungen (nicht selten psychisch bedingt) in der weitaus größten Zahl der Fälle die eigentlichen Schmerzverursacher sind. Dies herauszufinden, erforderte aber zum Beispiel das Zusammenwirken des Orthopäden mit dem Osteopathen, dem Psychologen und dem Schmerz- oder Mikrotherapeuten – oder doch wenigstens die Betrachtung der Fälle aus deren Perspektive. Stattdessen werden weltweit noch immer Röntgenbilder gemacht, die gar keine Anhaltspunkte für einen Bandscheibenvorfall zeigen können, weil das einfach die falsche Methode ist. Der Patient wird aber trotzdem operiert und behält am Ende viel zu häufig seine Schmerzen. Es geht hier um nicht weniger als ein Menschenrecht, dem auch das Grundgesetz im Interesse unserer Würde früher oder später wird genügen müssen. Das Thema ist virulent – wir müssen uns der Tatsache stellen.

Verschiedene Experten müssten zusammenwirken oder Fälle aus anderen Perspektiven betrachten.

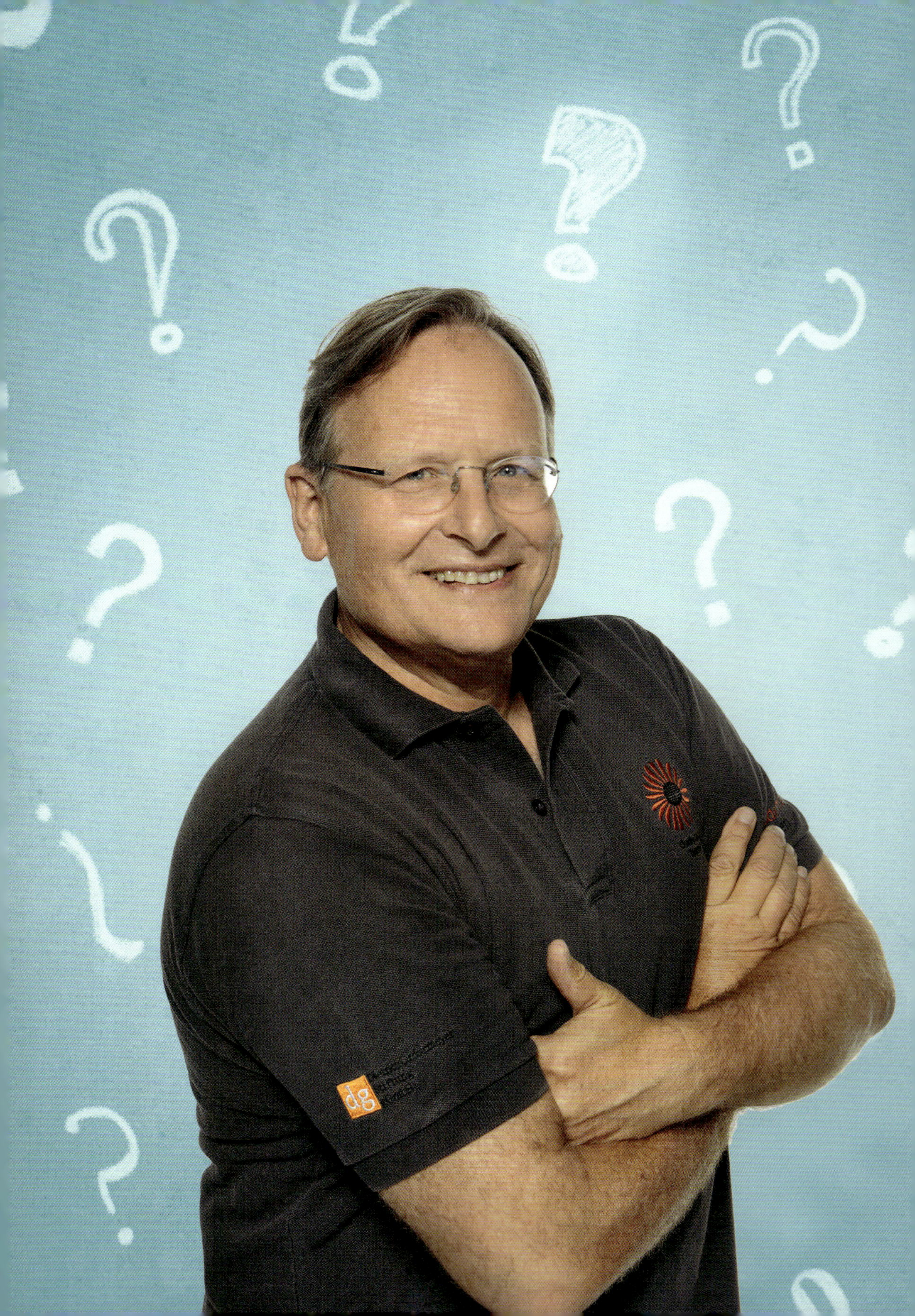
dg

DER 5-MINUTEN-TEST: WIE FIT IST IHR RÜCKEN?

Ob der Rücken gesund ist, hängt von vielen Faktoren ab. Dieser Test hilft Ihnen, Ihrem Rücken näherzukommen und das Risiko von (drohenden) Problemen zu erkennen.

Jeder Mensch kennt sich selbst am besten. Davon bin ich überzeugt, das erlebe ich täglich in meiner Praxis. Wer Rückenschmerzen hat (oder fürchtet), der sollte in sich gehen und sich selbst wahrnehmen. Achten Sie auf Ihre Gefühle, denn der Rücken ist ein fühlendes Organ. „Wie funktioniert denn Selbstwahrnehmung?", fragen Sie jetzt vielleicht. Dazu gebe ich Ihnen hier eine Übung:

Nehmen Sie sich selbst wahr

Legen Sie ein kleines Sofakissen auf den Boden und stellen Sie sich barfuß darauf. Fangen Sie im Stand ganz bequem an zu laufen. Nach wenigen Sekunden werden Sie Ihre Schultern fallen lassen. Der Körper wird warm, der Kopf frei. Achten Sie nun auf Ihre Gefühle. Spüren Sie in sich hinein: Sind Sie traurig, frustriert, nervös? Mit dieser Erkenntnis können Sie sich selbst betrachten, wie ein guter Arzt es tun würde. Das hilft Ihnen, ehrliche Antworten zu finden.

Wie fit sind Sie wirklich?

Es ist nicht nur eine Frage der Muskulatur, ob ein Rücken stark ist oder nicht. Auch erbliche Faktoren, das Gewicht, die Psyche und der negative Stresspegel wirken sich darauf aus. Umgekehrt bedeutet dies, dass man in vielen Lebensbereichen aktiv werden kann, um möglichst lange schmerzfrei durchs Leben zu gehen. Der Test zeigt Ihnen Ihr persönliches Rückenrisiko.

Das Alter

Je älter wir werden, desto mehr lässt die Elastizität von Muskeln, Knochen, Bändern und Bandscheiben nach.
Fakt ist: Pro Lebensjahrzehnt werden wir um etwa 10 Prozent unbeweglicher.

Lebensalter	Minuspunkte
21–30 Jahre	☐ 1
31–40 Jahre	☐ 2
41–50 Jahre	☐ 3
51–60 Jahre	☐ 5
61–70 Jahre	☐ 7
71 und älter	☐ 9

Das Geschlecht

Männer und Frauen haben nicht nur unterschiedliche Körper, sie unterscheiden sich auch in ihrer Belastbarkeit. Deshalb sind bei ihnen geschlechtsspezifische Minuspunkte anzurechnen – wie die Tabelle (unten) zeigt.

Mann oder Frau?	Minuspunkte
Weiblich, bis 40 Jahre	☐ 1
Weiblich, 41 bis 50 Jahre	☐ 2
Weiblich, 51 und älter	☐ 3
Männlich, bis 40 Jahre	☐ 3
Männlich, 41 bis 60 Jahre	☐ 4
Männlich, 61 und älter	☐ 5

Das Körpergewicht

Viel Gewicht belastet die Wirbelsäule. Checken Sie deshalb Ihren individuellen Body-Mass-Index (BMI). Die Formel lautet: BMI = Körpergewicht : (Körpergröße in m)^2.
Tipp: Im Internet finden Sie BMI-Rechner.

Body-Mass-Index	Minuspunkte
Bis 25	☐ 0
26, 27	☐ 2
28, 29, 30	☐ 3
31, 32, 33	☐ 5
34 und mehr	☐ 7

Die Bewegung

Wie viel und was Sie täglich körperlich leisten und wie viel Sie sich dabei bewegen, ist ein wichtiges Kriterium bei der Frage, wie lange man den Rücken gesund erhalten kann.

Sportliche Aktivitäten	Minuspunkte
Zwei- bis dreimal in der Woche	☐ 1
Einmal wöchentlich	☐ 2
Sitzende Tätigkeit, regelmäßige Freizeitaktivität	☐ 3
Sitzende Tätigkeit, mäßige Freizeitaktivität	☐ 5
Sitzende Tätigkeit, seltene Freizeitaktivität	☐ 7
Sitzende Tätigkeit, so gut wie keine Freizeitaktivität	☐ 9

Die Erbfaktoren

Kennen Sie aus Ihrer Familie Anfälligkeiten für Rücken- oder Gelenkprobleme? Hatten Verwandte Bandscheibenvorfälle – was auf eine erbliche Veranlagung hindeutet?

Einfluss der Familie	Minuspunkte
Keine Bandscheibenvorfälle/Arthrosen bekannt	☐ 1
Ein Verwandter mit Arthrose (über 50 Jahre)	☐ 2
Zwei Verwandte mit Arthrose (über 50 Jahre)	☐ 3
Ein Verwandter mit Arthrose (unter 50 Jahre)	☐ 4
Zwei Verwandte mit Arthrose (unter 50 Jahre)	☐ 6
Drei Verwandte mit Arthrose (unter 50 Jahre)	☐ 7

Der Stress

Stress hat Auswirkungen auf fast alles im Körper. Er regt die Ausschüttung von Botenstoffen an, die unter anderem dafür sorgen, dass sich die Gefäße verengen, die Muskeln anspannen und der Blutdruck steigt. Darunter leidet auch Ihr Rücken. Sie sollten sich deshalb Folgendes fragen:

Psyche	Minuspunkte		
Empfinden Sie Ihr Leben als stressreich?	Manchmal	☐	3
	Meistens	☐	5
Empfinden Sie Ihre Arbeit als stressreich?	Manchmal	☐	3
	Meistens	☐	5
A Sie sind eher ein Mensch, der Hektik meidet, Aufgaben hintereinander erledigt, sich schnell entspannen kann, eher gefühlsbetont ist und ein gutes Selbstwertgefühl hat.		☐	0
B Sie tendieren eher dazu, öfter auszurasten, konkurrieren mit anderen und erledigen mehrere Dinge gleichzeitig. Sie haben ein labiles Selbstwertgefühl und müssen sich immer wieder aufs Neue bestätigen.		☐	6

Achtung: Sollten Sie sich bei diesen Beschreibungen weder in Punkt A noch in Punkt B treffend charakterisiert fühlen, sind Sie (wie viele Menschen) ein Mischtyp. In diesem Fall gilt: Neigen Sie eher zu Punkt A, geben Sie sich 2 Minuspunkte, neigen Sie dagegen eher zu Punkt B, geben Sie sich 4 Minuspunkte.

Ihr Testergebnis ☐

Die Auswertung

Zählen Sie jetzt bitte alle Minuspunkte zusammen. Je höher die Zahl ausfällt, desto größer ist die Wahrscheinlichkeit, dass Sie bald Rückenprobleme bekommen.

Bis 10 Minuspunkte	Sie haben ein geringes Rückenrisiko.
11–15 Minuspunkte	Ihr Rückenrisiko ist leicht erhöht.
16–21 Minuspunkte	Sie sind durchschnittlich anfällig für Rückenprobleme. Halten Sie sich fit.
22–26 Minuspunkte	Sie sollten am besten sofort damit anfangen, Ihren Rücken zu trainieren.
27–34 Minuspunkte	Ihr Rücken ist deutlich belastet: Sie sollten unbedingt aktiv werden, auch wenn Sie noch keine Schmerzen spüren.
35 Minuspunkte und mehr	Ihre Wirbelsäule und Ihr Rücken sind stark beansprucht. Suchen Sie einen Spezialisten auf – und werden Sie aktiv!

DAS PROBLEM ANGEHEN – DIE BEHANDLUNG

Weder Bilder noch Befunde sollten über die Behandlung entscheiden. In erster Linie geht es um die Befindlichkeiten der Betroffenen. Das führt nur selten zu Operationen.

Die Ausgangslage ist eindeutig: Wer Rückenschmerzen hat und deshalb einen Arzt aufsucht, bekommt leider nicht selten eine falsche Therapie verschrieben. Der Arzt ordnet eine Kernspintomografie an, um die Wirbelsäule genau zu betrachten. Die sichtbaren Vorwölbungen lassen einen scheinbar eindeutigen Befund zu: Viel zu häufig wird dem Betroffenen dann aber unbedingt zu einer Operation geraten, obwohl die Schmerzen gar nicht auf den Bandscheibenvorfall zurückgehen. Nicht Bilder, nicht der sogenannte Befund, sondern die Befindlichkeit der Betroffenen ist entscheidend. Daraus ergibt sich die Behandlung und das bedeutet oft: keine Operation.

OPERATIONEN UND IHRE ALTERNATIVEN

Mäßige Erfolge haben vor allem Operationen bei Bandscheibenvorwölbungen im Lendenwirbelbereich. Mehrere Studien über „failed back surgery", also misslungene Rückenoperationen, zeigen, dass nur 40 bis 80 Prozent der Eingriffe erfolgreich sind. Zu den negativen Folgen zählen Narben, die den Rückenmarkskanal verengen oder auf die Nervenbahnen drücken, aber auch Infektionen, Lockerungen der Strukturen des Rückgrats oder Unverträglichkeit von Implantaten. So wissenschaftlich unsere Medizin gerne sein würde, die Empfehlung zu einer Operation am Rücken wird nur selten aufgrund objektiver Kriterien getroffen und ist nicht selten ein Ausdruck purer Hilflosigkeit. Wenn sich die Beschwerden nicht bessern, versucht man es eben mit einer Operation. Zu mir kamen schon Patienten, die bis zu sechs Operationen hinter sich hatten und deren Beschwerden dabei nur schlechter geworden waren. Die Hoffnung, dass die Schmerzen verschwinden, wenn man den Rücken wieder „gerade gerückt" hat, wird leider oft enttäuscht.

Langzeitstudien zeigen, dass der Erfolg der ersten Operation zwar zunächst vielversprechend ist: 70 bis 80 Prozent der Patienten geht es hinterher besser. Aber bei 15 Prozent verschlechtern sich die Symptome und sie benötigen bald einen zweiten Eingriff. Dessen Erfolgschancen sind dann schon deutlich schlechter. Beim dritten Mal gibt es nur noch eine 25-Prozent-Chance, geheilt zu werden, genauso groß wie das Risiko, dadurch eine Verschlechterung zu erleiden. Aufhorchen lässt, dass in Deutschland 10 bis 20 Prozent aller Bandscheibenoperierten Rentenanträge stellen. Nach Zweit- oder Mehrfacheingriffen ist der Anteil sogar doppelt so hoch.

Der Rücken kann vieles kompensieren

Warum geht es so vielen Patienten auch ohne eine Operation nach einiger Zeit besser? Wir dürfen nicht vergessen, dass unser Rücken eine gut funktionierende Selbstheilungskompetenz besitzt. Ärzte und andere Experten können herausfinden, was ihm bei Schmerzen hilft. Sie können Diagnosen stellen und entsprechende Therapievorschläge machen. Doch der Schmerzpatient bleibt dabei der Hauptverantwortliche. Idealerweise bekommt er verschiedene Therapievorschläge und kann ausprobieren, was bei ihm wie wirkt. Das Ziel ist dabei die Aktivierung der Selbstheilungskräfte.

Denn darauf springt der Rücken an. Er macht einiges mit, ist äußerst anpassungsfähig und ein echter Künstler der Kompensation. Er verzeiht dabei sehr viel und reagiert dankbar auf jede Wohltat. Wer ihn bis ins hohe Alter freundlich behandelt, profitiert jahrzehntelang davon – selbst dann, wenn die Hilfe erst spät kommt. Eine Studie der Universitäten Freiburg und Tübingen zeigte, dass es 75 Prozent aller Patienten, die nach einem Bandscheibenvorfall konservativ behandelt wurden, danach besser ging. Auf dem Kernspinbild war der Vorfall nicht mehr nachweisbar. Bei einem Viertel der Betroffenen war noch etwas zu sehen, sie blieben aber trotzdem schmerzfrei. Man kann es auch anders ausdrücken: Der Rücken hat sich den neuen Bedingungen angepasst. Dabei wählt er ein Prinzip, nach dem er vorgeht: Entweder baut er das ab, was nicht mehr richtig funktioniert, oder die Nervenbahnen finden einen neuen Weg, der an dem schmerzenden Hindernis vorbeiführt. Rückenexperten vergleichen dies zur Veranschaulichung mit einem Fluss, in den ein großer Stein fällt. Zuerst staut sich das Wasser an der Stelle. Gibt der Stein unter dem Druck nach, wird er absorbiert. Bleibt er standhaft, fängt das Wasser bald an, sich neue Wege zu bahnen. Es umspült den Stein, bis alles wieder im Fluss ist.

Der akute Eingriff – wann ist er notwendig?

Operationen sind nur dann notwendig, wenn sofort gehandelt werden muss, um anhaltende Schäden zu verhindern, etwa bei einem Massenvorfall, einem sehr großen Austritt von Bandscheibengewebe in den Wirbelkanal oder wenn eine Lähmung droht. Das ist der Fall, wenn der Schließmuskel oder andere wichtige Muskeln gelähmt werden. Helfen können sie mitunter auch bei chronisch wiederkehrenden, in den Arm oder das Bein ausstrahlenden Nervenschmerzen. Aber lediglich zehn Prozent der Lumbalsyndrome (Schmerzen in der Lendenwirbelregion) mit Bandscheibenvorfall bedürfen zum Beispiel einer operativen Behandlung. Ein solcher Eingriff sollte nur diskutiert werden, wenn sechs Wochen konsequente konservative Behandlung keinerlei Besserung bringt.

Es muss ausreichend Anlass für die Erwartung geben, dass der Eingriff wirklich die Ursachen für die Schmerzen beseitigen kann. Sorgfältige klinische, radiologische und neurologische Untersuchungen sind nötig. Auch psychosomatische Aspekte sind unbedingt zu berücksichtigen. Experten schätzen, dass bei etwa 50 Prozent der Patienten eine Rückenoperation nicht notwendig gewesen wäre, hätte man vorher die psychischen Faktoren mit einbezogen. Eine Studie des Hamburg Center for Health Economics konnte noch einen weiteren interessanten Fakt aufdecken. Bei jedem dritten Bandscheibenpatienten wird vorschnell operiert, da viele Patienten fürchten, ohne Operation ihren Beruf nicht mehr ausüben zu können, ermittelten die Forscher. Männlich, mittleren Alters, im Beruf stehend: Wer zu dieser Zielgruppe gehört, der wird sich bei einem Bandscheibenvorfall eher einer Operation unterziehen, als konservative Behandlungsmethoden auszuschöpfen.

Die Risiken der offenen Bandscheibenoperation

Das größte Risiko bei einer offenen Bandscheibenoperation ist nicht die Gefahr eines Kreislaufzusammenbruchs und einer Infektion, sondern vielmehr die Bildung von Narben. Wo geschnitten wird, da bildet sich hartes Gewebe, das neue Schmerzen verursacht. Das ist eines, wie das Deutsche Ärzteblatt schrieb, „der am wenigsten kalkulierbaren Risiken“. Zehn bis 15 Prozent der offenen Bandscheibenoperationen führen zu Narbenverwachsungen und damit möglicherweise zu einem lebenslangen Schmerzschicksal.

Wie operiert wird

Bei einer offenen Operation werden Haut und Muskulatur einige Zentimeter eingeschnitten und in der Tiefe Nerven und Bandscheibe mithilfe eines Mikroskops bestimmt. Häufig werden Knochen- und Gewebsanteile entfernt, um mehr Platz zu schaffen. Dann wird das Bandscheibengewebe mit einer Zange herausgezogen. Bei der Operation werden Teile des Bandscheibenkerns (Nucleus pulposus) und Elemente des Faserrings (Anulus) entfernt, um den Druck von den Nerven zu nehmen.

SO WENIG WIE NÖTIG – MINIMALINVASIVE EINGRIFFE

„So viel wie nötig, so wenig wie möglich“ – diese Maxime jeder ärztlichen Therapie gilt natürlich auch für Operationen. Um dieses Ziel zu erreichen, hat die Medizintechnik in den vergangenen Jahren das für einen chirurgischen Eingriff notwendige Instrumentarium drastisch verkleinert. In Verbindung mit der Informationstechnologie und neuen Möglichkeiten der Bildkontrolle entwickelten sich so moderne Operationsverfahren, die kürzer sind, weniger Narkosen benötigen, kleinere Narben hinterlassen und geringere Risiken haben. Sie galten vor wenigen Jahren noch als experimentelle Verfahren – heute sind sie tägliche Routine in jedem Krankenhaus und in vielen Arztpraxen.

Die minimalinvasive Therapie (MIT) wurde als Begriff zum ersten Mal 1989 gebraucht. Darunter versteht man Eingriffe mithilfe von Endoskopen, starren oder flexiblen Röhren, die durch Körperöffnungen oder kleine Schnitte in das Körperinnere eingeführt werden. Sie enthalten ein optisches System, mit dem die kranke Region beobachtet werden kann. Durch diese oder eine zweite Röhre werden Operationsinstrumente eingeführt, die unter einem Zentimeter, manchmal auch nur millimetergroß sind. Im Vergleich mit einer klassischen Operation sind der Hautschnitt und die Zerstörung von Gewebe minimal. Aber der endoskopierende Operateur schaut nur auf und nicht durch die Gewebe hindurch wie ein Mikrotherapeut.

Schwertschlucker als Vorbild – die Endoskopie

Die Endoskopie ist eigentlich ein relativ altes Verfahren. Bereits im frühen 19. Jahrhundert versuchten Mediziner, mit dem Licht von Wachskerzen, das über ein System von Spiegeln ins Innere des Körpers gelenkt wurde, in diesen hineinzuschauen. Das erste echte Endoskop erfand der Arzt Adolf Kussmaul (1822–1902), der auf den Jahrmärkten den Schwertschluckern zusah und daraus eine Technik zur Magenspiegelung entwickelte. Die Erfindung der Glühbirne 1879 brachte echte Fortschritte in die Endoskopie. Gynäkologen und Gastroenterologen waren die Ersten, die in den 60er- und 70er-Jahren endoskopisch arbeiteten, sie zogen sich dabei die Missgunst der Chirurgie zu. Wegen solcher Revierkämpfe etablierte sich dieses Verfahren in Deutschland erst relativ spät.

Heutzutage werden Magen-Darm-Spiegelungen, Gelenks- oder Unterleibseingriffe, Leistenbruchoperationen und vieles andere mehr überwiegend mit Endoskopen durchgeführt. In der Wirbelsäulentherapie sind endoskopische Operationen jedoch noch selten. Dabei eignen sie sich zum Beispiel zur Behebung einer Bandscheibenvorwölbung: Vom Rücken aus wird eine Kanüle durch einen kleinen Hautschnitt und vorbei an den Wirbelfortsätzen bis zur Bandscheibe eingeführt. Durch sie werden winzige Instrumente geschoben, die aus ihrem Inneren mit winzigen Zangen Gewebe entnehmen oder es beispielsweise mit einem Laser verdampfen. Das Gewebe kann auch abgesaugt (perkutane Nukleotomie) oder chemisch geschrumpft werden (Chemonukleolyse). Dadurch zieht sich die Vorwölbung zurück. Der Vorgang sollte zur präzisen Steuerung von einem Computer- oder Kernspintomografen kontrolliert werden (Mikrotherapie).

Implantate und Katheter-Technik

Heute gibt es auch flexible Mini-Implantate aus Titan, die man minimalinvasiv zwischen die Dornfortsätze der Wirbel einbauen kann, um bei einer Spinalkanalstenose das Rückgrat und einen verengten Wirbelkanal zu entlasten.

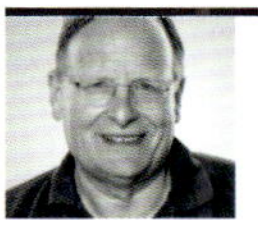

GUT ZU WISSEN

Der Mensch ist keine Maschine

Patienten fühlen sich nicht richtig verstanden. Ärzte werden es sowieso oft nicht. Es scheint, dass Ärzte und Patienten einander aus den Augen verloren haben, vielleicht verführt von den ungeahnten Möglichkeiten expandierender Apparatemedizin. Manchmal will es fast scheinen, dass wir das ganzheitliche Verständnis des Menschen aus dem Blick verloren haben. Der Mensch ist aber keine seelenlose Maschine, kein Motor, den man, wenn er kaputt ist, reparieren kann. Der Arzt ist kein Halbgott in Weiß. Er darf sich so weder geben noch sollte er so wahrgenommen werden.

Sie drücken die einzelnen Wirbel wie ein Federgelenk auseinander und passen sich jeder Bewegung an. Die Patienten, die bisher nur gebückt und nur kurze Strecken gehen konnten, können sich dank eines solchen Eingriffs plötzlich wieder aufrichten und längere Strecken ohne Schmerzen zurücklegen. Der Rückenmarkskanal muss nicht geöffnet werden.

Wenn ein Nerv durch eine Verengung im Wirbelkanal oder eine vorgewölbte Bandscheibe gereizt ist, kann man einen Katheter – meist über ein Zwischenwirbelloch am Steißbein – durch den Epiduralraum zwischen Rückenmark und dem knöchernen Wirbelkanal schieben. Über diesen Katheter injiziert man ein Gemisch aus eiweißlösenden Enzymen, Kochsalz und Kortison in die Umgebung der Nervenwurzel. Die Substanzen beruhigen das gereizte Gewebe, lassen es abschwellen und lösen Bandscheiben- und Nervengewebe auf. Ein solcher Epiduralkatheter kann bis zu drei Tage liegen bleiben, damit der Vorgang, falls erforderlich, wiederholt werden kann.

METHODE MIT ZUKUNFT: DIE MIKROTHERAPIE

Die Mikrotherapie ist nicht nur eine Weiterentwicklung der minimalinvasiven Verfahren, die mit noch kleineren Instrumenten (2,5 bis 0,1 mm) arbeitet. Vielmehr verbindet sie auch neue Entwicklungen der Medizintechnik mit interventioneller Radiologie, endoskopischer Chirurgie und Schmerztherapie. Ganz wesentlich ist dabei der Einsatz bildgebender Verfahren wie der Computer- (CT) und der Kernspintomografie (MRT), die eine ganz gezielte Steuerung der Instrumente erlauben. Mithilfe dieser bildgebenden Methoden ist es möglich, überlagerungsfreie Schnittbilder oder räumliche Darstellungen zu generieren, die eine bis auf den Millimeter genaue Positionierung des „Operationsbestecks" ermöglichen.

Die kleinsten Instrumente, die eingesetzt werden können, sind kaum dicker als ein Haar: Mikroendoskope und Hochfrequenzsonden zum thermischen Schneiden und Veröden von Schmerznerven oder Tumoren. Mikrozangen, Wasserstrahlskalpelle, Absaugsysteme oder größere Endoskope haben einen Durchmesser von 1–2,5 Millimetern. All die oben genannten minimalinvasiven Verfahren können genauso gut auch mikrotherapeutisch durchgeführt werden – mit noch geringeren Nebenwirkungen für die Patienten.

Seit einigen Jahren werden Geräte gebaut, die während der bildgebenden Diagnostik gleichzeitig einen Mikroeingriff erlauben. Neue Navigationsverfahren wie die Lasersteuerung in den Grönemeyer Instituten schaffen größte Präzision und Sicherheit für den Patienten. Hier tut sich ein beachtliches Anwendungspotenzial auf: Die Mikrotherapie wird die interdisziplinäre Zusammenarbeit unter verschiedenen Fachgebieten fördern und Behandlungen ermöglichen, die bisher nicht oder nur unter größter Belastung für den Patienten möglich waren. Die Mikrotherapie wird in der Behandlung von Rücken- und Gelenkschmerzen sowie zur Schmerztherapie und Tumor-Mikrooperation eingesetzt.

MIT MINIMALEM RISIKO

Jan Becker, Facharzt für Orthopädie und Sportmedizin, Chirotherapeut und Mikrotherapeut

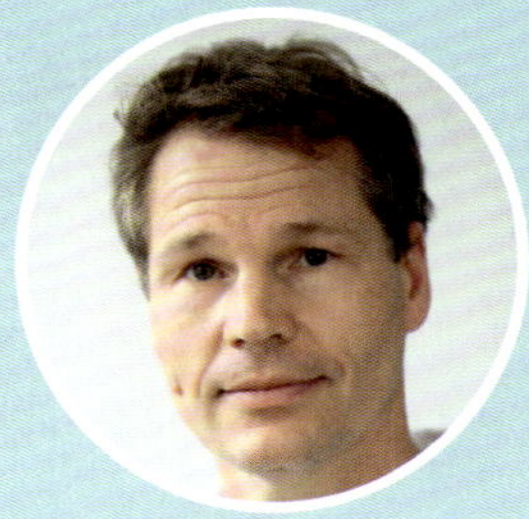

→ Was verbirgt sich hinter dem Begriff Mikrotherapie?

Die Mikrotherapie ist eine spezielle Therapieform, bei der relativ schmerzfrei eine Ursache in der Tiefe des Körpers mithilfe der Bildsteuerung sehr effektiv behandelt werden kann. Wir nutzen konsequent moderne bildgebende Verfahren wie die Computertomografie, also CT, und die Kernspintomografie, MRT. Sie geben uns die Möglichkeit, dreidimensionale Bilder von Körpergewebsstrukturen von den Weichteilen über Gefäße bis zu Knochen problemlos zu erstellen. Somit sind diese Geräte sowohl in der Diagnostik als auch unter therapeutischen Aspekten effektiv einsetzbar. Unter Bildsteuerung können Behandlungsinstrumente präzise in verschiedenen Körperregionen platziert werden. Das minimiert das Risiko von Verletzungen lebenswichtiger Organe, Gefäße und Nerven.

→ Welche besonderen Verfahren kommen dabei zum Einsatz?

Zum Beispiel die periradikuläre Therapie (PRT), bei der unter computertomografischer Steuerung gezielte Behandlungen um und an der Nervenwurzel durchgeführt werden. Eine andere Therapieform, die Knochenzementstabilisierung, wird bei Rückenschmerzen angewandt, die eine Folge von gebrochenen Wirbelkörpern bei Osteoporose sind. Sehr effektiv ist in diesem Bereich auch die perkutane Wirbelkörperzementstabilisierung, die sogenannte Vertebroplastie. Sie dient zur Aufrichtung und Stabilisierung von Brust- und Lendenwirbelfrakturen.

→ Wie ist es bei Arthrose oder Verschleiß der Wirbelsäule?

Hier hilft die Therapie der Facettengelenke. Das sind die kleinen Gelenke zwischen den Gelenkfortsätzen benachbarter Wirbel, hier im Besonderen die Gelenke zwischen den Rippen und der Wirbelsäule (medizinisch: Costotransversal- und Costovertebralgelenke) und das Iliosakralgelenk. Bei Arthrose und Verschleiß leiden die Patienten nicht selten unter Nacken-, Brust- oder Rückenschmerzen ohne eindeutige Ausstrahlung in Arme und Beine. Häufig sind die Schmerzen morgens nach dem Aufwachen intensiv und lassen im Tagesverlauf durch Bewegung langsam nach bzw. nehmen bei Belastung wieder zu.

→ Wie hilft die Mikrotherapie bei Bandscheibenproblemen?

Die Bandscheibenverkleinerung durch Laserenergie oder Radiofrequenzenergie, genannt Nukleoplastie, ist eine Möglichkeit. Dabei werden Kanülen und Sonden durch die Haut in die Bandscheibe eingeführt. Ohne große Wunden erfolgt die Therapie unter der kombinierten Kontrolle von Röntgen-Computertomografie oder Kernspintomografie. Die Bandscheibenverkleinerung wird in örtlicher Betäubung ohne Vollnarkose durchgeführt. Ein diagnostisches Verfahren ist die Kontrastmitteldarstellung der Bandscheibe, die sogenannte Diskografie.

Wirkung, wo sie gebraucht wird: medikamentöse Mikrotherapie

Bei dieser Methode bringt man mit einer dünnen Hohlnadel, einer Sonde, hochwirksame Arzneimittel millimetergenau an die kranke Stelle der Wirbelsäule, etwa hoch prozentigen Alkohol, um gereizte Nerven zu veröden, oder antientzündliche Stoffe aus dem eigenen Blut, naturheilkundliche Mittel oder auch geringe Mengen Kortison, um entzündetes Gewebe abschwellen zu lassen. Das hochpotente Kortison wirkt dann nur genau dort, wo es gerade gebraucht wird. Diese medikamentöse Mikrotherapie kann bei vorgewölbten Bandscheiben genauso eingesetzt werden wie bei einem Bandscheibenvorfall oder bei schmerzhaftem Narbengewebe. Wertvoll ist sie vor allem in der Schmerztherapie, etwa bei Störungen der Costovertebralgelenke, der Verbindungen zwischen Wirbel und Rippen. Der Arzt kann genau kontrollieren, wie sich die Medikamente am Wirkort verteilen, indem er zudem ein Kontrastmittel verabreicht.

„Einer meiner Patienten hatte einen Bandscheibenvorfall in der Region zwischen Lendenwirbelsäule und Kreuzbein. Die Bandscheibe hatte den Nerv auf der linken Seite im Nervenaustrittsloch eingeklemmt und der Patient hatte weniger Kraft im Fuß. Wegen dieser Fußheberschwäche war der Patient arbeitsunfähig geschrieben. Laut Lehrmeinung hätte er längst operiert werden müssen, da die Folgen solcher Beeinträchtigungen der Reizleitung des Nervs eigentlich nicht rückgängig gemacht werden können. Aber das wollte der Patient nicht. Ich behandelte diesen Mann mikrotherapeutisch zehnmal mit Medikamenten an der vorgefallenen Bandscheibe. Die Beinschwäche ließ sich fast ganz beheben, der Patient war schmerzfrei und konnte schließlich sogar wieder in seinen Beruf zurückkehren."

Schnell zurück in den Alltag: die operative Mikrotherapie

Bei dieser Methode wird – ebenfalls unter Bildkontrolle durch den Computer- oder Kernspintomografen – eine mikroinvasive Sonde eingebracht, durch die dann Mikroinstrumente eingeführt werden. Das können ein Endoskop in Form eines Glasfaserkabels oder ein spezielles Operationsbesteck wie eine Zange sein, aber auch ein Laser, thermische Sonden oder Wasserstrahlskalpelle. So kann man etwa Gewebeproben aus allen Körperregionen entnehmen, Tumoren lokal erwärmen oder Nerven veröden sowie Gewebe abtragen, zum Beispiel bei einem Bandscheibenvorfall. Man kann Gewebe entnehmen, verflüssigen, schrumpfen oder auch verdampfen. Zudem können gebrochene Wirbel mit Knochenzement stabilisiert und Implantate eingebracht werden.

„Ich konnte auch einen Kollegen von der Mikrotherapie überzeugen. Der ist Chirurg, operiert selbst und war äußerst skeptisch. Doch er hatte es eilig. Er wollte im Beruf nicht so lange ausfallen, wie es bei einer offenen Bandscheibenoperation notwendig gewesen wäre. Ich entfernte bei ihm überstehendes Gewebe mit einem Laser. Nach einer kurzen Pause konnte er mit dem Rückentraining beginnen und relativ schnell wieder arbeiten. Heute nutzt er die Mikrotherapie selbst in seinem eigenen Fachgebiet."

Beim chronisch schmerzhaften Facettengelenk der Wirbelsäule werden mit Hochfrequenz, Thermo- oder Kryotherapie bzw. hochprozentigem Alkohol kleine Nerven auf den Gelenkkapseln ambulant und ohne Vollnarkose erfolgreich verödet, selbst im Hochrisikobereich der Halswirbelsäule.

MEIN MOTTO: VON LEICHT NACH SCHWER

Ein grundlegendes Prinzip der Medizin der Zukunft und auch der Mikrotherapie ist: Man wählt immer zunächst diejenige Methode, welche die geringsten Nebenwirkungen hat, von leicht nach schwer. Also vom Hausmittel zur offenen Bandscheibenoperation, nach dem Motto: „Weniger ist mehr – micro is more!" Die Behandlung soll möglichst klein gehalten werden, denn im Mittelpunkt stehen die Patienten und nicht die Apparate. Welches Verfahren bei der Behandlung gewählt wird – der Patient soll so wenig wie möglich und nur so viel, wie gerade nötig, belastet werden. Die Methoden sollen außerdem „nachhaltig" sein, also auch langfristig wirken. Auch in der Medizin hat dieses ökologische Prinzip seine Berechtigung. Es verkürzt oder ersetzt teure stationäre Aufenthalte, verhindert lange Fehlzeiten am Arbeitsplatz und ist vor allem für den Patienten weniger belastend.

Ich möchte dies an einem Beispiel konkretisieren: Patienten, die unter Verspannungen leiden, die eine aktivere Arthrose haben oder ein blockiertes Gelenk, kann oft schon mit Akupunktur oder mit bestimmten Massagetechniken geholfen werden. Wichtige sanfte Methoden, die wir in unseren Instituten einsetzen, sind neben der Osteopathie auch die Manualtherapie und die Muskel- oder Triggerpunkt-Massage. Erst wenn sich mit diesen Behandlungsmöglichkeiten keine Erfolge erzielen lassen, ist eine intensivere Behandlung notwendig. Das klingt sehr simpel und ist es auch, es wird aber leider immer noch viel zu selten genau so gemacht.

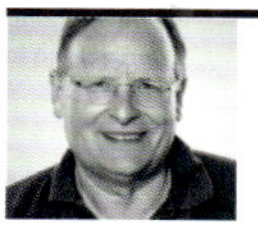

GUT ZU WISSEN

Für eine liebevolle Medizin

Für mich als Arzt und Mikrotherapeuten ist klar: Jeder Mensch ist ein Individuum. Jeder eine Einheit aus Körper, Geist und Seele. Meine Philosophie heißt: sich Zeit nehmen für den Patienten, ganzheitliche Diagnostik und Therapie. Ich plädiere für eine liebevolle Medizin und die mitmenschliche Fürsorge des Arztes. Unsere Institute arbeiten nach den Prinzipien einer integrativen, empathischen Medizin, die den Patienten in seiner Gesamtheit betrachtet. Jedes Jahr kommen Tausende Patienten in unser Institut nach Bochum. Viele von ihnen schätzen die ambulanten Möglichkeiten. Mikrotherapie zeichnet sich ja dadurch aus, dass das Behandlungsziel unter Hightech-Bildgebung millimetergenau angesteuert werden kann und die mikroinvasiven Instrumente zur Behandlung nur wenige Millimeter dick sind. So können große Operationen oft vermieden oder miniaturisiert werden. Die Mikrotherapie ist ein Operationsersatz! Durch den Verzicht auf Vollnarkosen sind stationäre Aufenthalte im Krankenhaus oft überflüssig. Bei mir geht es nicht um „den Rücken" in Zimmer 3 oder „das Knie" im Nebenraum. Medizin ist ein Handwerk mit ganz besonderer Verantwortung, weil wir keinen Nagel in die Wand schlagen. Hier geht es um den Menschen, der fühlt und denkt.

VON DER KLASSISCHEN OPERATION ...

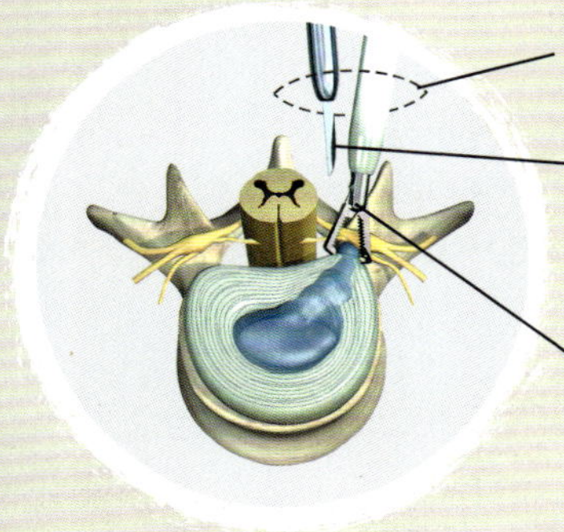

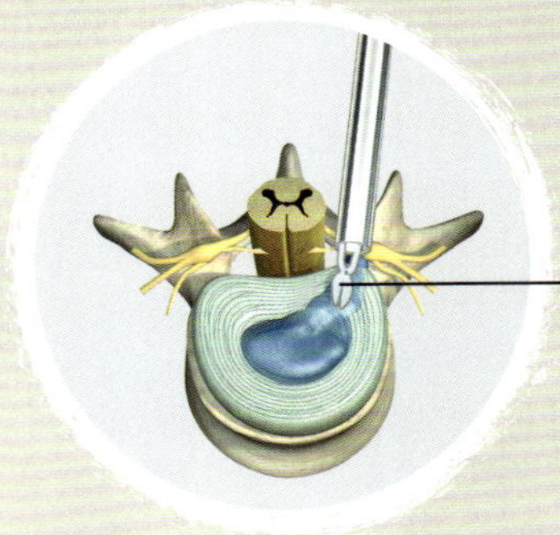

Offene Bandscheibenoperation

Der Chirurg entfernt nach einem etwa 2 Zentimeter langen Haut- und Muskelschnitt den vorstehenden Teil der Bandscheibe oder lose Fragmente. Häufig muss auch Knochen entfernt werden. Dann überprüft er die Größe des Nervenaustrittslochs und weitet es gegebenenfalls (etwa bei einer knöchernen Verengung). Bei starken Verschleißerscheinungen der Bandscheiben kann es nötig werden, zwei Wirbel miteinander fest zu verbinden (Fusion). Das geschieht mit Knochen, der einem anderen Teil des Skeletts entnommen wurde, Titanschrauben, Implantaten oder stabilisierenden Metallstäben (Fixateur).

→ **Empfohlen bei:** Gefahr von Lähmungen, großen Vorfällen, starken Abnutzungserscheinungen der Bandscheiben und extremer Skoliose, Instabilitäten sowie Spinalstenose

→ **Nachteil:** Vollnarkose, Narbenbildung

Minimalinvasiver Eingriff

Bei der perkutanen Nukleotomie entfernt man Teile der betroffenen Bandscheiben. Dazu werden über Endoskope eine Laserlichtquelle zur optischen Kontrolle und Operationswerkzeuge eingeführt. Das können beispielsweise Fasszangen oder Mikrofräsen sein, aber auch Kanülen kommen infrage, die mittels Unterdruck Gewebe absaugen. Auch Kleinstprothesen zur Stabilisierung von beweglichen Wirbelkörpern können auf diesem Weg eingebracht werden.

→ **Empfohlen bei:** größerer Bandscheibenläsion, beweglichen Wirbeln

→ **Nachteil:** stationärer Aufenthalt, oft Vollnarkose nötig

... ZUR MIKROTHERAPIE

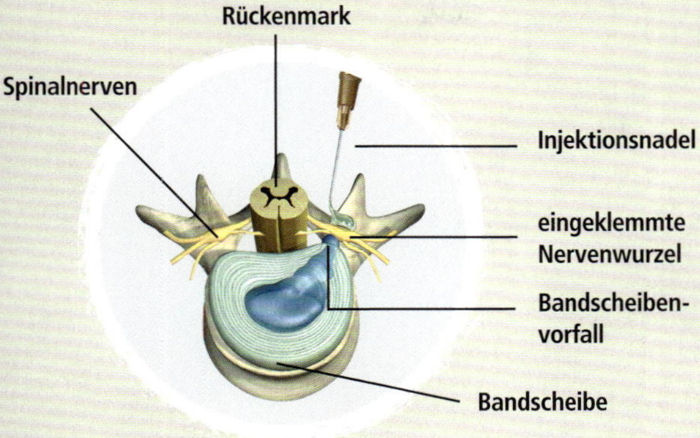

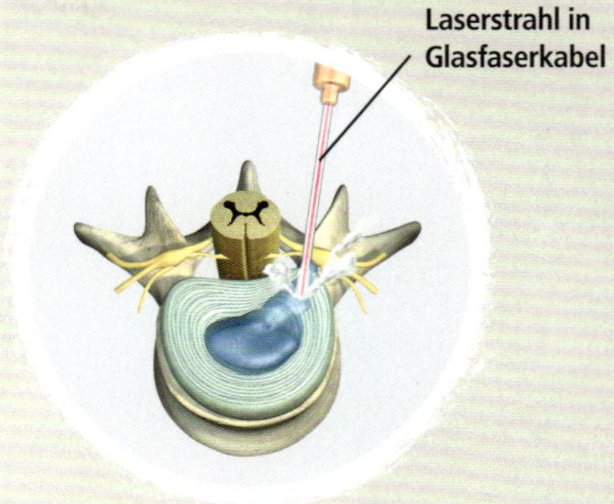

Medikamentöse Mikrotherapie

Unter tomografischer Bildkontrolle wird ein abschwellendes Medikament injiziert oder über einen Katheter an die Bandscheibe bzw. den betroffenen Nerv gebracht, auch bei Gelenkschmerzen. Gezielt werden Kortikosteroide, Kochsalz oder andere entzündungshemmende Substanzen (auch Homöopathika) durch das Nervenaustrittsloch in der Wirbelsäule oder durch den Rückenmarkskanal eingeführt, quasi als Operationsersatz. Die Verteilung der Substanzen wird durch Kontrastmittelgabe kontrolliert. Die Behandlung ist sehr schmerzarm: Nerven, Rückenmark oder Gefäße werden unter höchsten Sicherheitsaspekten geschont. Die Behandlung hilft bis zu 80 Prozent der Betroffenen, insbesondere chronischen Bandscheibenpatienten. Sehr hilfreich ist die Methode, wenn die Bandscheibe nur wenige Millimeter vorgefallen ist, und bei chronischem Schmerz.

→ **Empfohlen bei:** Protrusion, Prolaps, Sequester (ohne Ausfälle), Narbengewebe, Schmerzen im Iliosakralgelenk

Operative Mikrotherapie

Wenn Gewebe entfernt werden soll, wird eine minimalinvasive Sonde eingebracht, durch die dann – unter Kontrolle durch einen Kernspin- oder Computertomografen – Mikroinstrumente eingeführt werden. Dazu zählen zum Beispiel biegsame Glasfaserkabel mit einem Laser oder Thermosonden, die die wasserhaltige Substanz der Bandscheibe verdampfen lassen, aber auch kleine Zangen, Bohrer oder Fräsen. Über Sonden können Hochfrequenzschwingungen, Hitze (Thermo), Kälte (Kryo) oder hochprozentiger Alkohol eingebracht werden, um etwa kleine Nerven auf den Gelenkkapseln der Wirbelsäule effektiv zu veröden. Die Verfahren sind auch für den Hochrisikobereich der Hals- und Brustwirbelsäule geeignet. Die Behandlung kann unter lokaler Betäubung erfolgen. Bei (ein-) gebrochenen Wirbelkörpern kann Zement zur Stabilisation injiziert werden.

→ **Empfohlen bei:** Bandscheibenvorfall, Schmerzen der kleinen Gelenke und des Kreuzdarmbeingelenks, Osteoporose, Tumor(schmerzen)

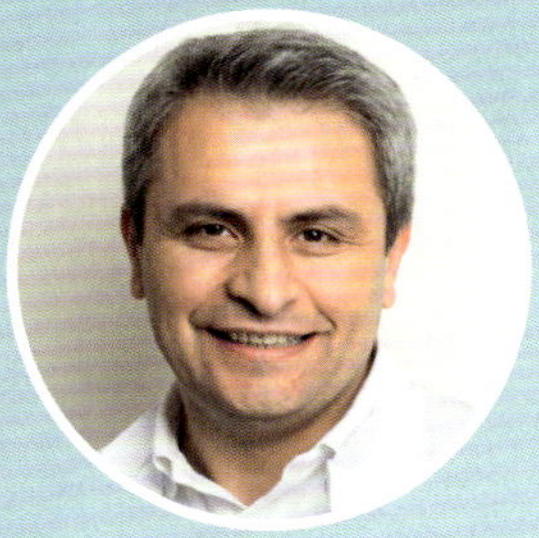

MEIST GEHT ES OHNE OP

Dr. Erdogan Altunok, Facharzt für Orthopädie und Unfallchirurgie, Schwerpunkt Wirbelsäulenchirurgie

→ Wann lässt sich ein chirurgischer Eingriff an der Wirbelsäule nicht mehr vermeiden?

Erst dann, wenn kein Weg mehr daran vorbeiführt – und das kommt sehr selten vor. Zum Beispiel bei Störungen oder Verlust von Körperfunktionen, bei Störung der Blasen- und Mastdarmfunktion oder bei akuten, meist bakteriellen Entzündungen der Wirbelkörper und des Bandscheibenfachs. Das sind absolute Indikationen für eine Operation.

→ Gibt es noch andere?

Neben den absoluten Indikationen gibt es auch relative OP-Indikationen. In solchen Fällen kann man operieren, um alle anderen Problematiken an der Wirbelsäule durch die OP hoffentlich zu lindern oder ganz zu beheben. Operationen können immer dann das beste Mittel der Wahl sein, wenn – neben der Indikation – der Patient unter hohem Leidensdruck steht. Meist geht es aber ohne OP. Zum Beispiel bei Bandscheibenvorfällen mit akuter Ischialgie, die mit einer konservativen Therapie in den ersten sechs Monaten in 90 Prozent aller Fälle deutlich verbessert werden können.

→ Wird in Deutschland zu schnell zum Skalpell gegriffen?

Laut Statistik wird in Deutschland häufiger operiert als in unseren Nachbarländern. Dafür gibt es verschiedene Gründe, natürlich auch wirtschaftliche, denn eine OP bringt mehr Geld als eine konservative Therapie, die die Kassen im Fall einer stationären Aufnahme nur selten übernehmen. Gleichzeitig wächst die Erwartungshaltung der Patienten zunehmend. Viele glauben, dass die OP die schnellste Möglichkeit ist, ihre Beschwerden in den Griff zu bekommen bzw. verschwinden zu lassen.

→ Was würden Sie jungen Patienten raten, damit sie später nicht auf dem OP-Tisch landen?

Vor allem viel Bewegung! Außerdem sollten sie Zwangspositionen, also falsche Haltungen und Dauerbelastungen, vermeiden. Die Rumpfmuskulatur lässt sich mit speziellen Übungen straffen, was die Wirbelsäule schützt.

→ Was bieten Sie bei Schmerzen rund um das Iliosakralgelenk an?

Verschiedene Infiltrationsmaßnahmen – zum Beispiel die Verödung der schmerzleitenden Nerven – lindern die Beschwerden. Nach strengster Indikation, wenn alle konventionellen und interventionellen Maßnahmen ausgeschöpft sind und man gar nicht anders kann, können wir das Gelenk durch eine Operation versteifen.

MEHR LEBENSQUALITÄT

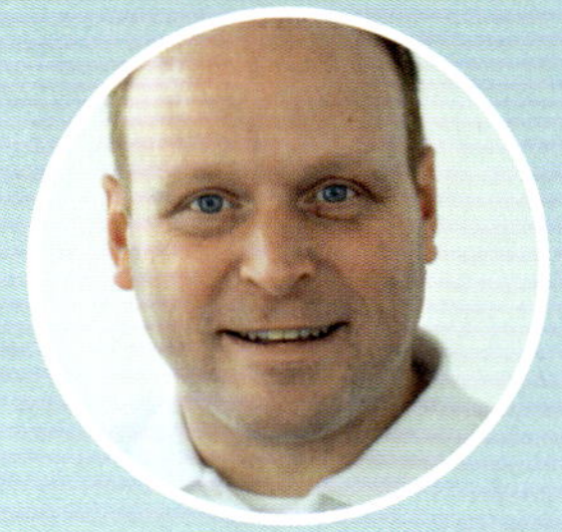

Klaus-Peter Renckhoff, Facharzt für Chirurgie und Arzt für multimodale Schmerztherapie

→ Jeder zweite Patient, der eine orthopädische Praxis oder eine zentrale Notaufnahme aufsucht, kommt mit akuten oder chronischen Wirbelsäulenbeschwerden. Was bedeutet das in der Praxis?

Auf Ruhrpott-Deutsch: „Rücken" ist allgegenwärtig. Wir sehen, wie verbreitet dieses Leiden in der Bevölkerung ist und welch großer Bedarf schon jetzt an therapeutischer Intervention besteht. Wenn nicht gerade eine schwere neurologische Störung und ein beginnendes oder bestehendes Querschnittssyndrom vorliegt, werden Rückenschmerzen in der Regel erst mal konservativ, also nicht-operativ behandelt.

→ Was wird bei einer konservativen Therapie gemacht?

In der Regel behandeln Orthopäden, Schmerztherapeuten, Chirurgen, Neurochirurgen oder Radiologen ambulant in ihrer Praxis. Reicht das nicht aus, greift die konservative, stationäre multimodale Schmerzbehandlung, beispielsweise im Rahmen der Grönemeyer-Medizin.

→ Was machen Schmerzen mit uns?

Schmerzen im Allgemeinen und Rückenschmerzen im Besonderen, die mehr als drei bis sechs Monate anhalten, können das gesamte Leben auf den Kopf stellen. Man bekommt Angst vor schmerzauslösenden Bewegungen, leidet unter traurig-depressiven Verstimmungen, sozialem Rückzug oder dem Verlust des Arbeitsplatzes.

→ Lässt sich das verhindern?

Betroffene lernen durch einen psychologischen Behandlungsansatz, dass Schmerz keine statische, unveränderliche Tatsache ist. Schmerzen sind kein Schicksal, das man hinnehmen muss. Es ist möglich, die Wahrnehmung und Bewertung des Schmerzes zu beeinflussen, auch wenn der Schmerz nicht nachlässt.

→ Wie funktioniert das?

Wir arbeiten dafür bei chronisch Erkrankten mit der multimodalen Schmerztherapie. Ziel ist es, für jeden Betroffenen aktive Bewältigungswege zu entwickeln, um mehr Aktivität und damit mehr Lebensqualität zu erlangen – trotz der Schmerzen. Das kann das Leiden reduzieren, auch wenn man dadurch nicht unbedingt ganz schmerzfrei wird.

→ Was gehört dazu?

Das hängt immer von den Ursachen der Beschwerden ab. Es gibt ein breites Spektrum von Behandlungsmöglichkeiten. Zum Beispiel stabilisierende Wirbelsäulengymnastik, Mobilisation, gerätegestützte Krankengymnastik, Reizstromverfahren, psychologische Betreuung mit Gruppentherapie, Entspannungsübungen und Vorträge zum Thema Schmerz.

HÄTTEN SIE DAS GEDACHT?

7 ÜBERRASCHENDE FAKTEN ÜBER DEN RÜCKEN

Mehr Männer unterm Messer

Männer lassen sich doppelt so oft am Rücken operieren wie Frauen – und das, obwohl Frauen bekanntlich häufiger unter Kreuzschmerzen leiden. Als Grund dafür vermuten Experten, dass Männer eher glauben, sie könnten ihre Beschwerden durch einen operativen Eingriff ein für allemal aus der Welt schaffen.

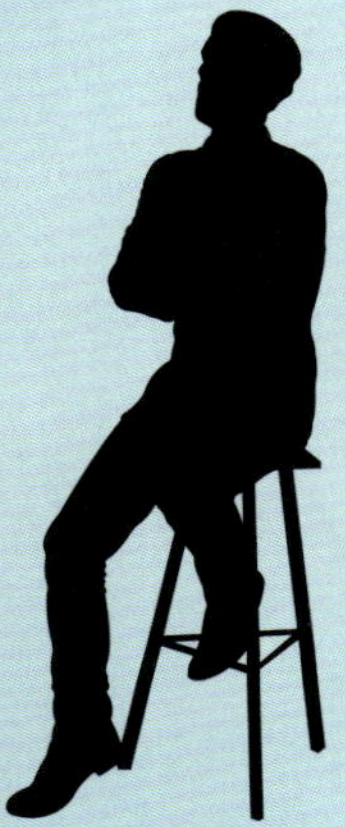

Sitzen ist belastender als Stehen

„Ist das Stehen anstrengend. Ich setze mich mal hin, muss ja meine Bandscheiben schonen." Das ist häufig ein Trugschluss. Im Sitzen ist der Druck auf die Bandscheiben um das Eineinhalbfache höher als im Stehen.

Zufriedenheit macht stark

Haben Sie das Glück, Ihre Arbeit gerne zu machen? Sich dabei verwirklichen zu können und nicht ständig unter negativem Stress zu stehen? Dann wird Ihr Rücken es Ihnen langfristig danken. Im Umkehrschluss heißt das: Wer im Job gemobbt wird, unzufrieden ist und unter mangelnder Motivation leidet, hat ein größeres Risiko, sich ein Rückenleiden zuzuziehen.

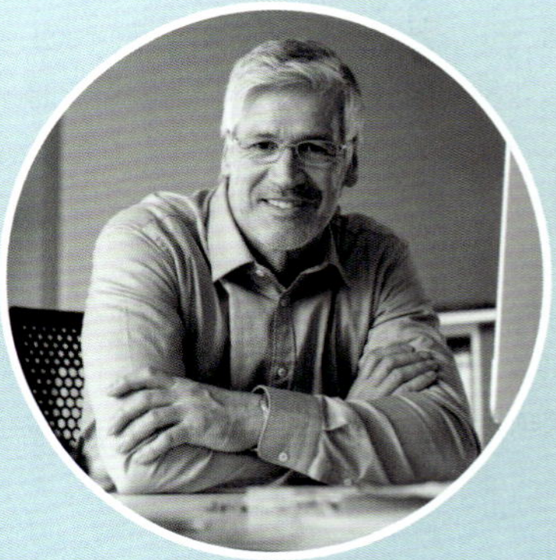

Folgenreiche Vorfälle

Vorbei ist vorbei? Leider nicht. Wer einmal einen Hexenschuss, einen Bandscheibenvorfall oder andere Probleme hatte, wird mit relativ hoher Wahrscheinlichkeit erneut mit Rückenleiden zu kämpfen haben. Auch zurückliegende Stürze, Schläge, Prellungen oder Zerrungen erhöhen das Risiko.

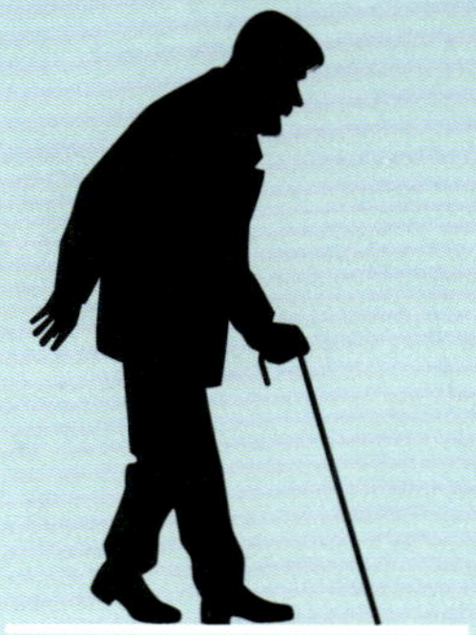

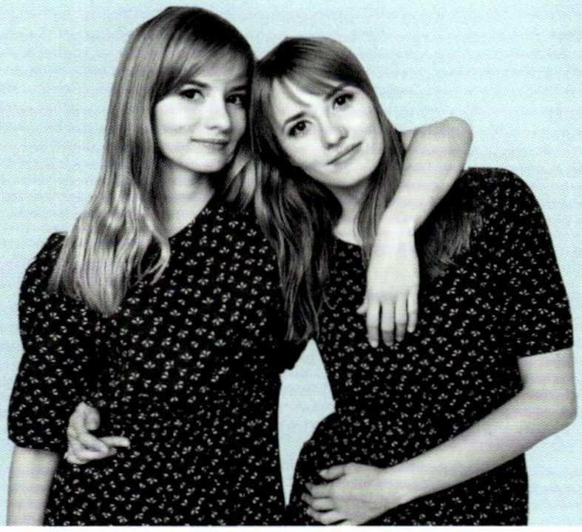

Gene haben großen Einfluss

Egal, wie stark Sie Ihren Rücken im Laufe des Lebens belasten, gegen Erbfaktoren können Sie nur wenig ausrichten. Das ergaben Studien mit eineiigen Zwillingen, bei denen sich zeigte, dass Menschen mit gleichen Erbanlagen auch in späten Lebensjahren noch sehr ähnliche Wirbelsäulen hatten, auch wenn sie ihr Kreuz jahrzehntelang völlig unterschiedlich belastet haben. Erbanlagen könnten aber durch bewusstes Verhalten und Training überlistet werden!

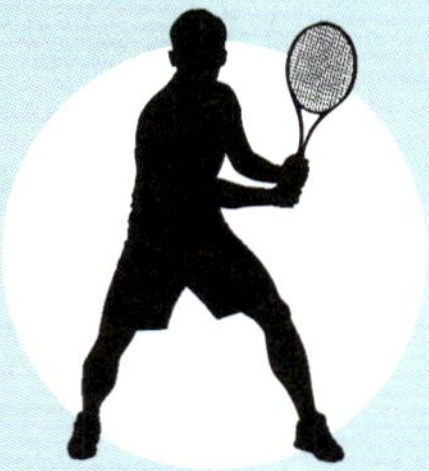

Nicht jeder Sport tut gut

Bewegung ist prima, doch Vorsicht. Nicht jeder Sport ist gesund für den Rücken. Sportarten, die schnelle Drehungen und abrupte Bewegungsabläufe fordern, sind bei chronischen Rückenschmerzen nicht empfehlenswert. Dazu gehören Skilaufen, Skateboarden, Golf, Tennis, Volleyball, Badminton und Fußball. Auf der sicheren Seite sind Sie mit Schwimmen, Radfahren, Walken und Rudern, wenn die Technik stimmt. Bei jedem Sport gilt: erst aufwärmen und die Muskulatur geschmeidig machen.

Kopfschmerzen am Bildschirm

Ob vor dem Fernseher oder am Computer – wer viel vor Bildschirmen sitzt und dabei unter Kopfschmerzen leidet, sollte das nicht nur auf die Augen schieben. Beim Sitzen werden besonders die Nackenmuskeln verspannt, was zu Rückenproblemen und Kopfschmerzen führen kann.

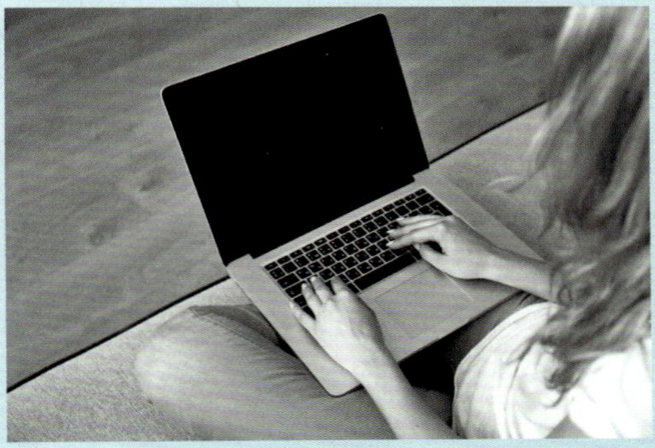

SANFTE, KONSERVATIVE BEHANDLUNGEN

Das Grundprinzip „Von leicht nach schwer" habe ich ja bereits erläutert. In diesem Zusammenhang sind auch die sanften, konservativen Behandlungsformen zu sehen, die in den meisten Fällen schon große Erfolge erzielen. Bis zu 90 Prozent aller Bandscheibenvorfälle und Beschwerden bekommen Arzt und Patient durch eine konservative Therapie in den Griff. Sie setzt sich aus zwei Grundpfeilern zusammen: Zuerst müssen (mithilfe von Medikamenten, Kälte/Wärme, leichten Masagen, Bewegung, Akupunktur) die Schmerzen gelindert und danach muss die Rückenmuskulatur normalisiert werden (durch Physiotherapie, Fitness- und Sporttherapie).

Was man in Akutfällen tun kann, habe ich weiter hinten im Buch beschrieben (ab Seite 108). Hier will ich nun weitere Fachgebiete und ihre Möglichkeiten anreißen. Wichtig ist dabei: Eine gute Behandlung beginnt immer mit einem ausführlichen Gespräch, das darauf ausgerichtet ist, den Patienten näher kennenzulernen, eine Vorstellung von seinem Charakter und Temperament zu bekommen und ein Vertrauensverhältnis zu ihm herzustellen. Um den Empfehlungen des Arztes zu folgen, muss der Patient verstehen, worum es sich bei seinen Symptomen handelt und welche Strategie der Arzt wählen möchte. Und er muss spüren, dass es diesem nicht nur um kurzfristige Wiederherstellung geht, sondern um wirkliche Heilung – darunter verstehe ich auch, dass es uns Ärzten und Therapeuten gelingt, die Selbstheilungskräfte des Patienten zu wecken.

Es kostet mich immer wieder Anstrengung, meine Patienten davon zu überzeugen, dass sie sich unbedingt weiter bewegen müssen – auch wenn dies wehtut. Die verschiedensten europäischen Behandlungsrichtlinien sind sich in diesem Punkt völlig einig: Ein aktives Herangehen ist die beste Therapieoption bei Rückenschmerzen. Passive Therapieempfehlungen wie Bettruhe, Hochlagerung der Beine, Triggerpunkt-Massage, Ultraschall oder Elektrotherapie müssen gezielt und kurzfristig eingesetzt werden, sonst verstärken sie das subjektive Krankheitsgefühl und lassen die Symptome chronisch werden. Das ist für die Patienten nicht immer leicht zu verstehen. Denn sie hoffen auf schnelle Heilung und wollen ihre Schmerzen sofort loswerden.

EINRENKEN, HINRÜCKEN: DIE MANUELLE MEDIZIN

Die manuelle Medizin eignet sich für alle Störungen des Bewegungsapparats, die reversibel, also umkehrbar sind. Bei Brüchen, Tumoren oder Osteoporose ist sie nicht sinnvoll und kann sogar gefährlich sein. Dagegen kann sie Wunder wirken, wenn es um die Beseitigung von Blockaden geht, die oft von den Intervertebralgelenken der Wirbelsäule ausgehen. Solche Fehlstellungen werden meist durch das unbewusste Anspannen eines oder mehrerer Muskeln kompensiert, die dann wegen dieser Belastung zu schmerzen beginnen. Die Deblockierung unterbricht diesen Reflex und bringt den Muskel wieder in eine entspannte Position.

Häufig haben manuelle Therapien das Ziel, direkt in den Körper einzugreifen,

Blockaden zu beseitigen und Fehlstellungen einzurenken. Krankengymnastik kann die Mobilisierung professionell unterstützen. Ihre wichtigste Funktion ist, auf falsche Bewegungsmuster aufmerksam zu machen und Fehlhaltungen entgegenzuwirken. Sie kräftigt gezielt die Muskulatur und übt neue Bewegungsabläufe ein. Dazu gehören passive Übungen, bei denen der Patient vom Therapeuten „bewegt" wird, aber ebenso viele aktive, die zu Hause weitergeführt werden können.

Solche Manipulationen haben eine sehr lange Tradition: Bereits in der Antike diskutierten berühmte Ärzte wie Hippokrates (ca. 460–370 v. Chr.) über die Folgen eines verschobenen Wirbels, und Galen (129–ca. 200 n. Chr.) dachte über den „Verlust der Harmonie zwischen den Wirbeln" nach. Etwa ein halbes Jahrtausend später entwickelte Paulos von Aigina ein gepolstertes Holzlattenkorsett und eine „Repositionsmaschine", ein Streckbett zum Einrenken. Auch der arabische Arzt und Philosoph Avicenna (980–1037) nutzte verschiedene Griffe, um das Skelett seiner Patienten wieder zu stabilisieren. Im Mittelalter nahmen sich in Deutschland die Bader oder spezielle „Knochensetzer" der manuellen Therapien an. In Italien gab es „renunctores", in Spanien „algebristas", in England die „bone-setters" und in Frankreich – nach einer Familie benannt – die „bailleuls".

1583 tauchten „bone-setters" zum ersten Mal in den Krankenhausakten Londons auf. 1665 beschrieb der Arzt Robert Turner die manuelle Medizin in seinem Werk „The Complete Bone-Setter". Weil sie die Techniken so gut beherrschte, wurde Sarah Mapp – damals eine Sensation – im Jahr 1736 Leibärztin am englischen Königshof. In der Tradition der „Knochensetzer" stehen die Orthopäden. Die Ärzte, deren Disziplin immer wissenschaftlicher wurde, begannen sich gegen die Konkurrenz zu wehren. Die Engländer John Shaw (1792–1827) und James Paget (1814–1899) riefen dazu auf, die „bone-setters" zu meiden. Gleichzeitig beschäftigte sich auch die Medizin wieder verstärkt mit dem deformierten Skelett: Die englischen Gebrüder Griffin beschrieben 1843 einen Zusammenhang zwischen inneren Krankheiten und verschobenen Wirbeln. Der Mediziner und Politiker Rudolf Virchow wies 1858 nach, dass

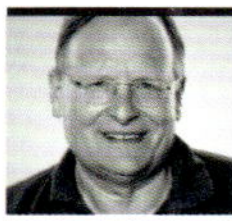

GUT ZU WISSEN

Schwierige Gespräche

Die Kommunikation zwischen Arzt und Patient ist nicht einfach – und zwar für beide Seiten. Selbstverständlich ist die Zeit der Ärzte knapp, zu knapp. Gerade mal sieben Minuten, so kurz ist die durchschnittlich zugemessene Behandlungszeit in Praxen. Kein Wunder also, dass etwa 50 Prozent der ärztlichen Informationen zu Diagnose und Therapie – selbst wenn sie nicht in Fachchinesisch gegeben werden – von den Patienten entweder medizinisch nicht richtig verstanden oder sehr schnell wieder vergessen werden. Noch mal: Mehr als 50 Prozent aller Patienten vergessen schon auf dem Weg vom Arzt zur Apotheke, warum sie ein Medikament verschrieben bekommen haben, geschweige denn, wie es wirkt.

der Bandscheibenbruch nicht „tumorös“ war. 1922 wurde schließlich die erste Bandscheibenoperation in der amerikanischen Mayo-Klinik durchgeführt.

Obwohl oder gerade weil die Orthopädie, die sich erst im 19. Jahrhundert entwickelte, viele der überlieferten Handgriffe zum Einrichten von Brüchen und Einrenken verschobener Gliedmaßen übernahm, zog sie gegen die Konkurrenz der manuellen Praktiker zu Felde. Andrew Taylor Still, der Begründer der Osteopathie, schrieb einem Freund: „Du kannst eher einer Kardinalsrunde vom Teufel berichten als Ärzten von der manuellen Medizin.“ Dieser Konflikt zieht sich bis in unsere Tage. Gerade im Zeitalter der „evidenzbasierten Medizin“, einer Heilkunst also, die ihre Wirksamkeit nachweisen muss, wenn sie finanziert werden will, geraten manuelle Praktiken immer weiter ins Abseits. Völlig unbegründet, denn sie hatten nie die Chance, ihre Wirkung in großen Studien zu beweisen!

Gezielte Griffe: Chiropraktik

Die Chiropraktik (das Wort stammt aus dem Griechischen und bedeutet „mit der Hand bearbeiten“) ist in anderen Ländern wie etwa Frankreich ein weitverbreiteter Heilberuf. In Deutschland wurde sie erst nach dem Zweiten Weltkrieg bekannt und lange Zeit nur von Heilpraktikern ausgeübt, bevor Orthopäden sie ebenso in ihr Behandlungsspektrum integrierten.

Die Chiropraktik wurde entwickelt von dem amerikanischen Heiler Daniel D. Palmer (1845–1913). Er war ein Anhänger der sogenannten Magnettherapie, einer Methode, die davon ausgeht, dass sich Schmerzen durch magnetische Kräfte, die durch rhythmisches Streicheln entstehen, besserten. Aus dieser Methode entwickelte sich später die Hypnose. Palmer legte besonderen Wert auf die Vitalisierung der Lebenskraft, die er durch Fehlstellungen der Wirbel wie Verschiebungen oder verkeilte Gelenke bedroht sah. Vor allem der Atlas, der oberste Halswirbel, sollte Palmers Theorie nach Krankheiten auslösen und durch gezielte Griffe („Hole-in-one-Technik“) wieder an seinen angestammten Platz zurückgebracht werden. Diese Technik ist nicht unumstritten, da solche Manipulationen gerade die sensible und besonders verletzliche Halsregion schädigen können. Eine wichtige Rolle in der Chiropraktik spielen aber über solche mechanischen Kunstgriffe hinaus auch Lebensstil, Psyche, Umwelt und Ernährung.

Obwohl sich die Chiropraktik als ganzheitliche, sanfte Methode versteht, kann sie in Einzelfällen durch ihre zum Teil heftigen Manipulationen zu massiven Komplikationen führen – bis hin zu Lähmungen. Ich habe selbst beim Kampfsport erleben müssen, wie mir ein Lehrer, der mir nur zeigen wollte, wie einfach man sich die Halsgelenke verstauchen kann, ungewollt stärkste Schmerzen zufügte. Speziell die Deblockierung von Hals- und Brustwirbelsäulengelenken gehört nur in sehr geübte Hände! Sie müssen dem Therapeuten wirklich vertrauen können. Suchen Sie sich also einen Chiropraktiker mit viel Erfahrung.

Weit mehr als nur Deblockierung: die Osteopathie

Sanfter als die Chiropraktik ist die Osteopathie, die ebenfalls aus den USA stammt und etwa zur gleichen Zeit entwickelt wurde. Sie arbeitet eher mit gezieltem Druck, sanftem Drehen oder kräftigem Bohren als mit ruckartigen Bewegungen. Ihr Begründer, der Arzt Andrew Taylor Still (1828–1917), hatte drei seiner Kinder bei einer Meningitis-Epidemie verloren und sein Bruder war durch eine Behandlung morphiumabhängig geworden: Diese Erfahrungen machten Still zu einem vehementen Kritiker seines Berufsstands. Er suchte nach neuen Wegen und Verfahren, die ohne Medikamente auskommen sollten. Daher kombinierte er die ganzheitlichen Prinzipien der antiken Heilkunst mit den überlieferten Praktiken der „bone-setters". Er war davon überzeugt, dass die Natur selbst der beste Arzt sei und die Medizin die Selbstheilung oft nur behindere. Gleichzeitig aber hatte er eine streng mechanistische Vorstellung des Organismus, den er mit einer Dampfmaschine verglich: Blockaden, so Still, verhinderten den Kreislauf von Blut und Nervenimpulsen und störten so die Selbstheilung.

Osteopathie umfasst aber weit mehr als nur die Deblockierung. Sie sieht den Körper als ganzheitliche Einheit: Nicht nur Knochen und Gelenke werden behandelt, sondern auch das faszienreiche Bindegewebe, die Muskulatur und die Funktionskreisläufe von Organen. Diagnostik und Therapie lassen sich bei diesem Bearbeiten der Regulationskreise nicht immer klar trennen. Manchmal kommt die Osteopathie zu verblüffenden Erkenntnissen, wenn sie zum Beispiel Schmerzen in der Lendenwirbelgegend als vom Darmbein ausgehend identifiziert und eine Laktoseunverträglichkeit dafür verantwortlich macht. Der chronisch leicht entzündete Darm kann anschwellen und daher eventuell die Schmerznerven der Wirbelsäule oder sogar der Knochenhaut reizen.

Eine zentrale Rolle in der Osteopathie spielt auch die kraniosakrale Stimulation: Die Hirn- und Rückenmarkshäute, ihre Flüssigkeiten (Liquor), die sie produzierenden Hirnventrikel sowie die Wirbelkörperachse vom Schädel über die Wirbelsäule bis zum Kreuzbein bilden ein gemeinsames Gefüge, welches das zentrale Nervensystem beeinflusst. Das sanfte Massieren dieser Strukturen,

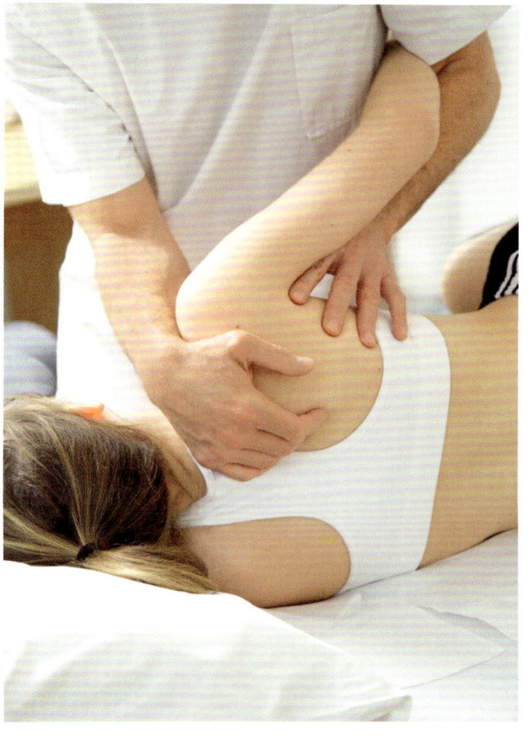

die vorsichtige Manipulation der Flüssigkeiten, hat vermutlich einen großen Einfluss auf das vegetative Nervensystem, die Aktivität der Drüsen, das Immunsystem und das Zusammenspiel von Körper und Psyche.

Ein zentrales Element: Massage

Ein ganz zentrales Element vieler Therapien sind die seit mehr als 1500 Jahren bekannten Massagen. Sie stimulieren Muskeln und Gewebe auf mechanische und reflektorische Art und beleben insgesamt. Dabei wirken Massagen nicht nur direkt an der Stelle der Behandlung, sondern beeinflussen auch fern liegende Muskeln und Faszien, innere Organe und den Stoffwechsel. Die Bindegewebsmassage löst Verspannungen des Unterhautgewebes, die Reflexzonenmassage nutzt Reflexzonen der Haut und Muskeln und die manuelle Lymphdrainage regt durch sanften Druck das Lymphsystem an. Saugwellen- und Unterwasserdruckmassage kombinieren verschiedene dieser Effekte. Die tiefe Friktion (Einreibung) nach Cyriax verläuft quer zur anatomischen Muskel- und Sehnenstruktur. Sie wirkt auf den Muskel-Sehnen-Apparat, die Haut und den gesamten Körper ein.

INJEKTIONEN UND IMPULSE: IRRITATIONEN

Mit dem Prinzip der Irritation arbeiten Verfahren, die gezielt eigene Reize setzen, um die Schmerzinformationen des Körpers zu überlagern oder zumindest abzuschwächen. Sie regen auch die Produktion schmerzstillender Hormone oder morphinähnlicher Stoffe an. In der körpereigenen Pharmazie liegen einige Schätze, die es noch zu entdecken gilt.

Mit Strom gegen Schmerzen

Bei diesem Verfahren werden Elektroden auf die Haut geklebt und dann mit Gleichstrom in unterschiedlichen Impulsstärken beschickt. Die Methode wirkt vor allem gegen ausstrahlende Nervenschmerzen und beseitigt das lokale Schmerzgeschehen. Nicht geeignet sind Elektrotherapien bei akuten Entzündungen oder Verletzungen, außerdem in den ersten drei Schwangerschaftsmonaten oder bei Patienten mit Herzschrittmachern.

Bei der Elektrotherapie kommen verschiedene Stromarten und Frequenzbereiche in unterschiedlichen Methoden zum Einsatz:

- **Stangerbad:** Besonders für Rückenschmerzen geeignet ist diese Form der Elektrotherapie, bei der die Badewanne mit Elektroden ausgekleidet wird. Die Elektrizität wird durch das warme Wasser geleitet und verändert nicht nur die Schmerzschwelle, sondern auch die Muskelspannung. Je nach Schmerzformen kommen hier Kombinationen von Gleich- und Impulsstrom zum Einsatz. Gut bei Muskelschmerzen und Ischialgie.

- **Transkutane elektrische Nervenstimulation (TENS):** Diese transportable Variante kann von den Patienten mit einem kleinen Gerät selbst durchgeführt werden. Sie ist nicht nur bei Durchblutungsstörungen und Neuralgien empfehlenswert, sondern auch bei Muskel- und Skelettschmerzen. Kurzfristig hilft die Methode etwa jedem zweiten Patienten. Wendet man sie über einen längeren Zeitraum an, unterdrückt sie allerdings die Fähigkeit des Körpers, schmerzstillende Substanzen zu produzieren.

- **Neurostimulation:** Damit können besonders starke chronische Schmerzen durch kleine Elektrostimulationssonden bekämpft werden, die ins Rückenmark oder an die Oberfläche des Gehirns implantiert werden.

Schmerzlinderung durch Injektionen: die Neuraltherapie

Diese Therapieform stellt ebenfalls das Nervensystem in den Mittelpunkt ihrer Behandlung, aber sie geht dabei ganz anders vor. In den 20er-Jahren von Ferdinand Huneke (1891–1966) entwickelt, ist sie heute eine anerkannte und kostengünstige Schmerztherapie. Huneke und sein Bruder Walter hatten durch Zufall entdeckt, dass örtliche Betäubungsmittel ganz unerwartete Folgen fern vom ursprünglichen Wirkungsort haben. Deshalb nannten sie ihre Therapie zunächst Heilanästhesie. Sie definierten „Segmente“ einer Krankheit, zu denen alles Bindegewebe und Haut, Knochen und Nerven, Organe, Gefäße und die Muskulatur einer bestimmten Region gehören. In diese werden mit dünnen Nadeln geringe Mengen einer Substanz (etwa das Anästhetikum Procain oder Kochsalzlösung) gespritzt. Von diesen „Quaddeln“ scheint ein heilsamer Reiz auszugehen: Sie schalten sogenannte Störfelder aus, die Nervenimpulse behindern. Trotz vieler Erfolge gilt die Neuraltherapie in Deutschland immer noch als unwissenschaftlich und wird von den Krankenkassen daher auch nur in Ausnahmefällen bezahlt.

Die therapeutische Lokalanästhesie

Aus der Neuraltherapie hat sich die therapeutische Lokalanästhesie entwickelt. Dieses Verfahren der Schmerztherapie behandelt gezielt Nervenendigungen mit lang wirkenden Lokalanästhetika. Die derzeit noch relativ große Menge an notwendigem Betäubungsmittel könnte in Zukunft durch mikrotherapeutische Behandlungsverfahren reduziert werden. In sensiblen Regionen wie dem Hals, wo nicht zielsicher eingesetzte Lokalanästhetika sogar eine Querschnittslähmung auslösen können, benötigt die Mikrotherapie unter Kontrolle eines Computer- oder Kernspintomografen nur einen Bruchteil der Mengen an Arzneimitteln. Den Betroffenen kann dann mit geringer Dosis geholfen werden.

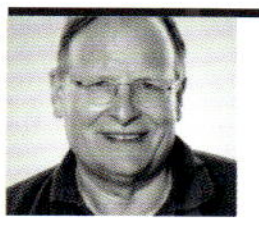

GUT ZU WISSEN
Warum Berührung so guttut

Ob man jemanden streichelt, knuddelt, ihn umarmt oder ihm eine Massage gönnt – jede erwünschte Berührung tut nicht nur dem Körper gut. Sie ist auch Balsam für die Seele. Wir brauchen diesen Kontakt. Ohne Berührungen würden Babys nicht gedeihen. Erwachsene fühlen sich einsam und empfinden Schmerzen stärker, wenn niemand sie berührt. Deshalb wirken auch Rückenmassagen ganzheitlich: Sie bauen Stress ab, stärken das Immunsystem, verbessern die Stimmung und den Schlaf. Ja, sie geben auch das Gefühl von Liebe, Geborgenheit und Glück. Massagen beschleunigen die Regeneration, weil sie das stärkende Hormon Oxytocin ausschütten und das Stresshormon ACTH reduzieren.

Lösung von „Energieblockaden": die Akupunktur

Die Akupunktur macht sich die Therapie von Trigger- und Fernpunkten zu eigen. Sie folgt also einem ähnlichen Wirkungsmechanismus wie die Neuraltherapie – bei völlig unterschiedlichem kulturellem Hintergrund. Ihre Ursprünge liegen in der traditionellen chinesischen Medizin. Sie basiert auf dem Prinzip von bislang nicht nachgewiesenen „Körpermeridianen": Leitbahnen mit besonders empfindlichen Punkten, die sich durch Druck manipulieren lassen. Welcher Art die Lebenskraft ist, das sogenannte Qi, das entlang dieser Bahnen fließen soll, lässt sich wissenschaftlich-analytisch nicht erklären. Es hat kein konkretes Substrat, wie sich auch die traditionelle chinesische Medizin in vieler Hinsicht nicht mit der europäischen Sicht des Körpers zur Deckung bringen lässt. Nichtsdestotrotz, es funktioniert.

- **Ihr Nutzen:** Eine Vielzahl klinischer Studien zeigt, dass sich die Wirkung der Akupunktur nicht durch Suggestion erklären lässt. Sehr gut behandeln lassen sich mit Akupunktur nämlich akute Blockaden durch Bandscheiben oder Facettengelenke, Verschleißerscheinungen dieser kleinen Wirbelgelenke, Kreuzschwäche und Reizpunktschmerzen. Außerdem kann das Nadeln bei milden Ischiasschmerzen oder Überlastung der Iliosakralgelenke erfolgreich sein und auch unterstützend eingesetzt werden.

- **Ihre Grenzen:** Schwere Nervenreizungen und Veränderungen durch hervortretende Bandscheiben der Wirbelsäule (sogennnate Brachialgien) und geschädigte Ischiasnerven lassen sich hingegen mit Akupunktur kaum beeinflussen, erst recht nicht ein zentraler Bandscheibenvorfall mit massiven Symptomen. Sie kann jedoch helfen, die verkrampfte Muskulatur zu lockern.

Der Theorie nach löst die Akupunktur „Energieblockaden", die zu Störungen in Organsystemen führen und so krank machen. Lange Zeit war die Schulmedizin der Ansicht, dass die Wirkung überwiegend auf einem Placebo-, einem eingebildeten Effekt beruhen müsse. Seit einigen Jahren ist die Wirksamkeit aber durch Studien nachweisbar. Der fragliche Akupunkturpunkt ist eine Zone, die an Stellen liegt, wo Gefäß- und Nervenbündel durch den Muskel hindurch nach oben zur Haut reichen. Wird eine Nadel in einen Akupunkturpunkt gestochen, setzt das Gewebe die Botenstoffe Histamin, Bradykinin, Prostaglandin E2 und Substanz P frei; dies zeigt sich oft an einer leichten Rötung der Haut. Ich habe in eigener wissenschaftlicher Arbeit mit Dr. Zhang, einem chinesischen Akupunkteur, herausgearbeitet, dass es den Akupunkturpunkt nicht gibt, sondern eine Akupunkturzone, zum Beispiel im Rückenmuskel.

Vermutlich sind Endorphine, morphinähnliche Substanzen, die beruhigende, euphorisierende und immunstimulierende Eigenschaften haben, der Schlüssel zur Wirkung der Akupunktur: Möglicherweise bewirkt das Nadeln nämlich, dass Endorphine nicht nur momentan, sondern auf Dauer leichter und häufiger gebildet werden und somit eine anhaltende Schmerzlinderung ermöglichen. Denkbar ist aber auch, dass das Nadeln im zentralen Nervensystem bestimmte Kooperationsmuster schmerzverarbeitender Nervenzellverbände verändert, sogenannte Engramme.

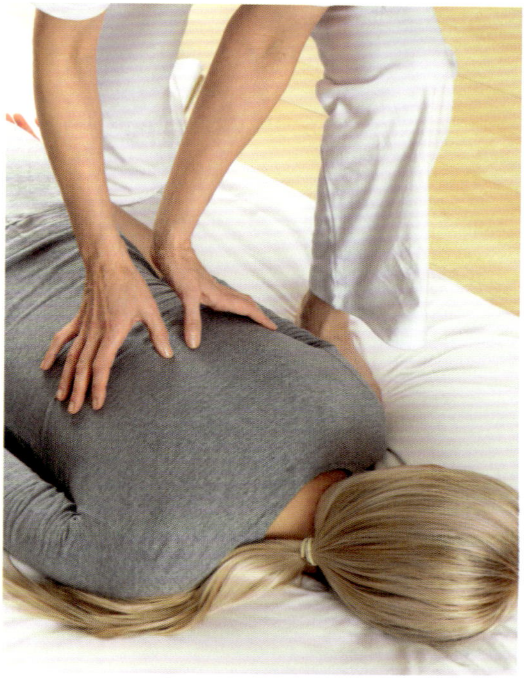

Shiatsu: die japanische Variante der Akupressur

Bei dieser Druckpunktmassage (wörtlich übersetzt bedeutet Shiatsu „Fingerdruck") benützt der Therapeut nicht nur seine Fingerkuppen, sondern, je nach Indikation, auch seine Fingernägel, Fäuste, Ellenbogen, Knie und Füße. Manchmal hält er den Druck nur ein paar Sekunden aufrecht, dann wieder mehrere Minuten. Eine Behandlung dauert rund eine Stunde und sollte mehrfach wiederholt werden. Shiatsu hilft bei Verspannungen im Nacken und Rückenbereich, aber auch bei Gelenkbeschwerden, Atemwegserkrankungen, Verdauungsproblemen, Burn-out oder Schlafstörungen.

Die Selbstheilungskräfte werden in Gang gesetzt

Der „Fingerdruck" hat seine Wurzeln in der traditionellen chinesischen Medizin, wurde aber in Japan als eine Form der Körpertherapie entwickelt. Shiatsu grenzt sich von reinen Entspannungsmethoden ab, obwohl die Methode bei uns auch häufig im Wellnessbereich angewandt wird. Die Heiler mit der Hand, wie die Therapeuten auch genannt werden, massieren bestimmte Punkte an Energiebahnen (also an Meridianen, wie wie wir sie aus der chinesischen Medizin kennen), um die Selbstheilungskräfte in Gang zu setzen. Ähnlich wie andere manuelle Therapien fördert Shiatsu die Durchblutung von Muskeln, Haut und Bindegewebe – was abwechselnd ausgleichend oder anregend wirken kann. Auch Shiatsu versteht sich als ganzheitliche Methode, die auf den gesamten Körper ebenso wie auf die Psyche wirkt. Der „Fingerdruck" kann durch Lebenskrisen helfen und tut auch Menschen, die keine Beschwerden haben, rundum gut. Eine Shiatsu-Sitzung findet auf einer Matte oder einem speziellen Futon auf dem Boden statt. Es gibt aber auch Angebote auf Behandlungsliegen oder Massagestühlen. Der Therapeut arbeitet nicht nur mit sanften rhythmischen Techniken, sondern setzt bei Bedarf sein ganzes Körpergewicht ein. Die Kraft und Energie, die dabei entstehen, werden von ihm – so das Selbstverständnis – abgegeben, damit der Patient davon profitiert.

BEISPIELE AUS MEINER PRAXIS

Akute Rückenschmerzen verlangen eine grundsätzlich andere Therapie als länger bestehende Symptome. Im Zentrum aller Therapien steht: den Patienten rasch mobilisieren und verhindern, dass die Schmerzen chronisch werden.

WÄRME IM AKUTFALL

Bei akutem Rückenschmerz verordne ich vor allem Wärme, eventuell auch Akupunktur, leichte Schmerzmittel oder ein ABC-Pflaster. Dieses enthält Auszüge, zum Beispiel aus Cayennepfeffer, die stark durchblutend und erwärmend wirken. Wenn Wärme allein nicht ausreicht, injiziere ich ein Lokalanästhetikum als Neuraltherapie unter die Haut oder als Mikrotherapie unter Bildkontrolle direkt an die schmerzende Stelle. In der Regel reicht ein Lokalanästhetikum mit Kochsalz oder ein homöopathisches Mittel, und wenn nicht, können wir über die Sonde stärkere Substanzen zuführen. Die Behandlung muss zwei- bis viermal im Akutfall wiederholt werden.

BANDSCHEIBE ENTLASTEN

Bei einem akuten Bandscheibenvorfall versuche ich zunächst, die Bandscheibe kurzfristig zu entlasten: Entweder ich lege den Patienten auf den Rücken und lasse ihn die Oberschenkel im rechten Winkel zur Hüfte anwinkeln, die Füße ruhen auf Kissen. Oder er rollt sich seitlich in Embryonalhaltung zusammen. Unterstützend helfen Schmerzmedikamente, um ein Schmerzgedächtnis zu verhindern. Nach drei Tagen sollten unbedingt leichte Bewegungsübungen durchgeführt werden. Verschwinden die Beschwerden nach sechs Wochen nicht oder verschlimmern sie sich sogar, stellen wir mit einem Kernspintomogramm fest, wo genau das Problem liegt. Es gibt massive Bandscheibenvorfälle, die kaum Symptome verursachen, und minimale Vorwölbungen, die höllisch wehtun. Viele Ärzte achten bei ihren Diagnosen leider häufig nur darauf, ob die Bandscheibe im radiologischen Bild vorgewölbt ist oder nicht. Oft kommen die Schmerzen aber von den kleinen Gelenken oder den Iliosakralgelenken. Sollte ein kleiner Bandscheibenvorfall jedoch noch nach sechs Wochen bestehen, schrumpfe ich die Bandscheibe mit einer Hitzesonde.

DIE RICHTIGE METHODE

Eine 57-jährige Patientin kam zu mir, weil ihr schon seit einiger Zeit die Hüfte wehtat. Zunächst musste ich klären: Ist es wirklich die Hüfte oder kommen die Beschwerden – wie so häufig – aus der Kreuzbein-/Darmbeinregion, dem Iliosakralgelenk? Ich beobachtete sie beim Gehen und erkundigte mich nach der genauen Natur ihrer Schmerzen. Sie humpelte leicht. Ihre Beschwerden waren morgens nach dem Aufstehen besonders stark. Auch der Rücken tat ihr weh. Bei Bewegung hatte sie Schmerzen in der Hüfte, die seitlich ins Bein ausstrahlten. Entscheidend für mich war jetzt die Frage: Wird es durch längere Bewegung besser oder schlechter? Wenn sich die Symptome durch Bewegung abschwächen und beim Stehenbleiben zunehmen, handelt es sich vermutlich nicht um ein Problem der Hüfte, sondern um eines des Iliosakralgelenks. In einem solchen Fall kann man mit Wärme oder durch Lokalanästhesie, Akupunktur, Shiatsu und physikalische Therapien die Schmerzen zumindest lindern. Welche Therapie für welchen Patienten gut ist, hängt auch von den Betroffenen ab. In welche Methode und welchen Therapeuten haben sie Vertrauen? Welche passt in ihren Tagesablauf? Erst wenn diese konservative Therapie zwei bis drei Wochen durchgeführt wurde und sich kein Ergebnis gezeigt hat, ist es Zeit, dem Kranken am offenen Computer- oder Kernspintomografen ein Lokalanästhetikum zu verabreichen. Dieses entkrampft die Muskeln im Bereich des Gelenks.

Schwieriger wird die Diagnose, wenn die Patienten schon lange unter chronischen Schmerzen leiden und sich bestimmte Wahrnehmungsmuster längst eingeprägt haben. Viele nehmen bereits jahrelang Schmerzmittel und haben deshalb eine veränderte Wahrnehmung. Ich bin immer wieder entsetzt darüber, wie oft Morphinpflaster gegen chronische Schmerzen verschrieben werden. Diese Pflaster werden rasch unwirksam, ihre Dosis muss gesteigert werden und auf Dauer machen sie abhängig.

Schmerzmittel sind im Akutfall sinnvoll, sollten allerdings nie langfristig eingenommen werden.

Chronische Vorfälle werden bei mir mit mikrotherapeutischen Medikamentenspülungen behandelt. Ohnehin sollten wir uns nicht mit reiner Schmerztherapie abfinden: Ich will nicht nur lindern, ich möchte heilen! Das kann sogar bei hartnäckigen chronischen Leiden wie Arthrose gelingen. Unter Bildkontrolle bringen wir entzündungslindernde Substanzen wie Kortison in oder auf die entzündeten Gelenke oder wir veröden mit Hitzesonden oder hochprozentigem Alkohol den gereizten Nerv, der die Schmerzen verursacht.

BLOCKADE STATT VERSCHLEISS

Ich hatte eine 86-jährige, noch sehr rüstige Patientin, die seit Jahrzehnten über Rückenschmerzen an einer bestimmten Stelle klagte. Sämtliche Ärzte, die sie aufgesucht hatte, hatten ihr mit Bedauern erklärt, dass es sich um altersbedingten Verschleiß handele, wogegen man leider nichts machen könne. Ich habe die Frau manuell untersucht und festgestellt, dass es sich um eine Blockade bestimmter Facettengelenke handelte. Nach wenigen mikrotherapeutischen Behandlungen war sie schmerzfrei.

ÜBERRASCHUNG MIT BIOSENSORISCHEN EINLAGEN

Eine 45-jährige Patientin klagte über stechende Schmerzen im Rücken. Außerdem würde sich der ganze Rücken so hart anfühlen, dass sie sich eigentlich nicht mehr richtig bewegen könne. Sie hatte schon viele Ärzte aufgesucht, doch keiner konnte ihr bislang helfen. Die Ausstrahlungen, nach denen ich fragte, gingen bis in den seitlichen Oberschenkel rechts. Bei der körperlichen Untersuchung fielen nur die Bewegungseinschränkung im Rücken auf sowie Druckschmerzhaftigkeit seitlich über den kleinen Wirbelgelenken und im rechten seitlichen Oberschenkel. Es waren keine Auffälligkeiten zu finden und auch die Kernspintomografie ergab keinen Hinweis auf irgendeine Fehlsituation oder eine schmerzerklärende Veränderung. Nur eine seitliche Protrusion war im Segment L4/5 zu finden. Ich verordnete ihr eine entsprechende Fußganganalyse und nach der Fußsohlengeometrie eine bestimmte Art von biosensorischen Einlagen. Die Patientin kam sechs Wochen später wieder zu mir und war schmerzfrei.

Nachdem keine Auffälligkeiten gefunden werden konnten, war die Fußganganalyse der Schlüssel zum Erfolg.

MEIST IST ES NICHT DIE BANDSCHEIBE

Herr M. kam zu mir und klagte über messerstichartige Schmerzen im linken Bein, er könne morgens gar nicht richtig auftreten und sich kaum bewegen. „Die Schmerzen im unteren Rücken sind so stark, dass sie ins linke Bein seitlich ausstrahlen“, erklärte er. Die Anlaufbewegungen seien extrem schmerzhaft, aber nach längerem Gehen würde der Schmerz nachlassen, allerdings nach einiger Zeit Ruhe beim Aufstehen wieder auftreten. Er war schon bei drei anderen Ärzten. Der erste hatte mit Elektrostimulation versucht, ihm den Rückenschmerz zu nehmen. Der zweite injizierte ihm Lokalanästhetika in den Rücken und legte gleichzeitig Infusionen mit Schmerzmitteln, was die Schmerzen kurzfristig besserte. Der dritte hätte irgendwo im Rücken Kortison injiziert. Bei der körperlichen Untersuchung im Vergleich mit dem kernspintomografischen Bild fiel mir auf, dass nicht die Bandscheibe, sondern das Kreuzdarmbeingelenk für den Schmerz verantwortlich war. Der Mann hatte Druckschmerzen im oberen und im unteren Bereich des großen Gelenks. Spezielle Dehnübungen im Sitzen, die ich ihm zeigte, sorgten für Erleichterung. Meinen Vorschlag, das Kreuzdarmbeingelenk mikrotherapeutisch zu behandeln, wehrte der Patient anfangs ab. Er war extrem skeptisch, hatte er doch schon so viel versucht, auch CT-gesteuerte Eingriffe. Aber er wollte die Hoffnung nicht aufgeben und nahm deshalb schließlich meinen Vorschlag skeptisch an, zunächst eine vorsichtige diagnostische Blockade mit Lokalanästhetikum durchzuführen.

„Oh, ich habe gar nichts gespürt“, sagte er nach der mikrotherapeutischen Behandlung. Ich hatte den oberen und unteren Ansatz des Kreuzdarmbeingelenks lokal mit 2 ml kurz und lang wirkendem Lokalanästhetikum behandelt. Herr M. versuchte, vorsichtig aufzutreten, ging einige Schritte, strahlte auf einmal und sagte: „Boah, kann das sein, dass es schon funktioniert hat? Die Beschwerden sind ja so gut wie weg!" „Bitte warten Sie ab, bevor Sie überschwänglich werden", riet ich, „wir schauen mal, ob und wie lange die Beschwerdelinderung anhält, Sie müssen bestimmt noch zwei- oder dreimal behandelt werden." Herr M. verließ motiviert meine Ambulanz. Ich behandelte ihn noch zwei-, dreimal mit ganz geringen Dosen von lokal injiziertem Kortison (5 mg) und einem naturheilkundlichen Mittel, dem Traumeel. Parallel verordnete ich ihm Osteopathie mit Krankengymnastik. Er sollte sechsmal behandelt werden und danach mit der Physiotherapie beginnen. Nach insgesamt vier mikrotherapeutischen Behandlungen konnte der Patient wieder normal aufstehen und aktiv und selbstbewusst sein „neues" Leben beginnen.

NICHT JEDE THERAPIE BRINGT DEN GEWÜNSCHTEN ERFOLG

Was lernen wir daraus? Nicht jeder Rückenschmerz ist bandscheibenbedingt, eine genaue körperliche Untersuchung und gezielte Behandlung in den Beschwerdebereichen sind die Voraussetzung für einen nachhaltigen Erfolg. Nicht jede Mikrotherapie bringt den gewünschten Erfolg. Schon gar nicht, wenn die falsche Struktur behandelt wird. Das gilt auch für jede Operation. Wenn eine Bandscheibe operiert wird, weil das radiologische Bild eine Vorwölbung zeigt, kann es sein, dass trotzdem nur ein Gelenk für den Schmerz verantwortlich war. Die OP kann in einem solchen Fall die Ursache nicht beseitigen.

MANCHMAL HILFT AUCH AUSPROBIEREN

Es gibt übrigens auch viele Fälle, in denen Patienten selbst verschiedene Dinge einfach ausprobieren und damit ihre Beschwerden tatsächlich loswerden: manchmal nur vorübergehend, manchmal aber auch langfristig. Eine 48-jährige Frau litt zum Beispiel beim Schlafen unter Schmerzen im unteren Rücken. Sie hatte das Gefühl, dass es unter der Bettdecke „im Kreuz zieht", und umwickelte ihre Hüfte mit einem langen Schal aus Angorawolle. Schon in der ersten Nacht waren die Schmerzen

Oft wirken die alten Hausmittel auf wunderbare Weise. Probieren Sie sie ruhig aus.

verschwunden. Eine 81-jährige Patientin berichtete erstaunlicherweise nichts von Schmerzen – sie konnte trotz Arthrose im Kniegelenk noch sehr gut laufen. Ihr Geheimnis: Sie machte sich jede Nacht einen Wickel aus Wirsingblättern um das betroffene Knie. Ihre Erfahrung: „Wenn ich das nicht mache, tut das Knie am nächsten Tag so weh, dass ich nur mit Schmerzen gehen kann. Nach dem Wirsingwickel spüre ich nichts."
Sie sehen: Wolle als Wärmespender, Wintergemüse als Wohltat, die natürliche Medizin ist vielseitig einsetzbar. Probieren Sie solche Maßnahmen ruhig aus – sie sind schließlich frei von Risiken und Nebenwirkungen.

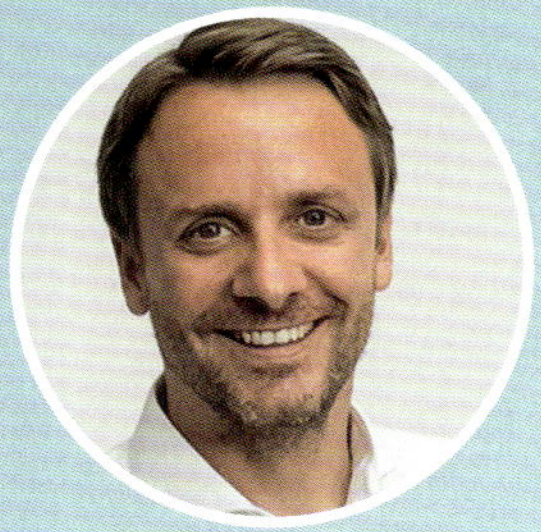

VIELSEITIGE THERAPIE

Christoph Haenisch, Facharzt für Orthopädie und Unfallchirurgie

→ Herr Haenisch, woran denken Sie als Orthopäde beim Stichwort „Rücken"?

Manchmal denke ich: „Rücken" haben wir alle, in mehr als einem Sinne. Im Ernst, 90 Prozent der Patienten, die in meiner Praxis durch die Tür kommen, leiden unter Rückenproblemen. Halswirbelsäule, Brustwirbelsäule, Lendenwirbelsäule oder assoziierte Krankheitsbilder. Dagegen sind andere Erkrankungen des Gelenkapparats deutlich unterrepräsentiert. Als Orthopäde versuche ich dann mein Möglichstes, um zu helfen: mit einer körperlichen Untersuchung, mit Blick für neurologische Ursachen, für Bandscheibenprobleme oder muskuläre Dysbalancen. Ich schaue mir den Patienten von Kopf bis Fuß an: vom Stress, der auf den Schultern lastet, bis zum falschen Schuhwerk oder der Ganganalyse. Bewegt sich der Patient richtig und genug? Isst er gesund oder hat er Übergewicht, das den Haltungsapparat überbeansprucht? All das sind wichtige Fragen.

→ Vieles sieht das geschulte Auge auf den ersten Blick – für tiefergehende Einblicke nutzen Sie bestimmt auch Technik?

Viele Probleme lassen sich schon mit einer gezielten körperlichen Untersuchung erkennen. Wenn aber eine Frau zu mir kommt, die sich vor drei Wochen bei der Gartenarbeit verhoben hat und seitdem unter Klopf- und Druckschmerz leidet – in solchen Fällen würde ich eher zum Kernspin (MRT) raten und zum Radiologen überweisen, um auf Nummer sicher zu gehen. Osteoporose oder einen Ermüdungsbruch kann man so schnell und strahlungsfrei diagnostizieren. Zudem kann man wunderbar Stoffwechselfunktionen sichtbar machen, etwa im Bereich der Durchblutung des Gewebes. Mit anderen Worten: Eine gute radiologische Diagnostik hilft dem Patienten und dem Orthopäden gleichermaßen.

→ Was können Sie dem Patienten anbieten, wenn die Diagnose steht?

Je nach Krankheitsbild und -ursache zeige ich erst mal die Möglichkeiten der konventionellen Therapien auf. Das kann eine gute Physiotherapie sein, das kann Reha-Sport sein, Massagen können helfen, manchmal auch schon Einlagen in den Schuhen. Es gibt viele Optionen im Rahmen der gesetzlichen Krankenversicherung, dazu gehören sicher auch medikamentöse Ansätze oder, ab einem bestimmten Alter, die Strahlentherapie bei Arthrose oder Gelenkverschleiß. 80 Prozent der Patientinnen und Patienten ist dann schon geholfen. Wenn nicht, bieten sich auch die sogenannten individuellen Gesundheitsleistungen (IGeL) an. Dazu zählt etwa die Stoßwellentherapie, eine Behandlungsform, bei der Ärzte mit gezielten Energiestößen verspannte Muskulatur lockern, zum Beispiel Triggerpunkte. Manche Krankenkassen übernehmen hier auch die Kosten, meist muss der Patient jedoch selbst zahlen.

SICHER UND VERTRÄGLICH

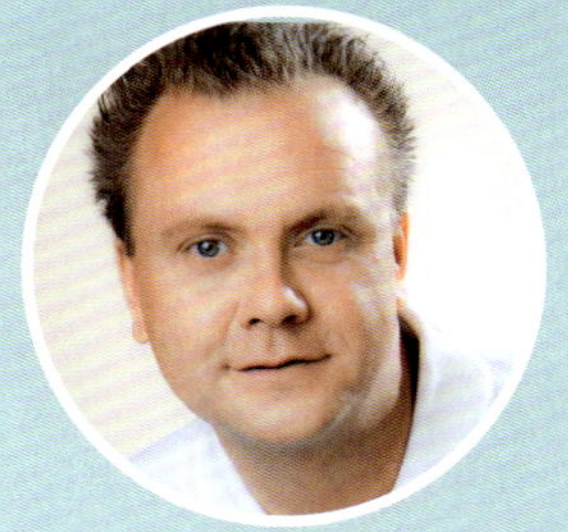

Dr. Carsten Moser, Experte für Mikrotherapie und biotechnologische Verfahren

→ Was gibt es Neues im Bereich der Orthopädie?

Die Orthopädie ist ein großes Fachgebiet, insofern gibt es natürlich vieles. Als einen Bereich möchte ich das Thema regenerative Orthopädie vorstellen. Klassische Behandlungen von Erkrankungen des Bewegungsapparats wirken meist rein symptomatisch, das heißt, sie bekämpfen nicht die Ursachen. Insofern sind für uns vor allem regenerative Therapieformen von Interesse, die das Zellwachstum anregen und somit Heilungsprozesse beschleunigen können.

→ Wie funktioniert das bei den Bandscheiben?

Damit die Bandscheiben elastisch bleiben und schmerzfrei funktionieren, befinden sich darin knorpelartige Zellen, die wasserbindendes Gewebe produzieren. Werden bei einem Bandscheibenvorfall aktive Zellen entfernt, müssen sie nicht absterben. Stattdessen werden sie ein wichtiger Bestandteil der regenerativen Orthopädie.

→ Was bedeutet das für den schmerzgeplagten Rücken?

Es geht darum, die Wirbelsäule beim Regenerieren zu unterstützen. Die abgetragenen Zellen der Bandscheibe werden im Labor isoliert und vermehrt, sodass nach ein paar Wochen mehr Knorpelzellen zur Verfügung stehen. Die werden dann unter anderem zusammen mit Biomaterial in die Bandscheibe injiziert. Das soll langfristig den Zellstoffwechsel so verbessern, dass sich die Bandscheibe selbst helfen kann.

→ Was sind die Vorteile?

Regenerative Therapien werden mit körpereigenen Zellen aus dem Blut oder aus Knorpelgewebe ohne chemische Zusätze durchgeführt. Sie wirken auch entzündungshemmend. Das Biomaterial verhindert, dass Gefäß- und Nervenzellen einwachsen können, was zu Schmerzen führen kann. Diese neuen Therapien zeichnen sich durch beste Verträglichkeit und hohe therapeutische Effizienz aus und sind ambulant möglich. Sie können mikrotherapeutisch gezielt injiziert werden.

→ Ist das eine Form von Eigenblutbehandlung, wie sie beispielsweise von Heilpraktikern durchgeführt wird?

Unsere Verfahren unterscheiden sich deutlich von der klassischen Eigenbluttherapie. Denn bei uns geht es darum, aus körpereigenen Stoffen wesentliche Bestandteile zu isolieren, zu vermehren und über technologische Schritte so zu optimieren, dass positive therapeutische Ergebnisse erzielt werden können.

→ Für wen sind diese Verfahren geeignet?

Bei beinahe allen Erkrankungen, die den Bewegungsapparat betreffen, fehlt es an ebendiesen regenerativen Stoffen. Deshalb sind mögliche Therapiefelder Arthrose, Rückenschmerzen und Sportverletzungen. Die Wirksamkeit und Sicherheit des Verfahrens ist in mehreren Studien nachgewiesen. Wir selbst verfügen über 15 Jahre Erfahrung in diesem Bereich.

IM TEAM GEGEN DEN SCHMERZ

Vom Hausarzt mit Lotsenfunktion zum Facharzt, der mit anderen Medizinexperten zusammenarbeitet: Idealerweise bilden behandelnde Ärzte und Therapeuten ein Team, das sich untereinander austauscht. Bei Rückenschmerzen und Erkrankungen der Wirbelsäule hilft ein umfassendes Versorgungsangebot am besten.

Weil Rückenbeschwerden so verschiedenen Ursprungs sein können, reichen sie auch in das Behandlungsspektrum der verschiedensten medizinischen Disziplinen hinein. Bei anhaltenden Rückenschmerzen muss zunächst einmal festgestellt werden, ob die Probleme wirklich vom Bewegungsapparat ausgehen. Das kann ein Allgemeinmediziner oder Internist, der seine Patienten auf „Herz und Nieren" untersucht und auch den Zustand der anderen inneren Organe abklärt. Hilfreich ist es, wenn es einen Hausarzt gibt, der nicht nur die Laborwerte, sondern auch das private Umfeld seiner Patienten im Blick hat, weil er sie meist seit Jahren betreut. Im Rahmen der Debatten um die Gesundheitsreform nimmt der Hausarzt wechselnde Rollen ein: Immer wieder wird, nicht zuletzt von mir, vom Co-Piloten und von der „Lotsenfunktion" gesprochen, die er im Verhältnis zu seinen Facharztkollegen und besonders für seine Patienten einnehmen soll. Gleichzeitig aber billigt unser Gesundheitssystem dem Hausarzt nicht die Zeit zu, ein intensives Vertrauensverhältnis zu seinen Patienten aufzubauen.

ZUSAMMENARBEIT IST HEUTE GEFRAGT

Am besten ist es im Sinne einer optimalen Versorgung, wenn Fachärzte und andere Medizinberufe zusammenarbeiten. Beispielsweise Mikrotherapeuten mit Orthopäden, Experten der traditionellen Medizin mit Radiologen, Physiotherapeuten, Internisten, Kardiologen und Osteopathen. Jede Fachrichtung lernt voneinander und kontrolliert sich auch gegenseitig. Denn niemand ist vor Fehlern gefeit.

Auch ich habe sehr früh darauf geachtet, mit Hausärzten und Therapeuten der unterschiedlichsten Spezialdisziplinen außerhalb unserer Institute ein Netzwerk einzurichten, das sich ständig weiterentwickelt. Unter dem Motto „Weniger ist mehr" haben wir heute ein umfassendes Versorgungsangebot für alle Erkrankungen der Wirbelsäule, der Gelenke und für die Sportmedizin: von der Massage bis zur Operation, von der Hightech-Medizin bis zur Naturheilkunde und Psychotherapie. Was wir dringend brauchen, sind – am besten ambulant zugängliche – Kompetenzzentren für den Rücken, in denen das Know-how zu bestimmten Krankheitsbildern zusammengeführt wird. Das bedeutet: kurze Wege, die die Patienten entlasten, besserer fachlicher Austausch und nicht zuletzt die Vermeidung von Doppeluntersuchungen.

Komplexen Schmerzen komplex begegnen

Wenn es nicht zu einer multimodalen Zusammenarbeit der verschiedenen Experten kommt, haben die Patienten entscheidende Nachteile. Beschränkt sich nämlich jeder bei der Behandlung auf sein eigenes Fach, was bei der Schmerztherapie nur allzu häufig geschieht, wird der Schmerz nur als Symptom einer körperlichen Krankheit begriffen. Das heißt, er wird so behandelt, als sei er durch die Behandlung der einen Ursache (zum Beispiel Bandscheiben) zu beheben. Was danach an Schmerz noch bleibt oder gar neu entsteht, ist Schicksal – und wird es immer weiter bleiben, wenn wir nicht lernen, dem vielfach komplexeren Schmerzgeschehen auch komplexer zu begegnen. Die Voraussetzungen dafür sind längst geschaffen, medikamentös, von den Behandlungsmethoden her und mit einem multikulturellen Wissensschatz aus Jahrtausenden medizinischer Behandlung.

Alte und neue Erkenntnisse sinnvoll zusammenfügen

Man muss nur anfangen, die Erkenntnisse der verschiedenen Fachrichtungen zusammenzunehmen, konzentriert auf eine Behandlung, die den Schmerz als solchen ernst nimmt und seiner Behandlung mehr Bedeutung beimisst als der Pflege eigener Spezialisierung. Die Patienten können das verlangen, sie haben sogar einen Anspruch darauf. Weil der medizinische Fortschritt die Voraussetzungen dafür geschaffen hat, weil wir heute alte und neue Erkenntnisse wie etwa moderne Schmerzmedikation mit Akupunktur, Nervenverödung mit Massagen oder Wärmebehandlungen und auch psychosoziale, pflegerische und seelsorgerische Therapieansätze zusammenfügen können, dürfen wir im Bedarfsfall auch das Recht auf die Befreiung vom Schmerz einfordern. Es geht hier um nicht weniger als ein Menschenrecht, dem auch das Grundgesetz im Interesse unserer Würde früher oder später wird genügen müssen.

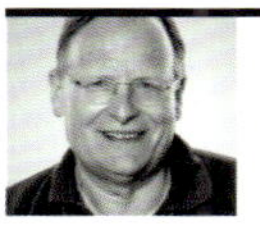

GUT ZU WISSEN
Medikamente gegen Schmerz

Schmerzmittel helfen in der Regel gegen den Schmerz, behandeln ihn aber nicht ursächlich. Sie können vorübergehend lindern, belasten jedoch den gesamten Körper, insbesondere Leber, Niere, Herz und Gehirn, wenn sie längere Zeit genommen werden. Vorübergehend Schmerzmittel einzunehmen, hilft manchmal auch während therapeutischer Maßnahmen, um das Schmerzgedächtnis zu löschen oder Schmerzen erst gar nicht im Gedächtnis zu verankern. Sie sollten die Einnahme unbedingt mit dem Arzt Ihres Vertrauens besprechen. Schmerzmittel müssen regelmäßig eingenommen werden. Das gilt besonders für Antibiotika, die selten, aber dann sehr gezielt eingenommen werden müssen, etwa bei lokalen bakteriellen Entzündungen der Wirbelsäule oder Abszessen. Dann verbieten sich Injektionen rund um die schmerzhafte Region.

DIE HÄUFIGSTEN RÜCKENBESCHWERDEN

Der Rückenschmerz hat vielfältige Ursachen – das macht ihn so tückisch. Damit Sie selbst besser erkennen können, woher Ihre Schmerzen kommen und wie Sie ihnen entgegenwirken können, sind auf den folgenden Seiten die häufigsten Ursachen von Rückenschmerzen aufgeführt. Und ebenso Möglichkeiten, wie Sie selbst für Schmerzlinderung sorgen können – und wann Sie dringend einen Arzt aufsuchen sollten.

Muskelverspannungen

WIE ENTSTEHEN MUSKELVERSPANNUNGEN?

Sie machen den größten Anteil an Rückenleiden aus: Verspannungen der Rückenmuskulatur sind Begleiter oder Auslöser der meisten Rückenbeschwerden. Gründe dafür gibt es viele: einseitige oder verkrampfte Körperhaltungen, ungewohnte oder falsche Bewegungen, Verschleißerscheinungen der Wirbelsäule und nicht zuletzt starke psychische Anspannung, um nur einige Beispiele zu nennen.

Hervorgerufen wird die Verspannung, wenn die vegetativen Nerven (das unbewusste Nervensystem), negativer Stress oder motorische Nerven, zum Beispiel bei chronischer Fehlhaltung, vermehrt Reize aussenden. Durch diesen erhöhten Muskeltonus wird der Stoffwechsel des Muskels gebremst. Das führt dazu, dass es zu Sauerstoffmangel kommt und die Durchblutung des Muskels gestört ist.

WIE MACHEN SIE SICH BEMERKBAR?

Der Muskel reagiert auf die Verspannungen mit Verhärtung und Schmerz. Eine Verspannung ist eine ungewollte, schmerzhafte Kontraktion eines Muskelteils oder eines ganzen Muskels. Die Schmerzen können leicht, aber auch stechend sein. Um dem Schmerz aus dem Weg zu gehen, nehmen Betroffene oft ungewohnte, vermeintlich schonende Körperhaltungen ein. Das lindert zunächst den Schmerz, aber durch diese unnatürlichen Bewegungsmuster kann es an anderen Stellen zu Verspannungen kommen. So gerät man leicht in einen Teufelskreis aus Schmerz, Verspannung, Fehlhaltung und erneutem Schmerz, der chronisch werden kann (siehe Seite 40).

Starke Muskelverhärtungen, sogenannte Myogelosen, und chronische Verspannungen können unter Umständen sogar das Schrumpfen von Muskelgewebe hervorrufen (Muskelatrophie). Myogelosen äußern sich durch knotenförmige und druckempfindliche Muskelverhärtungen.

WANN MUSS ICH ZUM ARZT?

Verschwinden die Rückenschmerzen nach sieben Tagen nicht wieder von selbst, sollten Sie einen Arzt aufsuchen. Der kann abklären, ob es sich um eine Verspannung oder um eine andere Erkrankung handelt.

WAS KANN ICH SELBST TUN?

Wichtigster Grundsatz bei Verspannungen: sich durch den Schmerz nicht zur Unbeweglichkeit zwingen lassen. Das hört sich nicht einfach an, ist aber sehr sinnvoll. Denn Angst kann die An- und Verspannung noch verstärken.
Meist verschwinden Rückenschmerzen, die auf Verspannungen beruhen, nach einigen Tagen wieder. Um zukünftigen Beschwerden vorzubeugen, sollten Sie nach den Ursachen forschen und dabei Körper und Psyche gleichermaßen berücksichtigen.

Hexenschuss

WIE ENTSTEHT EIN HEXENSCHUSS?

Beim Hexenschuss, den ganz plötzlich auftretenden Schmerzen in der Region der Lendenwirbelsäule, handelt es sich nicht um eine Krankheit, sondern vielmehr um die Symptome für andere körperliche Beschwerden. Die Ursachen für einen Hexenschuss – der Mediziner spricht von einer „Lumbalgie" (lat. lumbus = Lende) – können sehr vielfältig sein: Falsches Heben, Kälte, eine Bandscheibenreizung oder auch Wirbelverschiebungen und -blockaden führen dazu, dass sich die Muskulatur reflexartig verkrampft und die in der Region der Lendenwirbelsäule besonders zahlreichen Nervenfasern gereizt werden. Manchmal bleiben sowohl Auslöser als auch Ursache rätselhaft.
Gerade dieses Leiden veranschaulicht eindrucksvoll das Zusammenspiel von Körper und Psyche. Denn es trifft besonders jene Menschen, die im Alltag ständig „die Zähne zusammenbeißen", meinen, immer durchhalten zu müssen, und dabei stark angespannt sind. Sie werden häufiger von einer akuten Lumbalgie heimgesucht und auf diese Weise durch ihren Körper zum Innehalten gezwungen.

WIE MACHT ER SICH BEMERKBAR?

Die Reizung der Nerven macht sich akut in Form von Schmerzen bemerkbar. Aufgrund der starken Schmerzen verspannt sich meist die gesamte untere Rückenmuskulatur und die Betroffenen können sich oft nicht einmal mehr aufrichten. Die Beschwerden können bis in den Brustkorb bzw. bis in die Beine ausstrahlen. Häufig verstärken sich die Beschwerden beim Niesen, Husten oder tiefen Atmen.

WANN MUSS ICH ZUM ARZT?

Die besondere Stärke des Schmerzes, sein plötzliches Auftreten – meist ohne das Vorhandensein vorheriger Beschwerden – sowie das scheinbare Fehlen jeglicher Ursache verunsichert und verängstigt viele der Betroffenen. Sie entwickeln die äußerst verständliche Angst, es könne sich um etwas Ernstes handeln. Doch wie bei weniger starken Muskelverspannungen klingt auch der

Hexenschuss normalerweise nach wenigen Tagen wieder ab.
Halten die Schmerzen länger als drei Tage an und bessert sich der Zustand durch die Selbstbehandlung nicht wesentlich oder verschlimmert sich sogar, sollten Sie einen Arzt aufsuchen. Andernfalls laufen Sie Gefahr, den Schmerz zu chronifizieren. Der Arzt wird zunächst versuchen, die Ursache für die Schmerzen festzustellen. Erst dann kann er entscheiden, welche Behandlung sinnvoll ist, beispielsweise eine vorsichtige Manualtherapie, bei der blockierte Wirbel eingerenkt werden, Akupunktur zur Behandlung des Schmerzes oder die örtliche Injektion eines Schmerzmittels.

! WAS KANN ICH SELBST TUN?

Als Therapie genügen meist Wärme, schmerzstillende Medikamente sowie Entspannung. Damit sind die Beschwerden nach einigen Tagen vergangen und die volle Beweglichkeit ist wiederhergestellt. Ich persönlich bevorzuge in diesen Fällen eine heiße Dusche und dabei vorsichtige Dehnung. Das muss aber nicht für jeden das passende Mittel sein – manche Menschen reagieren besser auf Kälte.

Ischias

WIE ENTSTEHT ISCHIAS?

Auch Ischias (oder die Ischialgie) beschreibt keine Krankheit, sondern ein Beschwerdebild. Die fast im wahrsten Sinne des Wortes nervtötende Ursache dieses Leidens liegt in dem namensgebenden Nervengeflecht, dem Ischias. Im Becken sammeln sich mehrere große Nerven der Lendenwirbelsäule, die die Muskulatur der Beine versorgen und zusammen den Ischiasnerv bilden. Ist die Wurzel eines dieser Nerven gereizt, treten die typischen Symptome auf.
Quelle für eine Reizung kann ein Bandscheibenvorfall sein. Auch Verschleißerscheinungen der Wirbel oder eine Verengung im Wirbel- (Spinalstenose) oder Nervenaustrittskanal (Foraminalstenose), Entzündungen oder Verletzungen können ursächlich sein. Akuter Auslöser ist – wie beim Hexenschuss auch – nicht selten eine ruckartige, ungewohnt belastende Bewegung. Manchmal genügt als Auslöser aber auch eine vollkommen alltägliche Bewegung.

? WIE MACHT ER SICH BEMERKBAR?

Viele Betroffene beschreiben einen stechenden oder schneidenden Schmerz, der von der Lende aus seitlich oder nach hinten in das Gesäß ausstrahlt. Unter Umständen kann der Schmerz an der Hinter- oder Außenseite der Beine entlang bis zu den Zehen reichen. Die Region ist sehr schmerzempfindlich, manchmal kommt es auch zu Empfindungsstörungen. Typische Beschwerden sind Kribbeln, Taubheitsgefühle und Kraftverlust bis hin zu Lähmungserscheinungen in den betroffenen Bereichen. Das Heben des Fußes, Strecken des Beins oder Husten verschlimmert das Übel meist noch.
Um den Schmerz zu umgehen, nehmen viele automatisch eine Schonhaltung ein, die den geplagten Nerv vom Druck entlastet, sodass die Schmerzen vorübergehend etwas nachlassen. Das betroffene Bein wird im Stehen abgewin-

kelt und nach außen gedreht, der Oberkörper schief gehalten. Manchmal gehen die Rückenschmerzen nach einigen Tagen von allein zurück. Die Beschwerden können aber stärker werden, wenn die Bandscheibe weiter seitlich aus ihrem Wirbelbett rutscht. Der plötzliche Schmerz beunruhigt viele, was die Beschwerden durch emotional bedingte Muskelspannung noch verstärken kann.

+ WANN MUSS ICH ZUM ARZT?

Akute Empfindungsstörungen mit Lähmungserscheinungen und starke Kreuz- oder Beinschmerzen, die zunehmen oder länger als drei Tage andauern, müssen in jedem Fall ärztlich untersucht werden.

! WAS KANN ICH SELBST TUN?

Zunächst einmal gilt: Ruhe zu bewahren. Auch der heftige Ischiasschmerz ist nicht unbedingt ein Anzeichen für eine schwerwiegende Erkrankung. Wichtig ist, sich zur Bewegung zu zwingen und sich zwischendurch zur Entlastung hinzulegen. Entspannen Sie immer wieder mal die Muskulatur, indem Sie sich in Rückenlage ein zusammengefaltetes Handtuch oder eine Knierolle unter die Knie legen. Auch Stufenlagerung kann hilfreich sein (siehe Seite 108). Im akuten Fall können schmerzstillende Medikamente und Wärme Linderung verschaffen. Setzen Sie sich einfach auf einen Hocker unter die sehr warme Dusche oder legen Sie sich im Bett auf eine Heizdecke. Fangen Sie vorsichtig mit langsamen Bewegungen und Dehnungen an, die den Körper aber nicht überstrapazieren.

Bandscheibenvorfall

WIE ENTSTEHT EIN BANDSCHEIBENVORFALL?

Die Bandscheibe lässt sich am besten mit einem Stoßdämpfer vergleichen. Als abfedernder Puffer liegt er zwischen den einzelnen Wirbeln im Rücken. Wenn eine Bandscheibe nicht genügend mit Nährstoffen und Wasser versorgt wird und zudem unter starker Belastung steht, kann der äußere Faserring ermüden – er wird spröde und rissig. Als Folge davon kann ihn die Flüssigkeit aus dem Inneren des Gallertkerns weiter ausbeulen. Diese Vorwölbung wird medizinisch „Protrusion“ genannt. Man kann sie auf CT- oder Kernspin-Aufnahmen von Wirbelsäulen erkennen. Die meisten dieser Verformungen verursachen keinerlei Beschwerden und werden oft nur durch Zufall bei radiologischen Untersuchungen entdeckt. Meist bilden sie sich von allein wieder zurück. Schmerzhafte Vorfälle (Prolaps) scheinen eher dann aufzutreten, wenn die Bandscheibe sich plötzlich ausdehnt, reißt und auf den Nerv drückt. Wo genau aber eine normale Vorwölbung aufhört und eine krankhafte Läsion beginnt, ist selbst unter Fachleuten umstritten. Je nachdem, wo sie liegen, können sowohl eine Protrusion als auch ein Prolaps heftige Schmerzen auslösen. Ein Bandscheibenvorfall tritt nur selten auf: Etwa 60 Prozent der Bevölkerung leiden hierzulande jährlich mindestens einmal unter Rückenbeschwerden, doch nur fünf Prozent der Männer und 3,5 Prozent der Frauen haben tatsächlich einmal im Leben einen Bandscheibenvorfall. In den meisten Fällen führt eine unglückliche Verknüpfung von alltäglichen Dreh- und Beugebewegungen dazu, dass eine Bandscheibe herausgepresst und eingeklemmt wird. Eine typische Situation ist beispielsweise das abrupte Drehen und Beugen des Oberkörpers beim Aussteigen aus dem Auto. Die untere Lendenwirbelsäule trägt neben dem Becken die ganze Last des Oberkörpers. Daher ist es nicht weiter verwunderlich, dass etwa 70 Prozent aller Rückenschmerzen in diesem Bereich auftreten.

Vor allem Menschen zwischen 30 und 50 Jahren, deren Bandscheiben noch über mehr Gallertmasse verfügen, sind häufiger von einem Bandscheibenvorfall betroffen. Mit zunehmendem Alter werden die Bandscheiben zwischen den Wirbelknochen durch die zahlreichen Belastungen im Laufe des Lebens immer mehr zusammengepresst. Dadurch verlieren sie an Wasser und Höhe (Osteochondrose) und wölben sich nicht mehr so leicht vor. Wir werden dadurch aber leider kleiner und unbeweglicher.

? WIE MACHT ER SICH BEMERKBAR?

Wenn Gewebe aus dem Faserring oder dem Gallertkern austritt und auf den Nervensack oder die -wurzel (Dura) drückt, die neben dem Wirbel seitlich entspringt, verursacht dies oftmals nicht nur ein akutes Stechen in der betroffenen Region. Es können außerdem dumpfe Begleitschmerzen auftreten, die in andere Körperregionen ausstrahlen: zum Beispiel starke Schmerzen in den Armen oder Händen (Brachialgie) oder auch in den Beinen oder Füßen (Ischialgie).

In manchen Fällen reagieren auch die Muskeln, welche die Wirbelsäule umgeben, durch eine plötzliche Verspannung. Man spricht dann von einer Abwehrspannung, da der Körper auf diese Weise versucht, den betroffenen Bereich der Wirbelsäule ruhigzustellen und damit zu schonen.

Doch es gibt auch zahlreiche Fälle, die ganz anders verlaufen: Wenn man die Kernspinaufnahmen der Wirbelsäulen vor allem von älteren Patienten betrachtet, findet man oft Vorwölbungen. Die Ursache hierfür sind kleine Faserrisse. Häufig rufen sie keinerlei Symptome hervor, die Patienten leiden nur selten unter Rückenbeschwerden infolge dieser Protrusionen.

Wer jedoch Rückenschmerzen hat und deshalb einen Arzt aufsucht, bekommt leider nicht selten eine falsche Therapie verschrieben. Der Arzt ordnet eine Kernspintomografie an, um die Wirbelsäule genau zu betrachten. Die sichtbaren Vorwölbungen lassen einen scheinbar eindeutigen Befund zu: Viel zu oft wird dem Betroffenen dann aber möglicherweise zu einer Operation geraten, obwohl die Schmerzen gar nicht auf den Bandscheibenvorfall zurückgehen. Nicht Bilder, nicht der sogenannte Befund, sondern die Befindlichkeit der Betroffenen sind entscheidend. Daraus ergibt sich die Behandlung – und das bedeutet meist keine Operation, sondern die Anwendung konservativer Behandlungsmethoden.

+ WANN MUSS ICH ZUM ARZT?

Gehen Sie zum Arzt, wenn Sie ein heftiges Stechen oder eine Lähmung in der betroffenen Region spüren oder wenn dumpfe Begleitschmerzen auftreten, die in andere Körperregionen ausstrahlen können. Eine gründliche neurologische Untersuchung und ein MRT-/CT-Befund sind sehr wichtig. Manchmal sogar aktuelle Laborwerte.

! WAS KANN ICH SELBST TUN?

Wärme und schmerzstillende Medikamente können im akuten Fall eine Linderung der Beschwerden verschaffen. Auch eine Stufenlagerung kann entkrampfend und schmerzlösend wirken. Dazu legen Sie sich flach auf den Rücken, am besten auf eine warme Decke, und legen die Beine hoch. Die Unterschenkel lagern im rechten Winkel zu den Oberschenkeln auf einer Ablage, die so hoch sein sollte, wie die Oberschenkel lang sind. Dazu eignet sich zum Beispiel ein Sofa, ein niedriger Hocker oder ein Wasserkasten mit einer Kissenauflage (siehe Seite 108).

Arthrose der Wirbelgelenke

WIE ENTSTEHT EINE ARTHROSE?

Die Arthrose ist die häufigste Gelenkerkrankung erwachsener Menschen. Sie ist durch einen fortschreitenden Knorpelverlust gekennzeichnet, der im Laufe der Zeit zunehmende Gelenkschmerzen und Bewegungsbeeinträchtigungen verursacht.

Wie beweglich ein Gelenk ist, hängt vor allem von seiner Flüssigkeit ab. Jede Bewegung presst die Nährlösung unter Druck in den Knorpel. Bei Entlastung fließt sie wieder in das Gelenk zurück. Mit zunehmendem Alter aber verliert die Gelenkflüssigkeit an Wasser. Die bis dahin glatte Knorpeloberfläche wird rau und dünner, weil immer mehr Zellen absterben. Belastungen werden nicht mehr genügend abgefedert. Das führt zu chronischen Reizungen, die Gelenkflächen werden kleiner und die Gelenkkapseln lockern sich.

Um das Gelenk zu stabilisieren, transportiert der Organismus neues Kalzium zu den Entzündungsherden, er bildet seinen eigenen „Gipsverband" zur Stabilisation. Dabei können sich die Knochen verformen, sie bilden bizarre Auswüchse. Enzyme werden freigesetzt, die den Knorpel weiter angreifen, sodass er abgebaut wird. Das Gelenk verknöchert und kann später unbeweglich werden.

? WIE MACHT SIE SICH BEMERKBAR?

Schmerzhafte Muskelverspannungen am Rücken können die Folge einer Arthrose durch eine Gelenkblockade und Reizung der Wirbelgelenke sein. Mit zunehmender Steifheit und Dauer der Schmerzen wird diese oft erst im fortgeschrittenen Stadium im radiologischen Bild sichtbar.

+ WANN MUSS ICH ZUM ARZT?

Es gibt verschiedene Faktoren, die darauf hindeuten, dass ein erhöhtes Arthroserisiko besteht. Dazu gehören unter anderem Übergewicht, Morgensteifheit der Gelenke, schon bekannte Arthrosefälle in der Familie, eine bekannte Gelenkfehlstellung oder Entwicklungsstörung (Hüftdysplasie), eine Stoffwechselstörung, eine Gelenkverletzung oder ein Fehlwachstum nach Knochenbrüchen. Eine größere Arthrose-

gefahr besteht auch bei Sportarten, die die Gelenke stark belasten. In diesen Fällen sollten Sie Ihren Arzt auf das Thema Arthrose ansprechen.
Wer unter chronischen Rückenschmerzen und geschwollenen Gelenken in anderen Körperregionen leidet, sollte auf jeden Fall beim Arzt einen gesicherten Befund erstellen lassen.

! WAS KANN ICH SELBST TUN?

Dem Verschleiß ist zwar nur schwer entgegenzuwirken, allerdings kann man die Belastung für die Gelenke reduzieren. Übergewichtige können ihre Gelenke schon durch eine Gewichtsreduktion enorm entlasten. Insgesamt wirkt sich eine vollwertige Ernährung mit reichlich Antioxidanzien wie Vitamin C und E sowie hochwertigen Ölen wie Fisch- oder Avocadoöl positiv auf Gelenkschäden aus. Antioxidanzien fangen freie Radikale ab, die bei Entzündungsprozessen eine wesentliche Rolle spielen. Die speziellen Fettsäuren aus Fisch- und Avocadoöl werden für das Knorpelwachstum sowie für Reparaturprozesse benötigt. Zudem sollte man eine Übersäuerung des Körpers durch eine einseitige Ernährung unbedingt vermeiden (siehe Seite 185). Sehr wichtig ist auch, die Gelenke durch Bewegung aktiv zu halten und zur Entlastung der Gelenke die Muskulatur zu stärken.

Osteoporose

WIE ENTSTEHT OSTEOPOROSE?

Unser Knochengewebe befindet sich in einem ständigen Zustand des Auf- und Abbaus, Kalzium und Phosphat werden eingelagert und wieder abgebaut. Ab dem 20. Lebensjahr verlieren wir jährlich 0,4 Prozent unserer Skelettmasse. Im Fall der Osteoporose läuft dieser Prozess jedoch zehnmal so schnell ab. Die Stabilität der Knochen nimmt stark ab, sie verlieren an Gewicht und brechen leichter.
Schätzungen, wie viele Menschen unter Osteoporose leiden, variieren: Zwischen drei und sieben Millionen Betroffene soll es allein in Deutschland geben, ein Großteil davon sind Frauen nach den Wechseljahren. Der Abfall von Geschlechtshormonen bei Frauen nach den Wechseljahren beschleunigt den Knochenabbau. Bis zu 40 Prozent dieser Gruppe erkranken deshalb an Osteoporose. Jedoch spielen auch andere Faktoren eine Rolle, weshalb auch Männer an Knochenschwund leiden. Mangel- und Fehlernährung (ein Übermaß an Fast Food, Zucker, Limonaden) können die Entwicklung von Osteoporose beeinflussen, ebenso übermäßiger Genuss von Koffein, Alkohol und Nikotin. Eine besonders große Rolle spielt auch Bewegungsmangel: Durch Bewegung werden die Knochen gestärkt, da Druck und Zug die Knochenbildung fördern, während Bewegungsmangel den Knochenabbau fördert.

? WIE MACHT SIE SICH BEMERKBAR?

Manchmal wird die Osteoporose von Schmerzen begleitet, typisch ist auch eine stark erhöhte Neigung zu Knochenbrüchen. Wenn sich die Wirbelbrüche häufen, kann sich die Statik der gesamten Wirbelsäule verändern. Die Beweglichkeit ist eingeschränkt, die

Betroffenen werden kleiner und entwickeln eventuell einen Rundrücken, den „Witwenbuckel". Durch die Verformung werden Bänder und Gelenke überbeansprucht, es kommt zu Reizungen und Verspannungen.

WANN MUSS ICH ZUM ARZT?

Schmerzen oder ein Knochenbruch erfordern eine sichere Diagnose durch einen Arzt. Wird Osteoporose diagnostiziert, können Medikamente ein Voranschreiten der Krankheit zumindest verzögern. Eine moderne Therapiemöglichkeit sieht vor, die Brüche durch Zement zu stabilisieren, dessen Injektion über bildgebende Verfahren gesteuert wird (Vertebroplastie, Kyphoplastie). Vorbeugen können vor allem Frauen in den Wechseljahren: Durch eine Knochendichtemessung können sie ihr Risiko, an einer Osteoporose zu erkranken, frühzeitig einschätzen lassen und gezielt präventive Maßnahmen ergreifen.

WAS KANN ICH SELBST TUN?

Eine Ernährung, die reich an Kalzium (Milchprodukte, grüne Gemüse, kalziumreiches Mineralwasser) sowie Vitamin D (Seefisch, Milch, Eier) ist, liefert die wichtigsten Bausteine für ein stabiles Knochengerüst. Regelmäßige, möglichst tägliche Bewegung – wegen der Bildung von Vitamin D durch Sonnenlicht bevorzugt im Freien – vermindert den Abbau von Muskel- und Knochenmasse. Unbedingt vermeiden sollte man häufige Diäten, Untergewicht und Rauchen. Walken, Radfahren oder Schwimmen sind geeignete Sportarten, um Osteoporose vorzubeugen.

Akute Verletzungen

Prellungen und Zerrungen

WIE KOMMT ES DAZU?

Das Steißbein, das verknöcherte untere Ende der Wirbelsäule, ist besonders anfällig für Prellungen. Zerrungen entstehen meist, wenn Muskeln, Bänder oder Sehnen durch eine plötzliche, heftige Bewegung, einen Sturz oder eine ungewohnte Belastung überdehnt werden.

WIE MACHEN SIE SICH BEMERKBAR?

Eine Steißbeinprellung ist sehr schmerzhaft und oft mit einer Schwellung und einem Bluterguss verbunden. Kältepackungen helfen, das Gewebe wieder abschwellen zu lassen. Schmerzen, die bei Zerrungen auftreten, werden durch den starken Zug an den Sehnenansatzpunkten, durch Schwellungen oder feine Risse in Bändern der Gelenkkapseln oder Muskelfasern hervorgerufen.

WANN MUSS ICH ZUM ARZT?

Bei einer starken Prellung oder Zerrung sollten Sie von einem Arzt abklären lassen, ob nicht eine schwerere Verletzung vorliegt (etwa ein Knochenbruch).

WAS KANN ICH SELBST TUN?

Ein guter Schutz vor Zerrungen sind trainierte Muskeln und sorgfältiges Aufwärmen vor jeder sportlichen Tätigkeit. Zerrungen suchen besonders jene Sportler heim, die unvorbereitet zu schnell loslegen.

BESCHWERDEN – UND WIE SIE BEHANDELT WERDEN

Sind die Beschwerden chronisch? Wurden Sie mehr als 6 Wochen lang behandelt? Oder ist es ein Vorfall im akuten Stadium? Auch von solchen Fragen hängt die optimale Behandlung ab. Hier können Sie sehen, welche Maßnahmen wann sinnvoll sind.

Gelenkbeschwerden

	Therapien	Gelenkblockade	Arthrose
konservative Therapie	Kälte	akutes Stadium	akutes Stadium
	Wärme	chronische Beschwerden	chronische Beschwerden
	Hitze (Alternative zu Kälte)	akutes Stadium	akutes Stadium
	ABC-Pflaster/heiße Dusche oder Bad/Wärmesalbe	akutes Stadium	akutes Stadium
	Schmerzmittel (leicht)	akutes Stadium	akutes Stadium
	Schmerzmittel (schwer)	hochakutes o. chron. Stadium	hochakutes o. chron. Stadium
	Akupunktur/therapeutische Lokalanästhesie	bis 6. Woche und begleitend zu minimalinvasivem Eingriff	bis 6. Woche und begleitend zu minimalinvasivem Eingriff
	Elektro-/Ultraschalltherapie	bis 6. Woche und begleitend zu mikroinvasivem Eingriff	bis 6. Woche und begleitend zu mikroinvasivem Eingriff
	transkutane elektrische Neurostimulation	bis 6. Woche und begleitend zu minimalinvasivem Eingriff	bis 6. Woche und begleitend zu minimalinvasivem Eingriff
	Triggerpunkt-Massagen	bis etwa 6. Woche	bis etwa 6. Woche/Nachsorge/intermittierend bei chron. Schmerzen
	Akupressur/Shiatsu/Osteopressur	bis etwa 6. Woche	bis etwa 6. Woche/Nachsorge/intermittierend bei chron. Schmerzen
	manuelle Therapie	bis etwa 6. Woche	Osteopathie ab 6. Woche
	medikamentöse Mikrotherapie	ab 6. Woche	ab 6. Woche, wenn vorübergehende Besserung: Wiederholung
operative Therapie	operative Mikrotherapie (Neurolyse)		ab 6. Woche/wenn medikamentöse Mikrotherapie nicht ausreicht
Rehabilitation	Krankengymnastik	begleitend und nach der Behandlung	begleitend und nach der Behandlung
	Osteopathie	bis 6. Woche, Nachsorge	begleitend und nach der Behandlung

Bandscheibenvorfälle

	Therapien	mittiger Vorfall (drückt auf Dura)	Sequester (abgerissener Bandscheibenteil)	seitlicher Vorfall (drückt auf Nerv)
konservative Therapie	Kälte	akutes Stadium	akutes Stadium	akutes Stadium
	Wärme	chronische Beschwerden	chronische Beschwerden	chronische Beschwerden
	heißes Bad oder Dusche (Alternative zu Kälte)	akutes Stadium	akutes Stadium	akutes Stadium
	ABC-Pflaster/Wärmesalbe/Rückenwickel	akutes Stadium	akutes Stadium	akutes Stadium
	Schmerzmittel (leicht)	bis 6. Woche bei kleinem Vorfall		
	Schmerzmittel (schwer)	bei großem Vorfall	wie vom Arzt verordnet	bei großem Vorfall
	Akupunktur/Lokalanästhesie	alle Stadien, bis 6. Woche	alle Stadien der Beschwerden	alle Stadien der Beschwerden
	Elektro-/Ultraschalltherapie	alle Stadien der Beschwerden	alle Stadien der Beschwerden	alle Stadien der Beschwerden
	Elektrische Muskel-/Neurostimulation	alle Stadien der Beschwerden	alle Stadien der Beschwerden	alle Stadien der Beschwerden
	Triggerpunkt-Massagen	alle Stadien der Beschwerden	alle Stadien der Beschwerden	alle Stadien der Beschwerden
	Akupressur/Osteopressur	alle Stadien der Beschwerden	alle Stadien der Beschwerden	alle Stadien der Beschwerden
	Shiatsu	alle Stadien der Beschwerden	alle Stadien der Beschwerden	alle Stadien der Beschwerden
	medikamentöse Mikrotherapie	sofort	sofort	sofort
operative Therapie	operative Mikrotherapie	wenn medikamentöse Mikrotherapie nicht wirksam		ab 6. Woche/wenn medikamentöse Mikrotherapie nicht wirksam
	endoskopische Operation			wenn medikamentöse Mikrotherapie nicht wirksam
	offene Bandscheibenoperation	hochakut, Massenvorfall, neurologische Störungen, Lähmungen	hochakut, zunehmend neurologische Störungen, Lähmungen	hochakut, zunehmend neurologische Störungen, Lähmungen
Rehabilitation	Krankengymnastik	Nachsorge	Nachsorge	Nachsorge
	Osteopathie/Chirotherapie	therapiebegleitend	therapiebegleitend	therapiebegleitend

Schleudertrauma

WIE KOMMT ES ZU EINEM SCHLEUDERTRAUMA?

Zu den sich erst spät auswirkenden Verletzungen zählt das Peitschenhieb-Syndrom, auch Schleudertrauma genannt. Es entsteht durch heftige, kurz aufeinanderfolgende Gegenbewegungen, zum Beispiel bei einem Auffahrunfall. Dabei kommt es zu einer Überdehnung der Hals- und Schultermuskeln sowie der Bänder, Sehnen und Gelenkkapseln.

? WIE MACHT ES SICH BEMERKBAR?

Die Symptome eines Schleudertraumas reichen von einer leichten Bänderzerrung bis hin zu Kopfschmerzen, Übelkeit und Konzentrationsstörungen. Bei einem Aufprall wird die Wirbelsäule großen Kräften ausgesetzt, was sich noch Jahre später durch Funktionsstörungen bemerkbar machen kann. Oft entwickeln die Patienten auch scheinbar unerklärliche Beschwerden.

In meiner Praxis habe ich Facettengelenkarthrosen von erheblichem Ausmaß auch noch Jahrzehnte nach dem Unfall beobachten können. Da ein unmittelbarer Zusammenhang nur schwer nachzuweisen ist, ist dies für die individuelle Schadensvergütung problematisch, Lassen Sie deshalb nach einem Unfall immer eine Röntgen- und eine Kernspinaufnahme machen. Im Kernspintomogramm werden auch kleinere Verletzungen sichtbar.

+ WANN MUSS ICH ZUM ARZT?

So früh wie möglich sollten bei einem Schleudertrauma die Schmerzen des Patienten gelindert und seine Beweglichkeit gefördert werden. Durch eine frühzeitige Kernspintomografie kann ausgeschlossen werden, dass Blutungen oder sonstige Verletzungen entstanden sind. Wenn dem so ist, kann mit einer krankengymnastischen Behandlung begonnen werden. Damit könnte nach wenigen Wochen eine Linderung der Schmerzen erreicht werden.

Wichtige Faktoren bei Behandlung und Heilung sind Osteopathie und Krankengymnastik sowie Zuwendung, die der Patient erfährt. Ein Unfall kann seelische Traumata hinterlassen, die zu einer emotionalen Verspannung der Muskulatur führen können. In der Folge kommt es zu Schonhaltungen und langfristig zu Arthrose, die auch Gutachter bis heute kaum berücksichtigen. Wichtig ist deshalb auch eine traumapsychologische Betreuung.

! WAS KANN ICH SELBST TUN?

Der Patient sollte so schnell wie möglich seine gewohnten Alltagsaktivitäten aufnehmen. So kann man sich von den Schmerzen ablenken und gleichzeitig chronischen Beschwerden und der Ausbildung eines Schmerzgedächtnisses vorbeugen.

Gelenkschäden

Iliosakralsyndrom

WIE ENTSTEHT EIN ILIOSAKRALSYNDROM?

In der Kindheit ist das Iliosakralgelenk (Kreuzdarmbeingelenk) noch beweglich und flexibel, die Gelenkflächen sind glatt und gut geschmiert. Wenn ein Gelenk durch eine heftige Bewegung gedehnt wird, rutscht es nach einiger Zeit in die Normalstellung zurück. Während des Lebens können sich jedoch in den Gelenken immer mehr zum Teil schmerzhafte Verkalkungen bilden. Erschütterungen oder Verschleiß können dazu führen, dass sich die Gelenkflächen stärker gegeneinander verschieben. Solche Verkantungen machen sich nicht immer bemerkbar, können aber zu einem Schiefstand des Beckens oder einer Arthrose führen. Oft verbirgt sich hinter Schmerzen im unteren Rücken eine minimale Verschiebung oder Verkantung des Iliosakralgelenks. Besonders häufig betroffen sind Frauen nach einer Geburt, wenn sich die Bänder im Unterleib für den Geburtsvorgang lockern. Auch unterschiedliche Beinlängen, ein Unfall, eine Fehlhaltung der Wirbelsäule oder eine entzündlich-rheumatische Erkrankung kann die Ursache einer solchen Blockade sein.

? WIE MACHT ES SICH BEMERKBAR?

Tief sitzende Schmerzen im Bereich des Kreuzbeins und der Leiste, auch beim Anheben des Beins oder nach längerem Sitzen, können auf ein Iliosakralsyndrom hinweisen. Typisch ist außerdem der Anlaufschmerz. Der meist einseitige Schmerz zieht sich vom Gesäß bis seitlich zum Unterschenkel, manchmal tritt er auch nur in der Wade auf.

+ WANN MUSS ICH ZUM ARZT?

Sollten Sie den Verdacht auf ein Iliosakralsyndrom haben, müssen Sie einen Arzt aufsuchen. Durch eine körperliche Untersuchung, gegebenenfalls durch Röntgen oder eine Kernspintomografie, kann der Befund abgesichert und eine andere Ursache für Rückenschmerzen ausgeschlossen werden.

! WAS KANN ICH SELBST TUN?

Wenn der Arzt ein Iliosakralsyndrom diagnostiziert hat, ist es zusätzlich zur Therapie wichtig, dass der Betroffene lernt, übermäßige Belastungen der Wirbelsäule durch eine richtige Körperhaltung und rückenschonende Bewegungen im Alltag zu vermeiden. Wichtig ist aber, dass Sie sich dennoch möglichst viel bewegen: Dehnen Sie das Gelenk und laufen Sie in den Schmerz hinein. Nach einiger Zeit wird er sich so bessern.

Facettensyndrom (Spondylarthrose)

WIE ENTSTEHT EIN FACETTENSYNDROM?

Im Laufe eines Lebens werden die Facettengelenke stark beansprucht: Auf ihnen ruht immerhin ein Viertel des Körpergewichts. Wenn die Bandscheiben dünner werden und die Muskulatur schrumpft, kann diese Last sich auf bis zu 70 Prozent erhöhen. Werden die Wirbelgelenke stark belastet oder beginnen sie, sich abzunutzen, verkanten sie sich. Sie „blockieren" und werden unbeweglicher (Facettensyndrom). Es kommt zu Schmerzen, die Muskeln reagieren, indem sie sich verspannen. Die häufigsten Ursachen für das Facettensyndrom sind Verschleiß, eine Überlastung der Wirbelgelenke, Wirbelgleiten, Osteoporose, Osteochondrose, Übergewicht und Bewegungsmangel.

WIE MACHT ES SICH BEMERKBAR?

Plötzliche Blockaden, Muskelverspannungen und Rückenschmerzen können Symptome für ein Facettensyndrom sein. Eine genauere Untersuchung zeigt dann, dass die Nervenwurzeln – anders als beim Bandscheibenvorfall – nicht beteiligt sind, und auch die Schmerzausstrahlung ist anders.

Am häufigsten tritt das Facettensyndrom im Bereich der Lendenwirbelsäule auf. Typisch sind lokale oder diffus flächige Schmerzen im Rücken, Gesäß oder Hals, die durch Druck ausgelöst oder verstärkt werden. Ein Facettensyndrom im Bereich der Brustwirbelsäule oder der Halswirbelsäule reagiert mit Ausstrahlung der Schmerzen in die dort angrenzenden Bereiche Brustkorb bzw. Arme und Schultern.

WANN MUSS ICH ZUM ARZT?

Wer chronische Rückenschmerzen hat, die sich bei Bewegung nicht bessern, sollte einen Arzt aufsuchen, um den Befund (Facettensyndrom) abzusichern und andere Schmerzursachen auszuschließen. Der Arzt wird den Betroffenen auf jeden Fall zu regelmäßiger Bewegung ermutigen. Krankengymnastik, Medikamente, Wärmereize, Akupunktur, Entspannungsübungen, Massagen oder auch die Mikrotherapie können – neben lokalen Injektionen – das Schmerzempfinden herabsetzen.

WAS KANN ICH SELBST TUN?

Wenn Ihr Arzt ein Facettensyndrom diagnostiziert hat, ist es zusätzlich zur Therapie wichtig, dass Sie in Bewegung bleiben. Schwerere Belastungen wie Gartenarbeit oder Gewichteheben im Fitnessstudio sollten Sie jedoch vermeiden. Hat ein Patient kaum Schmerzen, kann er mit Physiotherapie und Rückenschule beginnen, um seine Muskulatur zu kräftigen.

Entwicklungsstörungen

Wenn der Rücken Probleme bereitet, sind immer wieder auch angeborene Schäden die Ursache. So haben zum Beispiel viele Menschen unterschiedlich lange Beine. Bei zehn Prozent der Deutschen weisen sie einen Längenunterschied von etwa einem Zentimeter auf. Die Wirbelsäule versucht, diese Schräglage durch eine entgegengesetzte Krümmung auszugleichen. In der Folge werden Wirbel, Gelenke, Muskeln, Bänder, Kapseln und Sehnen überdehnt, verkürzt, verspannt, überbelastet oder sie verkümmern. Einen leichten Beckenschiefstand kann der Körper meist problemlos ausgleichen. Erst wenn der Längenunterschied der Beine groß ist und die Wirbelsäule sich stark krümmt, kommt es zu Rückenschmerzen.

Skoliose

WIE ENTSTEHT EINE SKOLIOSE?

Die genauen Mechanismen, wie eine Wirbelsäulenfehlkrümmung entsteht, sind nicht bekannt. Nur in etwa 15 Prozent aller Fälle kann eine konkrete Ursache ausgemacht werden. Dazu zählen zum Beispiel die sehr seltene Rachitis (Skelettveränderungen, die auf einem gestörten Vitamin-D-Stoffwechsel beruhen), Bindegewebs- oder Muskelschwächen, Lähmungen, Verletzungen oder Entzündungen. Vor allem während des Wirbelsäulenwachstums verschlechtert sich eine meist schon vorhandene skoliotische Fehlhaltung und es bildet sich eine Skoliose heraus.

Sind die Ursachen dafür nicht bekannt, sprechen Mediziner von einer „idiopathischen Skoliose". Kann die Ursache hingegen ausgemacht werden und lässt sich die Skoliose auf eine andere Erkrankung (etwa ein Trauma) zurückführen, wird sie als „sekundäre Skoliose" bezeichnet.

? WIE MACHT SIE SICH BEMERKBAR?

Diese Wachstumsstörung der Wirbelsäule tritt meist im Kindesalter auf und endet mit Abschluss der Pubertät. Etwa zwei bis vier Prozent aller Jugendlichen sind betroffen, Mädchen viermal häufiger als Jungen. Kennzeichnend ist eine seitliche Verkrümmung der Wirbelsäule, wobei sich auch einzelne Wirbel verdrehen. Die betroffenen Bereiche der Wirbelsäule können mit der Zeit versteifen. Eine Skoliose verursacht lange Zeit keine Schmerzen. Skoliosen werden erst entdeckt, wenn Abnutzungserscheinungen Rückenprobleme bereiten. Zunehmende Schmerzen können extreme Verkrümmungen hervorrufen. Äußere Zeichen für eine Skoliose können sein:

- ungleich hohe Schultern oder Hüften,
- seitlicher Rumpfüberhang,
- herausstehendes Schulterblatt,
- schräge Kopfhaltung,
- ungerader Verlauf der Dornfortsatzreihe.

+ WANN MUSS ICH ZUM ARZT?

Da eine leichte Form der Skoliose keine Beschwerden bereitet, wird sie oftmals nur zufällig entdeckt, etwa bei einer der Kinder- und Jugendvorsorgeuntersuchungen. Sollte in Ihrer Familie schon ein Fall von Skoliose bekannt sein, sollten Sie Ihren Kinderarzt darauf hinweisen, da die Erkrankung oftmals familiär gehäuft auftritt.

! WAS KANN ICH SELBST TUN?

Bei leichten Formen genügt ein Training der Rückenmuskulatur: Ich empfehle gerne tägliches Schwimmen oder Rudern (dabei bitte auf die richtige Haltung achten) oder das Üben mit einem Fitnessgerät und natürlich meine vorbeugenden Rückenübungen für zu Hause (ab Seite 121). In schwereren Fällen ist unter Umständen ein speziell angepasstes Korsett nötig oder sogar eine Operation angesagt.

Wirbelgleiten

WIE ENTSTEHT EIN WIRBELGLEITEN?

Meist sind die unteren Lendenwirbel vom Wirbelgleiten (Listhesis) betroffen. Dabei verschieben sich zwei Wirbel gegeneinander, häufig rutscht der obere über den unteren nach vorn. Die betroffenen Wirbelgelenke sowie die Bandscheiben werden dadurch stark belastet. Bei der angeborenen Form, der sogenannten Spondylolisthesis, sind Wirbelkörper und -bogen nicht richtig miteinander verwachsen. Sie werden stattdessen nur durch Bänder und Sehnen zusammengehalten.

Die „Pseudospondylolisthesis“ entsteht hingegen durch Verschleiß. Dabei bilden sich durch wiederholte starke Belastungen Risse zwischen Wirbelkörper und -bogen. Aber auch überdehnte Bänder sowie ein extremes Hohlkreuz können die Entstehung von Gleitwirbeln fördern.

? WIE MACHT ES SICH BEMERKBAR?

Es kann zu Verspannungen und – wenn der verschobene Wirbel einen Nerv dehnt oder einengt – zu Nervenreizungen oder -ausfallerscheinungen kommen. Eine starke, gut trainierte Muskulatur kann die Gleitwirbel stabil halten und es müssen keinerlei Beschwerden auftreten.

+ WANN MUSS ICH ZUM ARZT?

Wenn die Rückenschmerzen länger andauern, sollten Sie einen Arzt aufsuchen, der versuchen wird, die Ursache für die Beschwerden zu finden. Sollte er bei Ihnen ein Wirbelgleiten feststellen, wird er entsprechende Behandlungsempfehlungen geben (Muskeltraining an speziellen Kraftgeräten, intensives Rückentraining, Krankengymnastik, Mikrotherapie der Facetten, selten der Bandscheibe). Lediglich in sehr schweren Fällen, wenn der Wirbel auf Nerven drückt, muss eventuell operiert werden.

! WAS KANN ICH SELBST TUN?

Auch hier gilt: Werden Sie aktiv! In den meisten Fällen genügt es, die Rückenmuskulatur durch gezieltes, tägliches Training zu stärken, um die gleitenden Wirbel an ihrem Platz zu halten.

Morbus Scheuermann

WIE ENTSTEHT MORBUS SCHEUERMANN?

Die Scheuermann-Krankheit tritt vornehmlich in der Pubertät auf, Jungen erkranken häufiger daran als Mädchen. Bei dieser Erkrankung ist die Entwicklung der bandscheibennahen Oberflächen der Wirbelkörper, meist der Brustwirbel, gestört. Ein kleiner Teil des Knochens wird spröde, die Endplatten der Wirbel verändern sich und brechen lokal ein. Die Bandscheiben drücken nach oben oder unten in das Gewebe, sodass die Wirbel dauerhaft ihre Form verändern können. Manchmal können sich sogenannte Keilwirbel entwickeln, die vorn flacher sind als hinten.
Die genauen Ursachen der Krankheit sind noch nicht erforscht. Es wird jedoch vermutet, dass eine angeborene Veranlagung bei der Entwicklung von Morbus Scheuermann eine wichtige Rolle spielt. Eine schlechte Körperhaltung, zum Beispiel das lange Sitzen am Schreibtisch mit nach vorn gebeugtem Oberkörper, kann die Problematik dann akut auslösen.

? WIE MACHT ER SICH BEMERKBAR?

Meist bleibt er ohne Symptome und oft wird er erst bei einer radiologischen Untersuchung entdeckt. Durch die Veränderung der Wirbel verstärkt sich die natürliche Krümmung der Brustwirbelsäule nach hinten (Kyphose) und die Betroffenen können im Laufe der Zeit einen Rundrücken entwickeln. In seltenen Fällen kann es sogar zur Ausbildung eines „Buckels“ kommen. Auch

wenn die Erkrankung meist mit Ende der Wachstumsphase von allein zum Stillstand kommt, bleibt die Brustwirbelsäule immer wieder einmal druck- und schmerzempfindlich.
Morbus Scheuermann kann auch im Lendenwirbelbereich auftreten, ruft dort aber meist keine Symptome hervor und bleibt deshalb unentdeckt. Die Scheuermann-Krankheit verläuft oft schmerzlos und wird deshalb in vielen Fällen lange nicht erkannt.

+ WANN MUSS ICH ZUM ARZT?

Beschwerden treten auch in schwereren Fällen nicht unbedingt auf, weshalb die Krankheit in vielen Fällen zufällig entdeckt wird. Falls die Erkrankung schon bekannt ist, kann man Spätschäden durch muskelkräftigendes Rückentraining vorbeugen.

! WAS KANN ICH SELBST TUN?

Mithilfe von Krankengymnastik und Übungen zur Stärkung der Rumpfmuskulatur kann der Krümmung der Brustwirbelsäule entgegengewirkt werden. Zusätzlich können bestimmte Übungen bewirken, dass einzelne Muskelgruppen gestärkt und verkürzte Muskeln gedehnt werden. Wichtig ist außerdem, Fehlbelastungen wie stundenlanges gebeugtes Sitzen zu vermeiden. Als Sportarten eignen sich zum Beispiel Walking, Schwimmen oder Gymnastik. Verzichten sollten Sie bei Schmerzen auf alle Sportarten, bei denen die Wirbelsäule starkem Druck ausgesetzt ist, also zum Beispiel Kraft- und Kampfsport, Turnen, Rennradfahren oder Ballsport wie Fuß- und Handball.

Infektionen

WIE KOMMT ES ZU EINER INFEKTION?

In seltenen Fällen können Bakterien oder Viren eine Entzündung der Wirbel oder Bandscheiben hervorrufen und so auch Auslöser von Rückenschmerzen sein. Etwa die von Zecken übertragene Lyme-Borreliose, aber auch unsaubere oder fehlerhaft ausgeführte Injektionen können Ursache einer Infektion sein. Leider sehen wir Radiologen wieder öfter Abszesse an Knochen und Gelenken, die durch die weltweit zunehmende Tuberkulose hervorgerufen werden. Selten kann auch bei einer Wirbelsäulenoperation oder durch eine lokale Injektionsbehandlung eine Infektion entstehen.

? WIE MACHT SIE SICH BEMERKBAR?

Die Entzündung kann zum Teil starke Schmerzen verursachen.

+ WANN MUSS ICH ZUM ARZT?

Unerklärliche Schmerzen erfordern einen ärztlichen Befund. Bildet sich um die Stelle eines Zeckenbisses eine Rötung, sollten Sie von einem Arzt eine Borreliose-Infektion ausschließen oder gegebenenfalls antibiotisch behandeln lassen. Dadurch können Sie Spätschäden vermeiden.

! WAS KANN ICH SELBST TUN?

Hier hilft nur Ruhe bewahren, die Untersuchungsergebnisse abwarten und dem ärztlichen Rat folgen.

SOS-SELBSTHILFE BEI AKUTEN SCHMERZEN

Wenn der Schmerz plötzlich zuschlägt, sollten Sie wissen, was zu tun ist. Wichtig ist erst einmal, dass Sie in einer schmerzfreien Position zur Ruhe kommen. Lesen Sie hier, was bei welchem Schmerz am besten wirkt.

Wenn sich plötzlich der Schmerz im Rücken bemerkbar macht und schon die geringste Bewegung den Körper zu lähmen scheint, gibt es eine gute und eine schlechte Nachricht. Die gute: In den allermeisten Fällen ist dies kein Vorzeichen auf ein dauerhaftes Leiden. 90 Prozent aller akuten Rückenschmerzen heilen innerhalb von vier bis sechs Wochen. Allerdings – und das ist die schlechte Nachricht: An den akut auftretenden Schmerzen ändert dies zunächst einmal nichts. Immerhin gibt es aber auch in diesen Momenten einige Möglichkeiten, den Schmerz zu lindern. Ich möchte Ihnen auf den nachfolgenden Seiten einige Methoden zur Selbsthilfe für den Akutfall vorstellen, die sich besonders für die Anwendung zu Hause eignen. Ziel aller Soforthilfemaßnahmen ist es, dass Sie beweglich bleiben oder es möglichst rasch wieder werden.

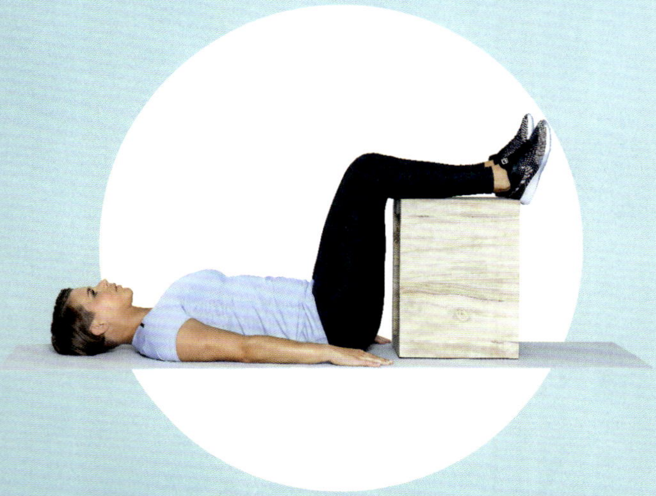

LIEGEN ZUR ENTSPANNUNG

Manchmal sind die Schmerzen so stark, dass Bewegungen kaum noch möglich sind. Versuchen Sie in einem solchen Fall, in einer schmerzfreien Position zur Ruhe zu kommen. Die vorgeschlagenen Liegepositionen haben alle denselben Zweck: Sie mindern den Druck auf die Bandscheiben und entlasten Nerven und Knorpel in den Wirbelgelenken. Doch denken Sie bitte daran: Liegen ist zur Entlastung eine gute Sache, aber keine Dauerlösung.

Die Stufenlagerung

Legen Sie sich mit dem Rücken auf eine feste Unterlage, legen Sie Ihre Unterschenkel je nach den Beschwerden auf eine Knierolle, einen Koffer, einen Schaumstoffwürfel (aus dem Sanitätshandel) oder alternativ auf die Sitzfläche eines Stuhls. Besonders gut entspannen können sich die Rückenmuskeln in der erhöhten Lagerung der Beine mit einem 90-Grad-Winkel in Hüft- und Kniegelenken. Der Bandscheibendruck wird dann minimiert und gleichmäßig verteilt.

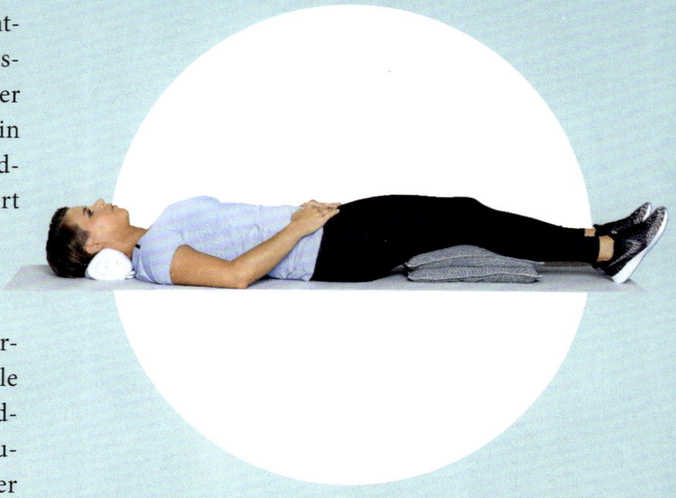

Die Rückenlage

Legen Sie sich auf den Rücken, unterstützen Sie Kopf und Halswirbelsäule mit einem zusammengerollten Handtuch. Die Knie werden mit einem zusammengerollten Kissen oder einer Knierolle unterlagert – so bildet sich kein Hohlkreuz und die Lendenwirbelsäule mit ihren angrenzenden Strukturen (Nerven, Muskeln) wird entlastet.

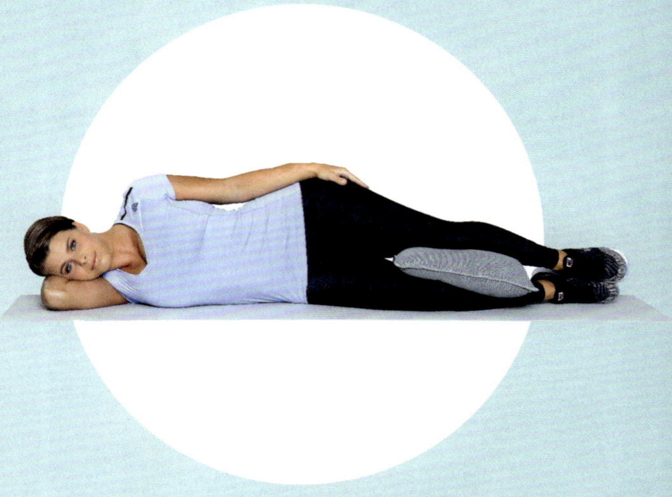

Die Seitenlage

Diese Position empfiehlt sich insbesondere, wenn Sie einseitige Rückenschmerzen haben. Legen Sie sich seitlich auf den Boden oder das Bett, die schmerzfreie Seite ist unten. Winkeln Sie Ihre Beine nun in Knien und Hüfte leicht an. Der Kopf ruht auf dem Unterarm oder auf einem flachen Kissen. Damit das obere Knie nicht nach innen fällt und es zu Verdrehungen der Wirbelsäule kommt, können Sie zur Unterstützung ein Kissen zwischen die Knie klemmen.

RICHTIGES ATMEN

Mit der richtigen Atemtechnik lassen sich akute Rückenschmerzen lindern, die verkrampfte Rückenmuskulatur wird dabei entspannt. Entspannung und Beruhigung stehen also im Vordergrund. Oder, andersherum ausgedrückt: Wer versucht, den Schmerz „wegzuhecheln", sorgt dafür, dass sich der Körper noch mehr verspannt. Denn schnelles Atmen mithilfe der Brustmuskulatur, wobei die Schultern nach oben gezogen werden, führt zu weiterer Anspannung und zu noch mehr Stress.

Alle gängigen asiatischen Bewegungslehren, ob Qigong, Tai-Chi oder Yoga, arbeiten mit Atemtechniken, die darauf beruhen, dass beim Atmen der Brustkorb möglichst ruhig bleibt und sich die Bauchdecke hebt und senkt. Atmen ist ein körperlicher Reflex und geschieht automatisch, aber wir können Einfluss darauf nehmen, indem wir den Atem steuern. Wer lernt, den Atem zu kontrollieren, kann auf das unbewusste Nervensystem einwirken. So nutzen alle großen meditativen Bewegungslehren den Atem während der Übungen als Instrument. Auch bei den modernen Entspannungstechniken wie progressiver Muskelentspannung, autogenem Training oder Biofeedback spielt der Atem eine zentrale Rolle. Ihn zu kontrollieren, entspannt den Muskeltonus und wirkt Stress entgegen.

Besonders zu empfehlen ist bei chronischen Rückenschmerzen das sanfte **Tai-Chi.** Wissenschaftliche Untersuchungen belegen, dass diese jahrtausendealte Kampftechnik bei regelmäßigem Üben die Gesundheit positiv beeinflusst. Wer langjährige Tai-Chi-Erfahrung hat, ist seltener von Verformungen der Wirbelsäule betroffen. Dass die Bewegungen mit voller Aufmerksamkeit ausgeführt werden müssen, schärft die Konzentration und hält jung und fit – bis über 100 Jahre, wie man bei alten Chinesen sehen kann.

Das indische **Yoga** ermöglicht eine optimale Mischung aus langsamer Bewegung, tiefer Atmung, vorsichtiger Dehnung und Konzentration. Yoga ist bei chronischen Rückenschmerzen besser als jede Gymnastik, das konnte eine Studie aus den USA beweisen. Ärzte an der Klinik für Integrative Medizin an der Universitätsklinik Essen fanden zudem heraus, dass gestresste Frauen nach drei Monaten Yogatraining weit weniger Rückenschmerzen hatten und auch viel besser mit Stress umgehen konnten als vorher. Einige für den Rücken besonders geeignete Yogaübungen finden Sie ab Seite 164.

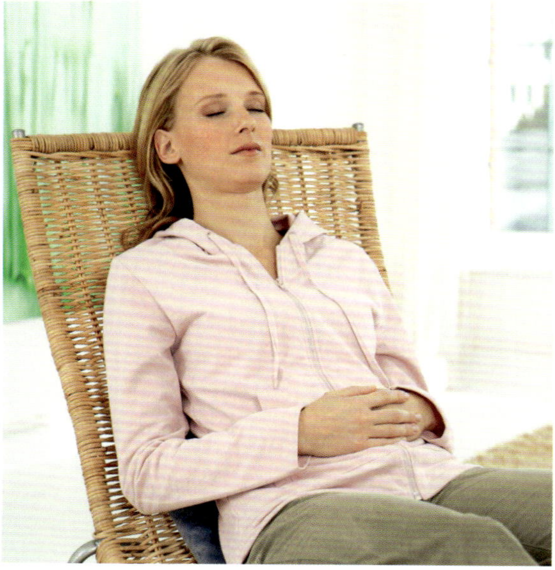

Leichte Atemübung

Für den Alltag empfehle ich Ihnen eine leichte Atemübung: Nehmen Sie eine bequeme Haltung ein und legen Sie die Hände übereinander auf den Bauchnabel. Stellen Sie sich vor, dass sich ein großer Schwamm in Ihrem Unterbauch befindet. Atmen Sie tief und regelmäßig ein, Sauerstoff strömt in den Schwamm. Spüren Sie, wie sich beim Ausatmen der Schwamm leert. Stellen Sie sich vor, wie beim Ausatmen die Verspannung Ihren Körper verlässt. Oder versuchen Sie, gezielt in die schmerzende Region hineinzuatmen: Lassen Sie dazu Ihre Gedanken in den Schmerz wandern und atmen Sie ganz bewusst und langsam dort hinein.

KÄLTE GEGEN DEN SCHMERZ, WÄRME FÜR DIE DURCHBLUTUNG

Sowohl Kälte als auch Wärme können zur Linderung bei Rückenschmerzen beitragen. Was zu welchem Zeitpunkt das richtige Mittel ist, kommt ganz auf die jeweiligen Symptome und Anwendungsgebiete an. Die Faustregel: Kälte lindert den Schmerz, zumeist hilft dies bei akuten Gelenkschmerzen. Wärme hingegen fördert die Durchblutung; das ist bei chronischen Rückenschmerzen besonders hilfreich.

Behandlung mit Kälte

Kälte verringert die Stoffwechselaktivität und blockiert ab einem Temperaturbereich von etwa minus 20 °C auch die Schmerzweiterleitung. Daher sprechen akute Rückenschmerzen häufig gut auf Kälte an. Nicht geeignet sind Behandlungen mit Kälte bei Durchblutungsstörungen und Kälteallergien.

- **Gel- oder Eispackung:** Zerstoßenes Eis im Gefrierbeutel eignet sich ebenso wie irgendein Tiefkühlprodukt oder gelhaltige Packungen aus der Apotheke. Alle Packungen werden in ein trockenes, dickes Tuch gewickelt. Um Entzündungen zu lindern, ist ein Temperaturbereich von 10 bis 15 °C ideal. Wärmen Sie die Packung vor dem Auflegen etwas bei Raumtemperatur an; die optimale Temperatur ist erreicht, wenn die Packung als angenehm empfunden wird. Sollen Entzündungen abklingen, kann die Anwendung 20 bis 30 Minuten dauern. Zur reinen Schmerzlinderung sind kältere Auflagen von 1 bis 3 Minuten mehrmals täglich sinnvoll.
- **Geeistes Kirschkernkissen:** Das Kissen (aus dem Sanitätshandel) wird ungefähr 2 Stunden bei etwa minus 20 °C ins Eisfach gelegt. Bis zu 45 Minuten gibt es dann nach dem Herausnehmen Kälte ab. Trockene Kälte ist den meisten angenehmer als nasses Eis.

Behandlung mit Wärme

Wenn Kälte bei akutem Schmerz nicht hilft, können Sie es mit Wärme versuchen. Denn Wärme entspannt, lockert die Muskeln, fördert die Durchblutung und lindert Schmerzen. Schmerz verursachende Ablagerungen können leichter abtransportiert werden. Wärme hilft meist bei chronischem Schmerz. Aber Vorsicht: Bei Entzündungen durch Erreger ist Wärme nicht angesagt.

- **Wärmflasche:** Füllen Sie eine Wärmflasche halb, die noch enthaltene Luft streichen Sie Richtung Flaschenhals aus – so kann sich die Wärmflasche optimal Ihrer Körperform anpassen. Legen Sie sie in ein Handtuch gewickelt auf die Schmerzzone.
- **Infrarotlampe:** Bestrahlen Sie die schmerzende Stelle aus 30 Zentimeter Entfernung, dabei stellt ein Gerät ab 150 Watt eine effektive Wärmequelle dar. Lassen Sie die Wärme ungefähr 20 Minuten auf sich wirken.
- **Kirschkernsack:** Im Backofen erwärmen Sie den Kirschkernsack auf etwa 120 °C. Fühlen Sie mit der Hand, ob er hautverträglich ist. Wer es gerne wärmer mag (nicht mehr als 160 °C), muss ein dünnes Tuch zwischen Haut und Säckchen legen. Nach ca. 40 Minuten ist die Wärme abgegeben.

- **Wärmende Salben oder Pflaster:** Sie regen die Durchblutung an und wirken schmerzlindernd. Häufig genutzt wird vor allem das ABC-Pflaster, das den Wirkstoff Capsaicin enthält. Wenden Sie das Pflaster nicht auf Schleimhäuten, offenen Wunden, erkrankten Hautstellen oder bei Allergien gegen Capsaicin an! Reinigen Sie sich nach dem Auftragen gründlich die Hände, denn die Wirkstoffe dürfen nicht ins Auge gelangen. Das ABC-Pflaster schneidet man auf die passende Größe zu und klebt es auf die schmerzende Stelle. Es sollte täglich gewechselt werden. Wer nach der Pflasterentfernung duschen möchte, sollte die Wassertemperatur nicht zu heiß stellen, weil sich die verbleibenden Wirkstoffe erhitzen und Hautschädigungen auftreten können.

- **Wärmende Wickel,** etwa mit Senfmehl oder einer wärmenden Salbe, können auch Schmerzen lindern. Ein warmer Wickel wird genauso angelegt wie ein Wadenwickel zum Fiebersenken, nur dass er in diesem Fall warm ist. Sie benötigen zwei Tücher und eine Decke: Zuerst taucht man ein leichtes Baumwolltuch in warmes Wasser und wringt es aus. Auf das ausgebreitete Tuch wird das angerührte Senfmehl oder die Salbe gestrichen. Das Tuch wird auf den Rücken aufgelegt und mit einem zweiten Tuch zum Festwickeln befestigt. Die letzte Lage ist eine warme Decke zum Warmhalten. Auf die Schnelle hilft auch ein molliger Schal, den Sie sich um Schulter, Taille oder Hüfte binden. In der kalten Jahreszeit können Sie vorbeugen, indem Sie Angoraunterwäsche tragen.

SCHMERZMITTEL UND SCHMERZSTILLENDE SALBEN

Bei leichten Beschwerden empfehlen sich auch rezeptfreie Schmerzmittel zur schnellen Schmerzlinderung. Ihre Wirkungsweise folgt immer dem gleichen Prinzip: Sie hemmen bestimmte Hormone, die bei Zerrungen und Entzündungen die Nerven so reizen, dass sie Schmerzsignale ans Gehirn senden. Werden diese Hormone geblockt, entstehen weniger Schmerzimpulse.

Schmerzmittel

Nehmen Sie nur leichte Schmerzmedikamente ein, die rezeptfrei in der Apotheke erhältlich sind. Diese Selbstmedikation ist etwa drei Tage vertretbar. Bessern sich dann die Schmerzen nicht, sollten Sie einen Arzt zurate ziehen.

- **Teufelskrallen-Extrakte:** Die Wurzeln dieser Pflanze (botanisch: *Harpagophytum procumbens*) wirken entzündungslindernd und schmerzsenkend. Nicht in der Schwangerschaft oder bei Blutungsneigungen einnehmen.

- **Acetylsalicylsäure (ASS):** Dieser Klassiker unter den Schmerzmitteln wirkt entzündungshemmend, schmerzlindernd, fiebersenkend und blutverdünnend. Die Tabletten sollen mit Wasser getrunken oder zu einer Mahlzeit eingenommen werden – so sind sie besser magenverträglich. Nicht bei ASS-Allergie und für Kinder unter 14 Jahren.

- **Ibuprofen:** Dieser Wirkstoff hat eine ähnliche Wirkung wie ASS, wirkt kurzfristig nicht selten schneller. Nur maximal drei Tage einnehmen.

- **Paracetamol** ist bei Schmerzen, die nicht entzündungsbedingt sind, das Mittel der Wahl. Es wirkt sich zwar nicht wie ASS negativ auf den Magen aus, kann auf Dauer aber Leber und Nieren schädigen.

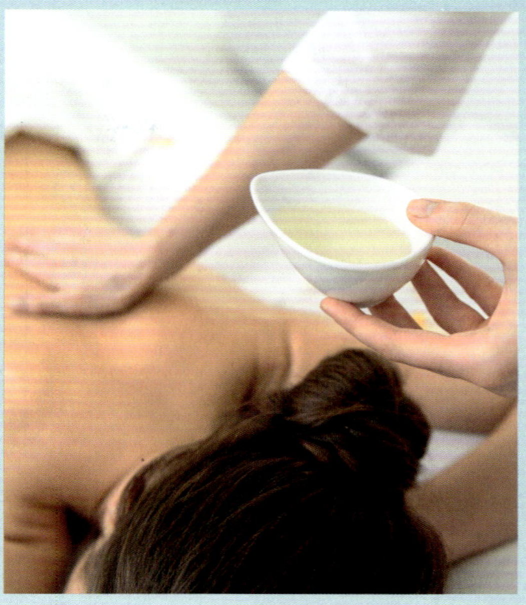

Schmerzstillende Salben

Capsaicin-, Campher-, Diclofenac-, Ibuprofen-, Piroxicam- und Salicylsäure-haltige Verbindungen werden als Salbe, Gel, Creme, Lösung oder Spray direkt auf die betroffene Stelle aufgetragen. Die Einreibungen erfolgen drei- bis viermal täglich, allerdings nie auf offenen Wunden, entzündeten Hautstellen oder Schleimhäuten. Achten Sie darauf, dass nichts ins Auge gelangt!

MASSAGEN UND BÄDER

Um die angespannte Muskulatur, die die Schmerzen verursacht, wieder etwas zu beruhigen, bieten sich Bäder, Massagen und Einreibungen an. Warme Bäder fördern die Muskelentspannung, Badezusätze (zum Beispiel Rosmarinextrakt) verstärken die Wirkung noch, da sie die Durchblutung fördern und Schmerzen lindern. Bäder sind allerdings nicht empfehlenswert, wenn Sie unter Hautverletzungen, akuten Hautkrankheiten, schweren fieberhaften und infektiösen Erkrankungen sowie Herz-Kreislauf-Beschwerden leiden.

Auch Massagen und Einreibungen können zur Schmerzlinderung beitragen. Eine Massage des Schmerzpunkts mit den Fingerkuppen oder Daumenballen wirkt krampflösend. Bei der Massage wird durch die Ausübung von Druck und Zug eine bessere Durchblutung der Rückenmuskulatur und eine beruhigende Wirkung auf das Nervensystem erreicht. Dadurch können sich schmerzhafte Verspannungen lösen. Bei akuten muskulären Verspannungen lindern Massagen den Schmerz. Ob Streichen, Kneten oder Trommeln – lassen Sie sich von erfahrenen Händen helfen. Wenn Sie nicht zu einer professionellen Massage gehen möchten, kann auch Ihr Partner oder Ihre Partnerin aktiv werden.

- Am besten massiert der Partner langsam kreisend oder sanft knetend die betroffene Stelle. Bei zunehmendem Schmerz muss allerdings der Druck reduziert oder die Massage abgebrochen werden.

- Halten Sie nach der Behandlung die betroffene Stelle möglichst warm. Körperöle oder Salben verstärken die Wirkung der Massage und beruhigen die Nerven.

TAPING: BUNTE STREIFEN GEGEN DEN SCHMERZ

Klebebänder werden immer beliebter. Die elastischen Kinesio-Tapes gelten als gute Ergänzung zu anderen Behandlungen.

Es hört sich verlockend an: Man kann den Schmerz einfach wegkleben. Zugegeben, ganz so simpel ist es dann doch nicht, aber Kinesio-Tapes, diese bunten Klebebänder, die man mal an Schultern, Armen oder Beinen, mal an Gelenken sieht, gelten inzwischen als gute Ergänzung zu den herkömmlichen Behandlungsmethoden. Die Klebestreifen sind atmungsaktiv, hochelastisch und dehnen sich, ohne die Bewegungsfreiheit einzuschränken. Sie massieren die Haut bei jeder Belastung leicht und die Muskulatur wird stimuliert.

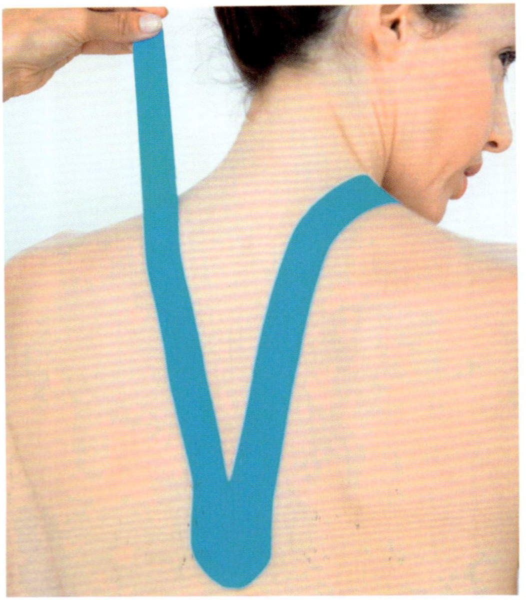

MOBILISATION STEHT IM VORDERGRUND

Die medizinische Philosophie, die Methode und das Taping selbst stammen aus Japan. 1973 entwickelte der Chiropraktiker Kenzo Kase das „Kinesio Taping". Bei den ursprünglich gar nicht bunten Klebestreifen ging es um neue Therapietechniken für die Behandlung von Sportverletzungen, die nicht die Ruhigstellung von Gelenken (wie bei den klassischen medizinischen Tapeverbänden), sondern bewusst die Mobilisation des Bewegungsapparats in den Vordergrund stellen. Auch wenn sich die Wissenschaft über den Nutzen noch nicht einig ist und noch keine nennenswerte Anzahl an Studien vorliegt, gibt es doch immer mehr persönliche Berichte über die Erfolge mit Kinesio-Tapes. Die Tapes können zwar keine Therapie ersetzen, diese aber sinnvoll unterstützen (etwa Taping in Kombination mit Physiotherapie, Akupressur oder manueller Therapie). Wichtig ist vor allem, dass die Tapes in der richtigen Weise mit der richtigen Technik auf den Rücken geklebt werden. Das ist für den Laien nicht ganz einfach, zumal die Tapes bei gedehnten Muskeln aufgetragen werden sollen. Daher ist es ratsam, sich von einem Fachmann/einer Fachfrau unterstützen zu lassen.

EINE KLEINE MASSAGE

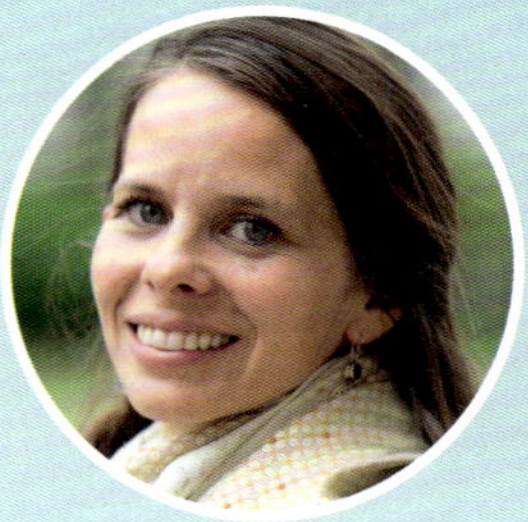

Friederike Grönemeyer, Heilpraktikerin, Psychologin und Spezialistin für Akupunktur und Taping

→ Wie wirkt Taping?

Man kann sich das wie eine kleine Massage an der beklebten Stelle vorstellen. Der entstandene Reiz wird über Nervenleitungen weitergeleitet, es kommt zu Druckentlastungen, die Muskeln entspannen sich. Außerdem wird der Schmerz reduziert, weil diese Signale auch die Schmerzsysteme von Gehirn und Nerven beeinflussen.

→ Was muss ich vorher beachten?

Die Bereiche des Körpers, die behandelt werden, sollten entsprechend vorbereitet werden. Sie sollten enthaart bzw. rasiert werden. Dadurch haften die Tapes besser, zudem verbessert der direkte Hautkontakt die Wirksamkeit.

→ Wie halten Tapes am besten?

Wenn die Tapes nicht bereits abgerundet sind, sollten die Ecken mit einer Schere entsprechend bearbeitet werden. Wenn Sie nach dem Anbringen mehrmals über das Tape streichen, hält es besser, denn der Kleber reagiert mit der Körperwärme.

→ Wann sitzt ein Tape richtig?

Fängt der Muskel an zu brennen oder unangenehm zu ziehen, sollten die Tapes entfernt werden. Richtig sitzt alles, wenn der Betroffene die Tapes nicht spürt, dafür aber merkt, dass Schmerzen oder Steifheit verschwinden. Sollte sich innerhalb kurzer Zeit nicht wenigstens ein Minimaleffekt einstellen, ist es besser, zur Kontrolle zum Arzt zu gehen.

→ Wann sollte man Tapes nicht benutzen?

Wenn nach dem Auftragen die Haut juckt oder gereizt reagiert, könnte eine allergische Reaktion auf den Kleber vorliegen. In diesem Fall ist das Tape wieder zu lösen. Nicht geeignet sind die Tapes bei offenen Wunden, Neurodermitis, bei Ödemen aufgrund von Herzproblemen oder Krampfadern.

→ Wie lange bleibt ein Tape drauf?

Die gesamte Wirksamkeit ergibt sich erst im Laufe der Zeit – und das auch nur, wenn der Patient in Bewegung ist. Da die Tapes luft- und wasserdurchlässig sind, können sie problemlos mehrere Tage getragen werden. Nach fünf bis sieben Tagen sollten die Tapes aber entfernt werden.

→ Wie lässt ein Tape sich am besten ablösen?

Tapes lösen sich leichter, wenn sie nass sind, beispielsweise beim oder nach dem Duschen. Auch etwas Speiseöl kann beim Abtragen helfen.

→ Was kostet das Taping?

Rechnen Sie damit, dass Sie die Kosten für das Taping selbst tragen müssen, derzeit wird es nicht von den Krankenkassen übernommen. Eine Behandlung beim Physiotherapeuten kostet zwischen 10 und 15 Euro. Die Kosten nur für das Tape variieren nach Anbieter, die Behandlung sollte aber stets in eine umfangreichere Therapie integriert sein.

TRIGGERPUNKTE: AUSLÖSER DER BESCHWERDEN

Woher kommen die Rückenschmerzen und wie zeigen sich die Symptome? Es ist nicht immer einfach, das herauszufinden. Erfahrene Therapeuten testen deshalb eine Reihe klassischer Triggerpunkte und spüren auf diese Weise Verhärtungen auf. Spezielle Triggerpunkt-Massagen können helfen.

Triggerpunkte sind Verhärtungen der Muskeln, die nicht ausreichend durchblutet werden. Dabei handelt es sich um „Muskelgedächtniszonen" – so würde ich sie nennen – des den ganzen Körper umhüllenden und durchdringenden Muskel-Faszien-Komplexes von Bindegewebe, Muskeln, Sehnen und Bändern. Triggerpunkte kann man nicht sehen, aber ertasten: Sie fühlen sich an wie kleine Knötchen. Um sie aufzuspüren, schieben erfahrene Therapeuten ihre Fingerkuppen bis tief unter die Haut, die dann unter der rhythmischen Bewegung kleine Wellen schlägt.

Die Triggerpunkte entstehen in der Mitte der Muskelfasern, dort, wo eine Nervenendung Bewegungsimpulse an den Muskel übermittelt. Während sich Muskeln normalerweise an- und wieder entspannen, kommt es aber manchmal vor, dass sich an einigen Stellen ein Muskelstrang nicht mehr entspannt, sondern unter permanenter Anspannung steht und deshalb verkrampft. Lang andauernde Fehl- oder Überbelastung ist einer der häufigsten Gründe, zu wenig Bewegung oder Verletzungen etwa beim Sport sind weitere. Und nicht zu vergessen: Stress. Auch er sorgt dafür, dass Muskeln angespannt bleiben. So entstehen sensible lokale Schmerzpunkte, der Schmerz strahlt oft auch in andere Körperregionen aus. Daher auch der Name: Trigger meint „Auslöser". Liegt der Triggerpunkt beispielsweise an der Schulter, kann er in den Kopf ausstrahlen und dort Schmerzen verursachen.

DIE MÖGLICHE URSACHE: EINSEITIGE BELASTUNG

Nicht selten entwickeln sich Triggerpunkt-Schmerzen jahrzehntelang mit zunehmenden Verspannungen in der Tiefe der Muskulatur und des Bindegewebes. Dann machen sie sich manchmal blitzartig bemerkbar. Zum Beispiel durch Fehlbelastung oder Überbeanspruchung schon bei geringer körperlicher Belastung. Vermutlich steckt dahinter eine immer wiederkehrende einseitige Beanspruchung von bestimmten Belastungszonen der Muskulatur, etwa bei ständig gleicher Sitzposition am Computer oder an der Kasse, als Zahnarzt- oder Arzthelferin oder als Reinigungskraft. Das Ausharren in bestimmten Positionen über längere Zeit kann plötzlich zu einer Reizung lokaler muskulofaszialer Strukturen führen. Auch Musiker wissen darüber zu berichten, wenn sie manchmal nur kurze Zeit Klavier oder Geige gespielt haben. Enge Kleidung, Sitzen auf einer scharfen Kante, Stop-and-go beim Fußball, Zerrungen, Verstauchungen oder eine ungünstige Schlafposition können wie aus heiterem Himmel unerträgliche lokale Schmerzen auslösen. Selbst Zugluft vor Klimaanlagen oder das Abkühlen mit der kalten Dusche oder im Tauchbecken nach einem Saunagang können verheerende Trigger sein, die die Muskulatur und das Fasziengewebe lokal zusammenziehen.

PATIENTENGESCHICHTEN AUS MEINER PRAXIS

Mitunter dauert es leider sehr lange und die Patienten haben eine wahre Ärzte-Odyssee hinter sich, bis Triggerpunkte als Auslöser der Beschwerden erkannt werden. Ein Beispiel ist Frau M., die humpelnd in meine Ambulanz kam. Sie weinte fast und hielt sich die rechte Hüfte mit der Hand fest. „Ich kann kaum laufen und es tut hier im Bereich der Hüfte so weh, als ob jemand mit einem Messer darin bohrt.“ Die körperliche Untersuchung ergab eine lokale massive Druckschmerzhaftigkeit seitlich der Hüfte im Gesäß. Die Hüften selbst waren frei beweglich. „Da, wo Sie hinzeigen, liegt nicht die Hüfte. Das ist Ihr großer Pomuskel, der Sie piesackt“, sagte ich. Die Untersuchung mit dem Daumen ergab einen Triggerpunkt direkt am muskulären Ansatz der Hüfte, im oberen seitlichen Gesäß. Nach mehrmaliger Behandlung mit einer Triggerpunkt-Massage und einer einmaligen Stoßwellenbehandlung war Frau M. wieder beschwerdefrei – und natürlich überglücklich.

Erfolgreich mit Massagen, Osteopathie und Mikrotherapie

Wer sich von jemandem behandeln lässt, der die Wirkung der Triggerpunkte nicht kennt, muss oft lange herumprobieren – häufig leider ohne Ergebnis. So erging es auch Mr. Liu. Der 60-jährige Patient aus Peking kam eines Tages angeflogen, weil er von meinen Erfolgen in der Mikrotherapie gehört hatte. Seine Schmerzen im unteren Rücken strahlten in beide Oberschenkel aus. Er hatte schon vieles hinter sich: Infusionen, Krankengymnastik, Medikamente, eine Bandscheiben-OP – alles hatte keinen Erfolg gebracht. Er konnte nur mit Mühe gehen und länger stehen.

Die körperliche Untersuchung ergab Triggerpunkte an den Außenseiten der Oberschenkel und im Bereich beider Gesäßhälften, der Brustwirbelsäule und des Nackens. Eine Kombination aus Triggerpunkt-Massage bzw. Tuina-Massage, Osteopathie und gezielter Mikrotherapie der Kreuzdarmbeingelenke führte dazu, dass Mr. Liu nach dreiwöchiger Behandlung nahezu schmerzfrei war. Mr. Liu war begeistert. „Xiexie – danke schön“, sagte er zum Abschluss. Übrigens: Die Tuina-Massage hätte er auch in China haben können; schließlich wurde diese Methode dort erfunden. Aber Mr. Liu kannte ihre Wirksamkeit nicht.

TRIGGERPUNKT-MASSAGE MIT DEM TENNISBALL

Muskelverspannungen lösen sich in der Regel nicht von allein, sie müssen behandelt werden. Therapeuten üben dazu mit der Hand, mit einem Stab, mit Akupunkturnadeln oder Spritzen Druck für den Spannungsausgleich im Muskel aus, um die Schmerzen zu beseitigen. Gegen Triggerpunkte, die oft auftreten und an der Körperoberfläche liegen, hilft häufig auch eine Massage mit einem Tennis- oder Golfball.

Das geht so: Auf der Abbildung unten sehen Sie die Triggerpunkte des Rückens. Welches Gebiet entspricht Ihren Beschwerden? Probieren Sie aus, in welcher Position sich die Schmerzen am meisten verringern. Liegen die Triggerpunkte im Bereich des großen Gesäßmuskels? Strahlen die Schmerzen weit ins Gesäß bis hinten in den Oberschenkel aus? Dann legen Sie den Ball unter die Triggerpunkte des Gesäßes, wie auf der Abbildung rechts oben. Ist die Muskelgruppe der Multifidi (zuständig für Drehung, Seitneigung und Streckung der Wirbelsäule) betroffen, legen Sie den Tennisball, wie auf der Abbildung rechts unten zu sehen, unter die Triggerpunkte dieser Muskelgruppe.

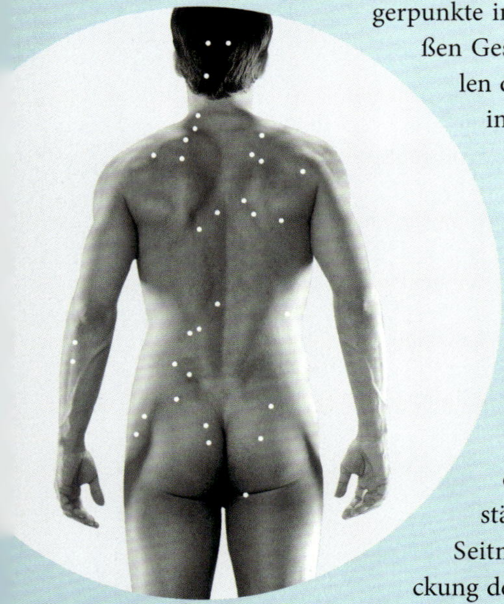

In beiden Fällen legen Sie sich für die Massage auf den Rücken, sodass die Kniegelenke etwa einen 90-Grad-Winkel bilden und die Füße mit der ganzen Sohle den Boden berühren. Gehen Sie in diese Position und platzieren Sie einen Tennis- oder Golfball am jeweiligen Triggerpunkt. Bleiben Sie 20 bis 30 Sekunden in dieser Position, Ihr Körpergewicht drückt Sie dabei auf den Ball. Sie können den Druck nun verstärken, indem Sie die betroffene Muskulatur anspannen, also den Körper aktiv gegen den Ball drücken. Spüren Sie in Ihren Körper hinein und wiederholen Sie den Vorgang mehrmals, bis sich der ausstrahlende Schmerz verringert oder sogar aufhört.

Wichtig: Diese Massage sollten Sie anfangs nur unter Anleitung eines Therapeuten vornehmen. Der kann Ihnen auch zeigen, wie Sie sie später selbst ausführen. Brechen Sie die Triggerpunkt-Massage ab, wenn sich die Schmerzen nach einiger Zeit verstärken. Ein Arzt oder Therapeut sollte in diesem Fall die Schmerzursachen abklären, um festzustellen, ob hinter den Schmerzen ein größeres Problem steckt.

Gesäßmuskel: das Schmerzgebiet der Triggerpunkte

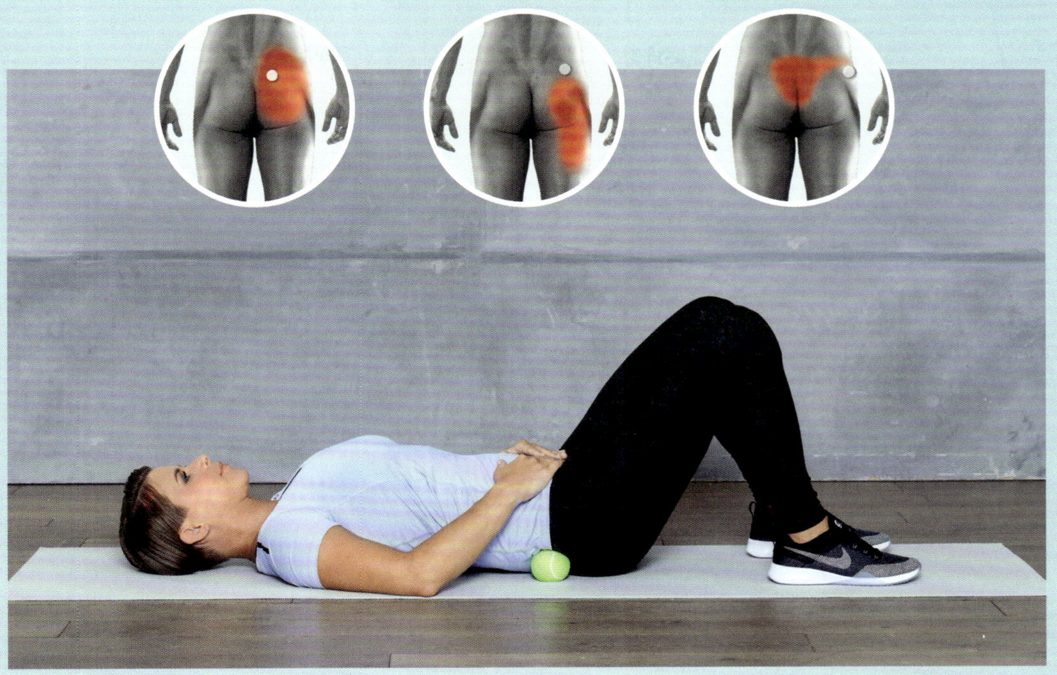

Multifidi: das Schmerzgebiet der Triggerpunkte

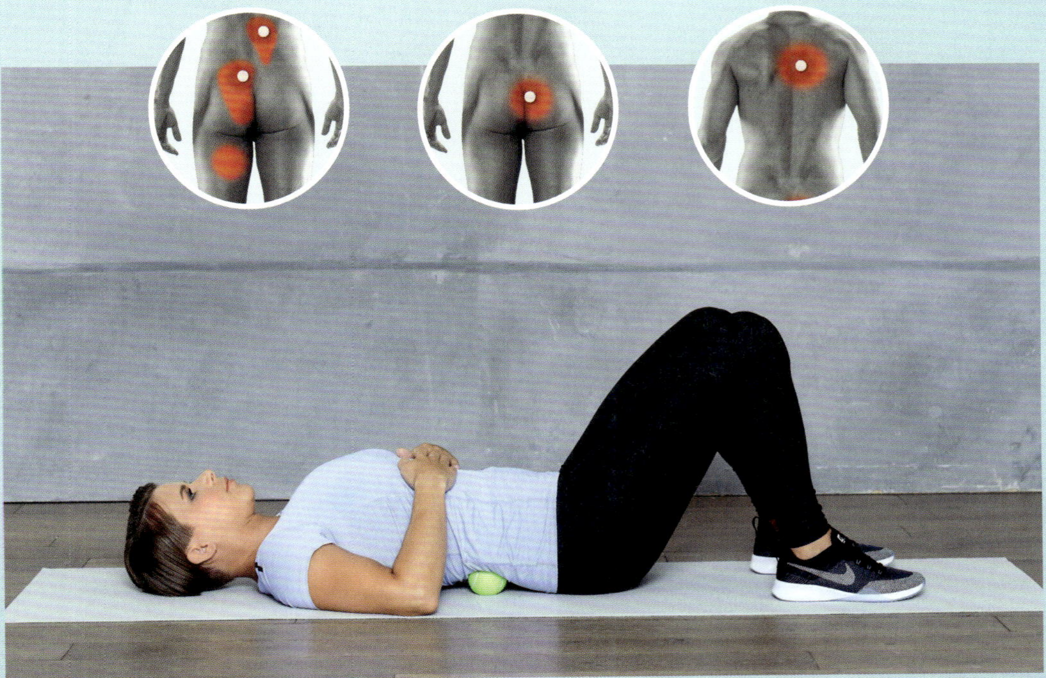

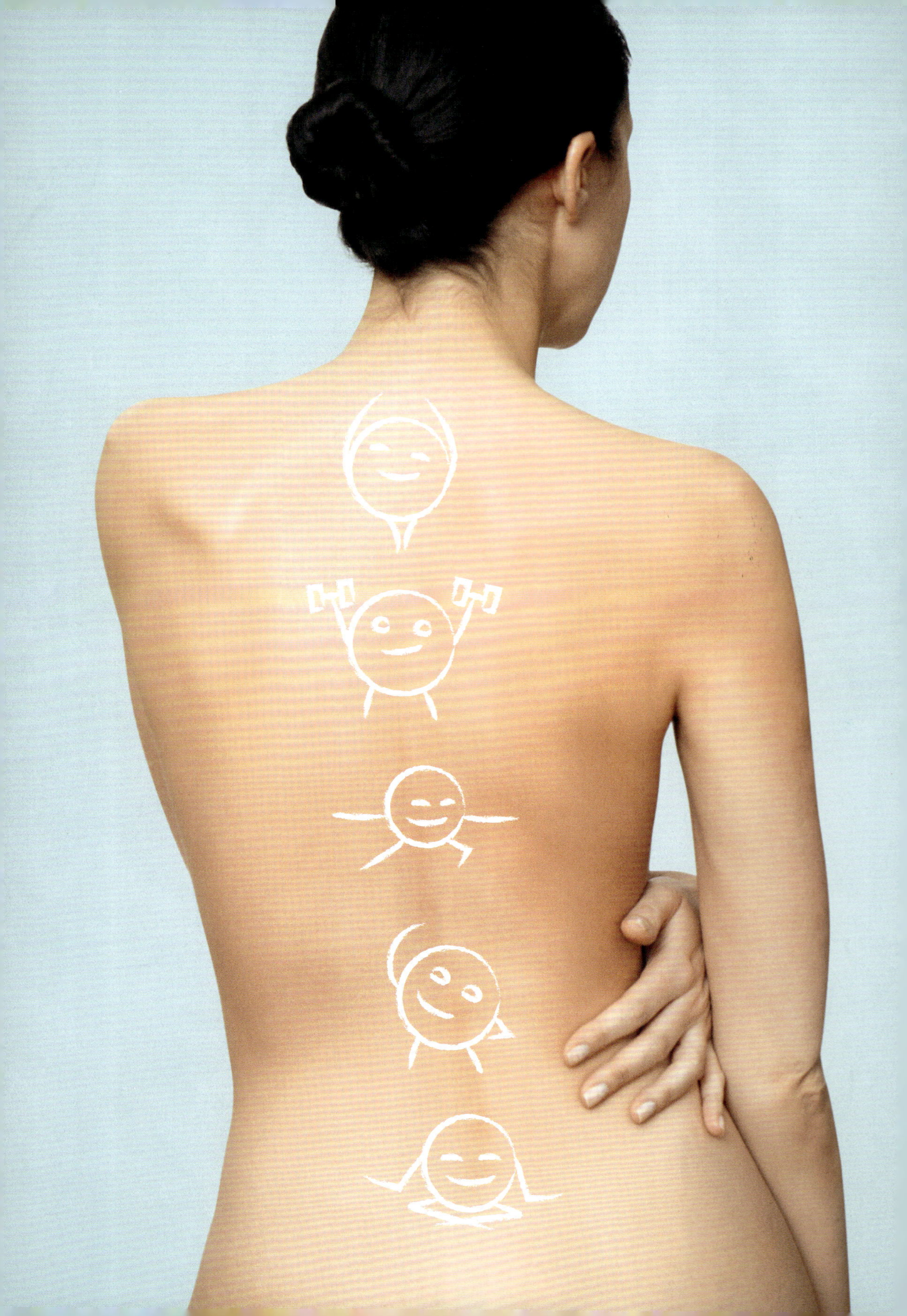

IHR TRAINING FÜR ZU HAUSE

Jetzt geht's in die Praxis! Unsere Übungen zielen darauf ab, den Rücken zu stärken, die Mobilität der Wirbelsäule zu erhalten, Schmerzen zu vermeiden, das Risiko einer Verschlechterung zu verringern und Ihre Gesundheit zu unterstützen. Vor allem weisen die Übungen den Weg aus einem bewegungsarmen Alltag, wie ihn immer mehr Menschen haben. Erfahren Sie, worauf Sie achten müssen, damit Sie sich weder über- noch unterfordern. Es geht außerdem ums richtige Aufwärmen, um die Berechnung des Belastungspulses und um gezielte Übungen, die die meisten Fehlhaltungen ausgleichen. Der Übungsteil zeigt Ihnen, wie Sie mit Yoga zur Entspannung finden und wie Autofahrer Rückenschmerzen vermeiden. Neue Trainingseinheiten für die Faszien, deren Bedeutung lange unterschätzt wurde, runden das Grönemeyer-Rückenprogramm ab.

SO TRAINIEREN SIE RICHTIG

Zeitgemäße Bewegungsprogramme berücksichtigen die komplexen Ursachen und Folgewirkungen von Rückenbeschwerden.

Sie wissen längst, dass Sie zu viel sitzen und sich zu wenig bewegen? Dass Sie eigentlich etwas tun müssten, um Ihr Kreuz zu stärken? Ihr Rücken erinnert Sie regelmäßig daran, indem er sich mit Schmerzen bemerkbar macht? Dann finden Sie in diesem Kapitel genau das, was Sie brauchen: Übungen, die Ihnen weiterhelfen, die Sie unkompliziert, teilweise einfach zwischendurch, machen können, ohne allzu viel Zeit und Aufwand. Sie brauchen dafür keinen komplizierten Trainingsplan. Sehen Sie sich die Übungen an. Sie sind als Prävention für verschiedene spezielle Rückenprobleme oder auch als vorbeugende Maßnahmen in Sachen „Denk an mich, Dein Rücken" zu verstehen – auch nach erfolgreicher Schmerztherapie (Sekundärprävention).

WELCHE ÜBUNGEN SIND DIE RICHTIGEN FÜR SIE?

Ob Sie gezielt Ihren Rumpfbereich stärken wollen, einen Ausgleich nach langem Stehen im Beruf oder nach langem Sitzen am Computer suchen – Sie finden für alle weitverbreiteten Rückenbeschwerden schmerzlindernde, muskelstärkende und ausgleichende Übungen. Machen Sie die Übungen, die Ihnen am besten helfen und Ihnen gefallen. Entscheiden Sie dann, wie viel Zeit Sie investieren, wie viele Übungen Sie regelmäßig durchführen wollen und für welche Übungen Sie geeignete Geräte haben. Stühle, Tische, ein zusammengerolltes Handtuch oder einen kleinen Ball haben Sie sicher im Haus, vielleicht auch eine Yogamatte, einen Pezziball, eine Faszienrolle oder ein Theraband. Machen Sie die einzelnen Einheiten so oft und so lange, wie es jeweils im Text dazu angegeben ist. Finden Sie mindestens Ihre Top Ten, wenn Sie nur wenig trainieren können oder wollen. Sie dürfen natürlich auch mehr machen.

Und vergessen Sie nicht: Jede Trainingseinheit beginnt mit Aufwärmen (Tipps dazu auf Seite 141). Für ein gesundes, bewegtes Leben ergänzen Sie dieses gezielte Rückentraining mit mehr Bewegung im Alltag, zwei- bis dreimal in der Woche Ausdauersport wie Schwimmen, Walken oder Radfahren und sanftem Krafttraining. Die Übungen ab Seite 126 dienen der Prävention und dem Ausgleich in folgenden Bereichen:

Prävention: bewegungsarmer Alltag

Am Anfang finden Sie Übungen zur Prävention. Sie sind für alle geeignet, die im Alltag kaum Anlass haben, sich zu bewegen. Die selbst kleine Strecken mit dem Auto zurücklegen, Treppen meiden, im Beruf überwiegend sitzen und ihre Freizeit auf dem Sofa verbringen – wohl wissend, dass der Rücken das auf Dauer nicht schmerzfrei mitmacht. Dann helfen meine Präventionsübungen, wie zum Beispiel die Libelle, die Katze, der Hund oder die Garnele.

Prävention: Rumpfstabilisation

Sind Sie – wie so viele Menschen – ein Bildschirmarbeiter und verbringen oft acht oder mehr Stunden täglich am Computer, vor dem Notebook oder mit dem Smartphone vor der Nase? Sitzt Ihnen regelmäßig jemand sprichwörtlich im Nacken, der dafür sorgt, dass Sie sich unter Druck fühlen? Verkrampft die Muskulatur im Bereich der Halswirbelsäule? Dann macht der Rumpf sich höchstwahrscheinlich bemerkbar. Spezielle rumpfstabilisierende Übungen zur Prävention finden Sie ab Seite 133.

Ausgleich: Vielsitzer

Andere Übungen (ab Seite 142) sind als Ausgleich gedacht, wenn Sie Ihren Rücken oft einseitig belasten müssen. Damit werden die Muskeln von Vielsitzern gestärkt, die zum Beispiel durch zu wenig Bewegung geschwächt sind. Wird die schräge Muskulatur gefordert, verbessert sich die Stabilität und die Wirbelsäule wird entlastet.

Ausgleich: Rundrücken

Ist die Brustwirbelsäule zu stark gekrümmt, müssen die Muskeln gestärkt werden, die die Brustwirbelsäule aufrichten. Bei Menschen mit einem Rundrücken werden die Bandscheiben auf der Körperrückseite einseitig belastet. Der Rundrückenhaltung wird mit gezielten Übungen entgegengewirkt, um die Beweglichkeit der Wirbelsäule zu steigern und den Druck, der auf den Bandscheiben und den Wirbelgelenken lastet, zu verlagern.

Ausgleich: Hohlkreuz

Das trifft vor allem Berufstätige, die ihre Arbeit vorwiegend im Stehen ausüben. Auch Übergewichtige neigen zum Hohlkreuz, weil die Bauchmuskulatur oft nicht kräftig genug ist, um den nötigen Halt zu geben. Die Übungen verbessern unter anderem die Fähigkeit, die Brustwirbelsäule nach vorn zu beugen, sie kräftigen die Bauchmuskeln oder unterstützen die natürliche Krümmung der Lendenwirbelsäule.

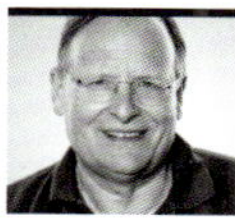

GUT ZU WISSEN
Der richtige Puls

Führen Sie die Rückenübungen bei optimalem Trainingspuls aus. So können Sie ihn ermitteln:
1. Messen Sie morgens im Bett nach dem Aufwachen Ihren Ruhepuls. Legen Sie dafür Zeige- und Mittelfinger an die Hals- oder an die Handschlagader und zählen Sie 30 Sekunden lang Ihre Herzschläge. Ihre Herzfrequenz pro Minute ergibt sich, wenn Sie diesen Wert mit zwei multiplizieren.
2. Ihren Maximalpuls berechnen Sie, indem Sie Ihr Lebensalter von 220 abziehen. Um den optimalen Trainingspuls zu ermitteln, ziehen Sie Ihren Ruhepuls vom Maximalpuls ab, halbieren diesen Wert und addieren den Ruhepuls wieder hinzu.
Beispiel: Ein durchschnittlich trainierter 45-Jähriger hat einen Maximalpuls von 220 – 45 = 175. Sein Ruhepuls beträgt 75, also rechnet er: 175 – 75 = 100 : 2 = 50 + 75 = 125.

Ausgleich: im Büro

Bei langem Sitzen spüren wir oft ein Ziehen in der Nacken- und Schulterregion. Mit Übungen, die Sie auch auf dem Bürostuhl machen können, wird die Rückenmuskulatur gestärkt und vor allem gedehnt, die Beweglichkeit wird verbessert (ab Seite 156).

Einer besonders starken Belastung sind übrigens Autofahrer ausgesetzt, die lange Strecken zurücklegen müssen. Ob als Pendler zum Arbeitsplatz, privat in den Urlaub oder beruflich auf Geschäftsreise – das lange Sitzen tut dem Rücken weh, verspannt den Nacken- und Schulterbereich. Auch dem sind Sie nicht hilflos ausgeliefert, wenn Sie ein paar Übungen kennen, mit denen Sie vorbeugen können (siehe Seite 162).

MOTIVATION: LASSEN SIE SICH BEFLÜGELN

Wer etwas für seinen Rücken tun möchte, hat bei diesen Übungen reichlich Auswahl. Damit Sie Ihre guten Vorsätze nicht so schnell wieder aufgeben, brauchen Sie eine große Portion Motivation. Dazu gehört auch die Frage, wie Sie es am besten schaffen, dass Sie die Übungen tatsächlich regelmäßig machen und nicht nachlassen, sobald die Anfangseuphorie vorbei ist.

Machen Sie sich einen Plan. Überlegen Sie sich, ob Sie lieber allein morgens nach draußen gehen, um sich an der frischen Luft zu bewegen. Ob Sie sich von einem Partner oder einer Partnerin motivieren oder stören lassen. Sind Sie im Fitness-Studio besser aufgehoben als auf der Yogamatte im eigenen Wohnzimmer? Was bringt Sie in Stimmung? Lassen Sie sich von Musik beflügeln? Von den aufmunternden Worten eines Trainers? Oder schaffen Sie es, sich selbst mit Aussicht auf das gute Gefühl des Erfolgs nach dem Training zu motivieren und loszulegen? Viele Studien konnten bestätigen, dass es einen Zusammenhang zwischen Muskelaktivität und Stimmungslage gibt. Diese Tatsache wird leider in der Trainingspraxis zu wenig berücksichtigt. Sie sollten sie sich aber zunutze machen: Organisieren Sie Ihr Training so, dass Sie möglichst wenig Widerstände überwinden müssen, um sich aufzuraffen. Wenn Sie sich bewegen und sich dabei zunehmend wohler fühlen, wird das Belohnungszentrum im Gehirn mit Wohlfühlhormonen und -gedanken überschwemmt. Wenn Sie diesen Punkt erreicht haben, ist ein wichtiger Meilenstein gemacht: Sie werden auf die Bewegungseinheiten nicht mehr verzichten wollen, sie als Stimmungsaufheller gerne nutzen und dabei auch das Immunsystem stärken.

Welche Folgen hat Ihr Verhalten für Ihren Körper?

Um einen neuen, gesünderen Lebensstil durchzuhalten, müssen Sie ihn verinnerlichen und sich klarmachen, welche Folgen Ihr Verhalten in allen Lebensbereichen für Ihren Körper hat. Mit dem Training aus diesem Buch werden Sie lernen, Ihre Wahrnehmung zu schulen. Das betrifft nicht nur Ihre sportlichen Aktivitäten, sondern auch Verhaltensänderungen in Sachen Ernährung, Entspannung, Stressverarbeitung und im Umgang mit sich selbst. Information, Motivation und Training, das sind die drei Säulen, auf denen mein Trainingskonzept basiert. Es geht dabei nicht um ein bestimmtes idealtypisches Körperbild und erst recht nicht um eine vorgeschriebene Lebensweise. Ziel ist ein Fließgleichgewicht, in dem Sie ganz individuell mit Ihrem Leben Ihren Platz finden. Denn das Leben ist ein Prozess. „Back to balance“, das bedeutet, dass Sie nicht nur die Balance zwischen verschiedenen Muskelgruppen, sondern auch ein Gleichgewicht zwischen An- und Entspannung, Denken und Fühlen in Ihrem Leben finden.

Neu- und Wiedereinsteiger: Das sollten Sie wissen

Gesund alt werden – das möchte wohl jeder. Doch was heißt heute eigentlich alt? Wie schnell wir alt werden bzw. wie lange wir leistungsfähig bleiben, hängt nicht von der Anzahl der Jahre ab, die hinter uns liegen. Vor allem das biologische Alter bestimmt, wie es uns geht. Eine besonders wichtige Rolle spielt dabei die Frage, wie viel wir uns bewegen und wie wir uns ernähren. Das haben wir zum größten Teil selbst in der Hand und können deshalb auch viel dafür tun, dass es uns möglichst lange gut geht. Besonders für ältere Menschen hat Bewegung viele positive Effekte. Wer leichtes Ausdauer- und Krafttraining betreibt und den Rücken fit hält, profitiert gleich mehrfach davon: Die Leistungsfähigkeit wird gesteigert und der Muskelaufbau, aber auch die Gehirnentwicklung wird gefördert. Der Körper ist belastbarer und erholt sich nach Anstrengungen schneller.

Außerdem senkt Bewegung erhöhten Blutdruck, reguliert die Fett- und Zuckerwerte und beugt gegen Übergewicht vor. Ebenfalls vorbeugend wirkt Bewegung zum Beispiel gegen Osteoporose. Wer ab Fünfzig wieder einsteigt oder erstmals im Leben mit Sport beginnen möchte, sollte darauf achten, sich nicht zu überfordern. Starten Sie langsam, wiederholen Sie eine Übung nicht zu oft und meiden Sie schnelle, abrupte Übungen. Bevorzugen Sie eher sanfte Sportarten mit geringem Verletzungsrisiko. Zusätzlich sollten Sie meine Wunderübungen durchführen (siehe Seite 214). Sie dienen der Prävention, gleichen Fehlhaltungen aus, sorgen für Entspannung, stärken die Muskulatur, tun Körper und Seele gut. Wichtig bei jedem Training: Lesen Sie die Anleitungen genau. Denn es gibt auch Übungen, die nur bei bestimmten Beschwerden gut sind, bei anderen aber vermieden werden sollten.

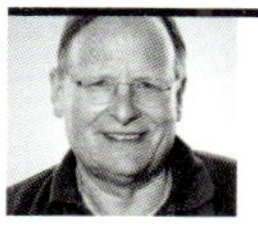

GUT ZU WISSEN

Was tun bei Muskelkrämpfen?

Bei Muskelkrämpfen fehlt dem Körper Natrium oder Magnesium. Sollten Schmerzen im Ruhezustand häufiger sein, ist das auch ein Hinweis auf fehlendes Kalzium; nächtliche Muskelkrämpfe weisen auf einen Magnesiummangel hin. Die Behandlung sollten Sie mit Ihrem Arzt besprechen. Bei nächtlichen Muskelkrämpfen empfehle ich eine Woche lang 400 mg Magnesium pro Tag. Bei akuten Muskelkrämpfen können Sie auch ein Glas Apfelsaftschorle mit einem Viertel Teelöffel Kochsalz trinken. Die Magnesiumversorgung können Sie selbst mit grünen Gemüsesorten, Hülsenfrüchten, Vollkorngetreide und magnesiumhaltigem Mineralwasser verbessern.

KÄNGURU

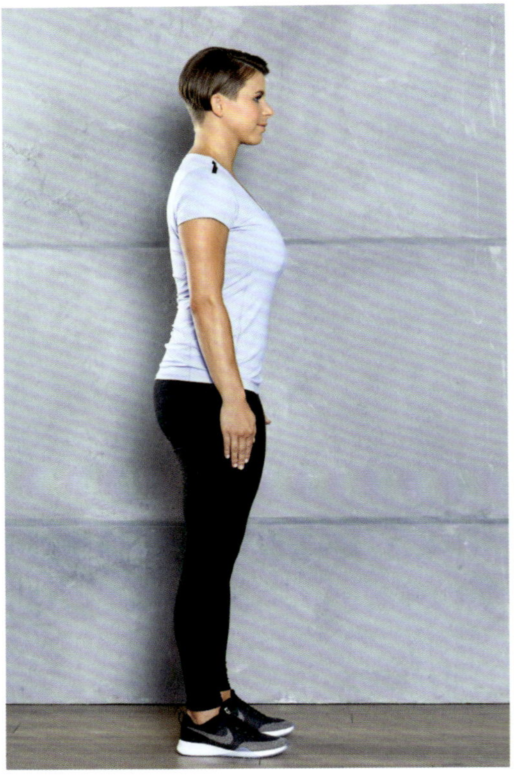

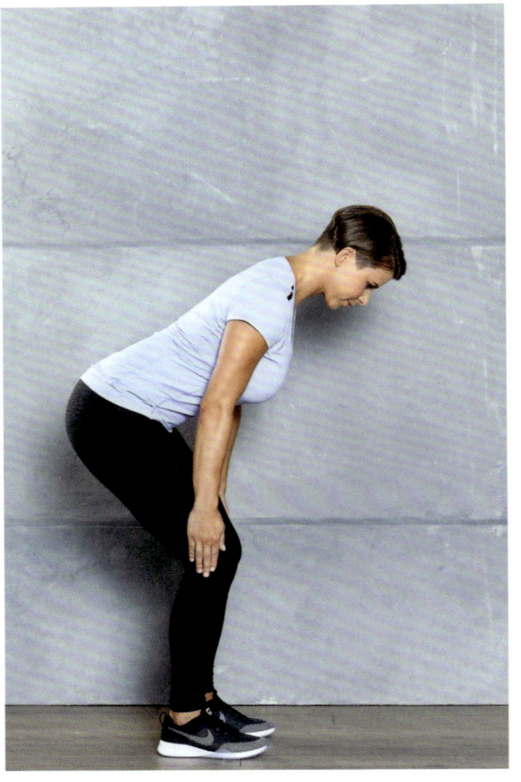

AUSGANGSPOSITION:

Stellen Sie sich mit hüftbreit geöffneten Beinen aufrecht hin. Die Füße zeigen leicht nach außen. Der Blick geht gerade nach vorn.

BEWEGUNG:

Gehen Sie langsam in die Knie. Der gestreckte Rücken geht dabei leicht nach vorn. Richten Sie sich wieder auf. Achten Sie dabei darauf, die Übung flüssig hintereinander auszuführen. Führen Sie die Bewegung 15-mal aus. Machen Sie eine kurze Pause und wiederholen Sie die Übung noch 2-mal.

Trainingseffekt:
stärkt die Pomuskulatur sowie die hintere und vordere Oberschenkelmuskulatur

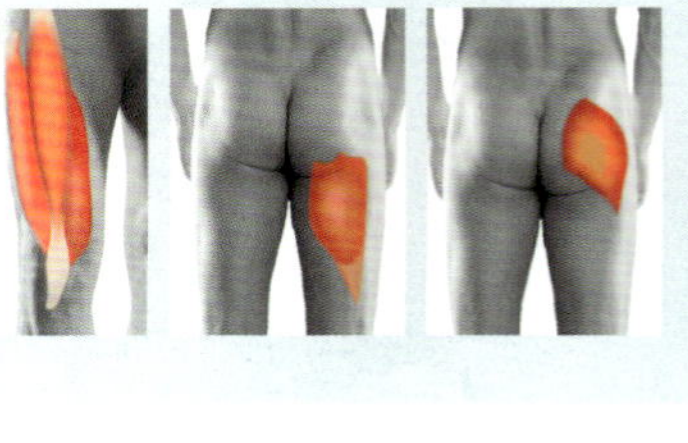

PINGUIN

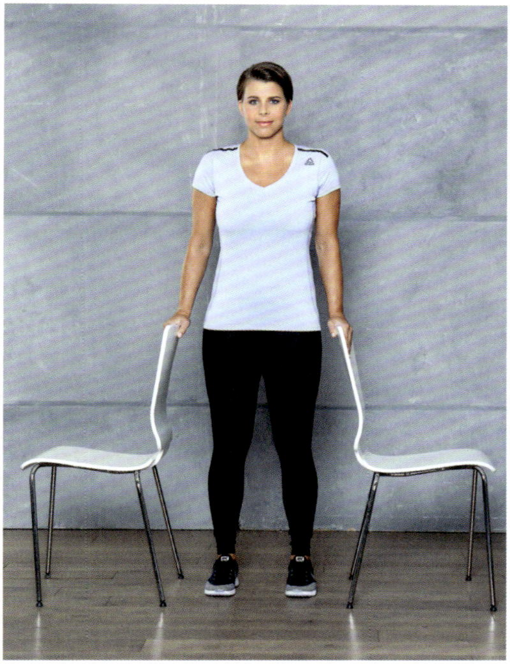

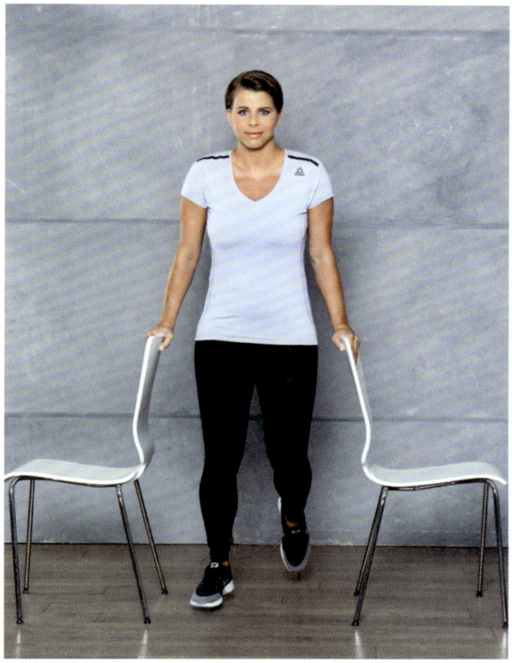

AUSGANGSPOSITION:

Stellen Sie sich zwischen die hüftbreit auseinanderstehenden Stühle und umfassen Sie die Stuhllehnen mit den Händen.

BEWEGUNG:

Übernehmen Sie einen Teil Ihres Gewichts mit den Armen und lassen Sie sich nach unten sinken. Dann die Arme strecken und den Rumpf nach oben bewegen. Führen Sie die Bewegung 15-mal aus. Machen Sie eine kurze Pause und wiederholen Sie die Übung noch 2-mal.

TIPP:

Je weniger Gewicht die Arme übernehmen, umso einfacher ist die Übung. Wenn Sie trainierter sind, können die Arme bis zu 70 Prozent Ihres Körpergewichts tragen.

Trainingseffekt:
stärkt Rücken-, Brust- und Schultermuskeln; entlastet die Bandscheiben und verbessert deren Elastizität und Stoffwechsel

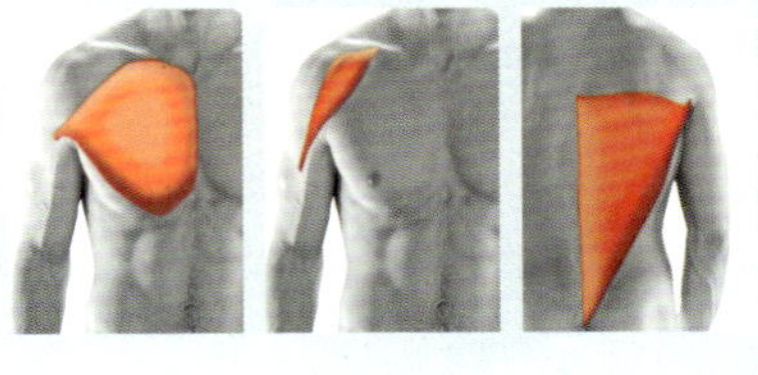

KATZE

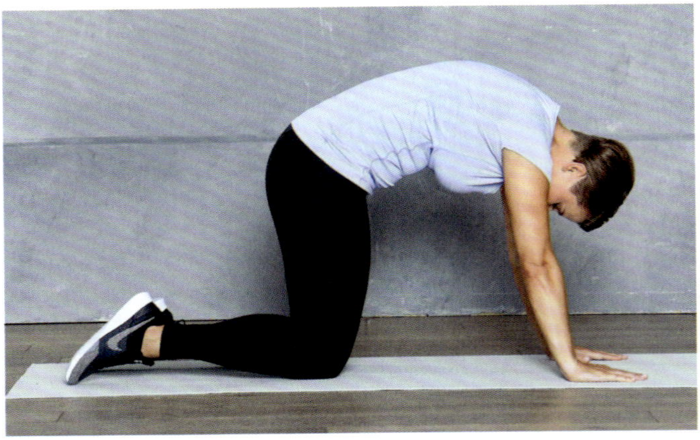

AUSGANGSPOSITION:

Sie knien im Vierfüßlerstand, die Hände befinden sich direkt unter den Schultern, die Fingerspitzen zeigen nach vorn. Der Rücken ist so weit wie möglich zum Katzenbuckel gewölbt, der Kopf zum Oberkörper hin eingerollt.

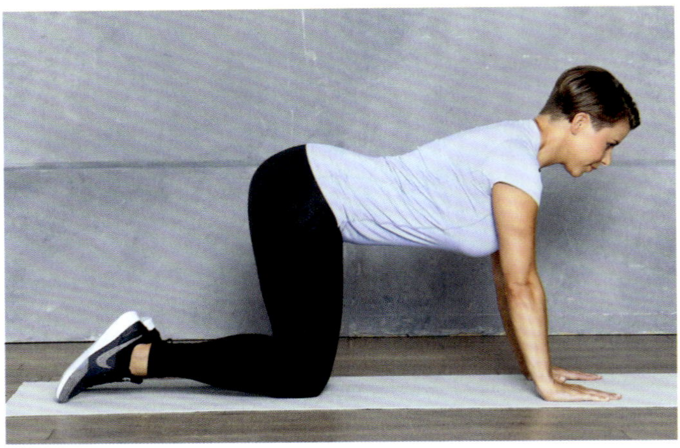

BEWEGUNG:

Bewegen Sie nun den Oberkörper und das Gesäß Richtung Boden, sodass der Oberkörper so weit wie möglich durchhängt. Den Kopf strecken Sie dabei nach oben, der Blick geht nach schräg vorn oben. Halten Sie die Position 2 bis 4 Sekunden. Gehen Sie dann zurück in die Ausgangsposition. Führen Sie die Bewegung 20-mal aus.

Trainingseffekt:
mobilisiert den ganzen Rücken und verbessert die Stabilität der Schulter- und Beckenregion

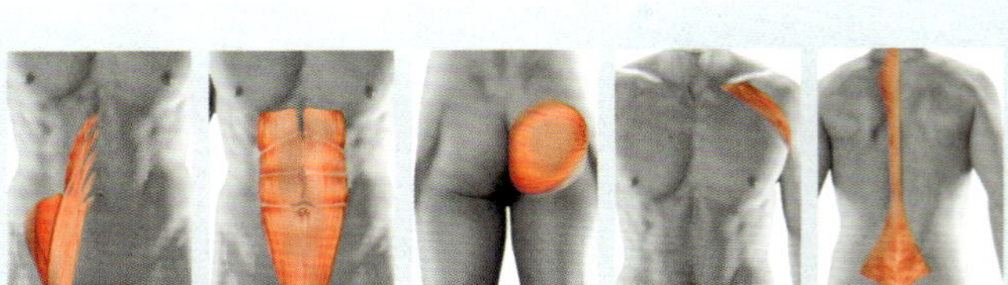

HUND

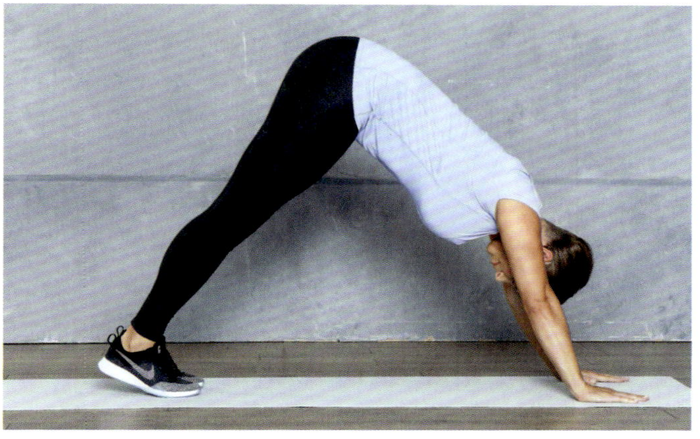

AUSGANGSPOSITION:

Sie bilden ein umgekehrtes V: Strecken Sie dazu aus dem Vierfüßlerstand die Beine maximal nach hinten und die Arme nach vorn. Der höchste Punkt ist nun Ihr Gesäß. Die Handinnenflächen berühren komplett den Boden, die Fersen sind angehoben.

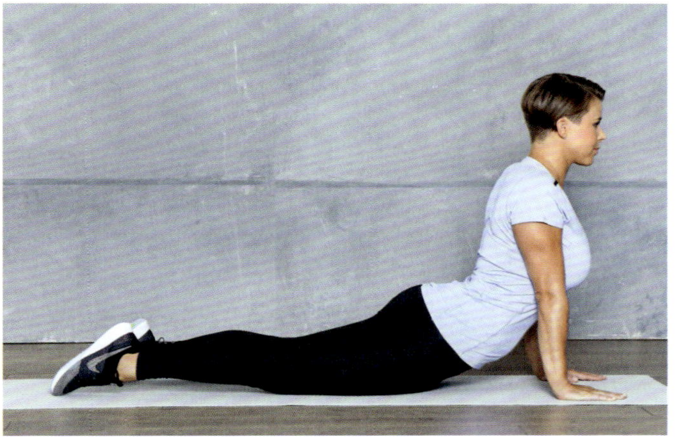

BEWEGUNG:

Bewegen Sie jetzt Oberkörper, Gesäß und Beine Richtung Boden, sodass der Oberkörper so weit wie möglich durchhängt. Den Kopf strecken Sie dabei nach oben, der Blick geht nach schräg vorn oben. Halten Sie die Position 2 bis 4 Sekunden. Gehen Sie dann zurück in die Ausgangsposition. Führen Sie die Bewegung 20-mal aus.

TIPP:

Strecken Sie den Kopf in der Endposition maximal so weit nach hinten, dass Sie an die Oberkante einer gegenüberliegenden Wand, nicht jedoch zur Decke blicken.

Trainingseffekt:
mobilisiert den ganzen Rücken und dehnt die vordere und hintere Muskelkette

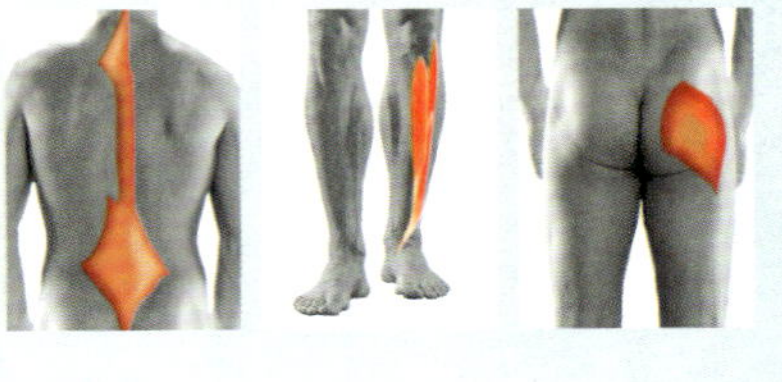

LIBELLE

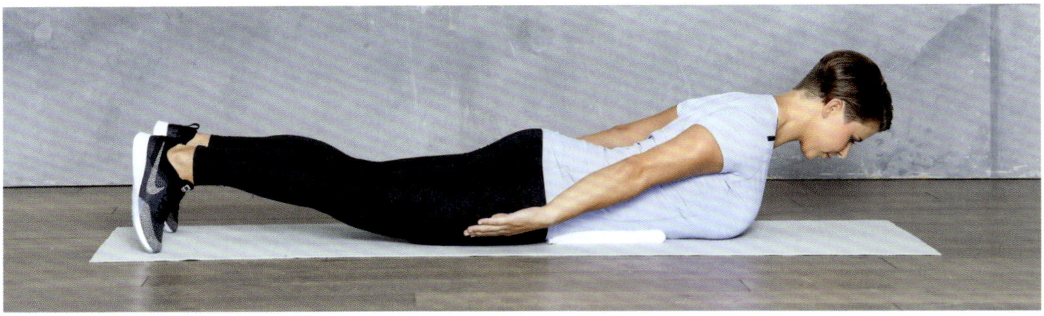

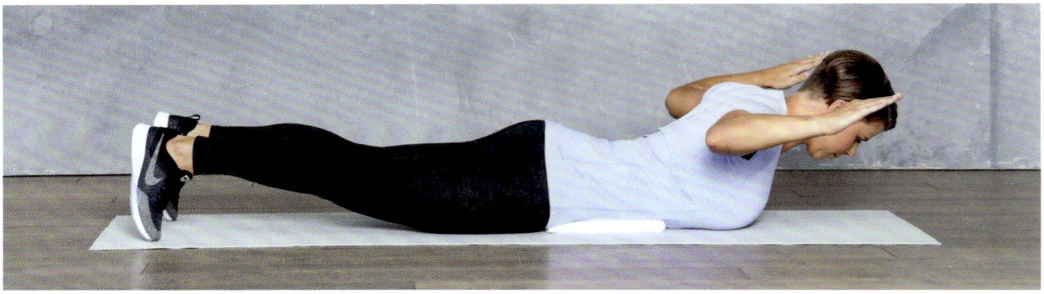

AUSGANGSPOSITION:

Sie liegen gerade ausgestreckt auf dem Bauch, die Fußspitzen sind aufgestellt. Die Arme sind seitlich parallel zum Körper nach hinten ausgestreckt, die Handflächen zeigen dabei nach oben.

BEWEGUNG:

Heben Sie Ihren Oberkörper gleichmäßig an, bis Ihre Gesäßmuskeln angespannt sind. Halten Sie die Position 2 Sekunden und senken Sie dann den Oberkörper wieder langsam ab. Beim Heben des Oberkörpers atmen Sie aus, bei der Abwärtsbewegung ein. Führen Sie die Bewegung 15-mal aus. Machen Sie eine kurze Pause und wiederholen Sie die Übung noch 2-mal.

Trainingseffekt:
stärkt die hintere Oberschenkel- und Pomuskulatur sowie die komplette Rückenmuskulatur, speziell die untere

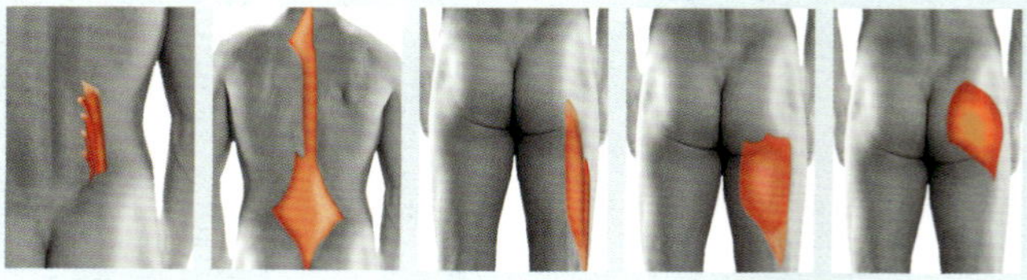

GARNELE

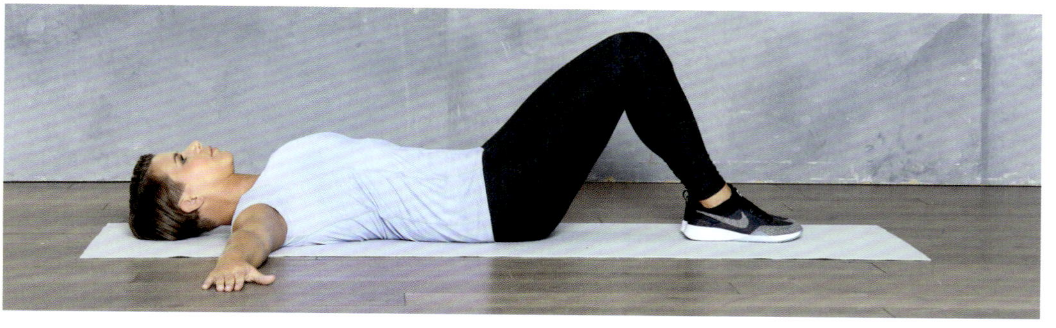

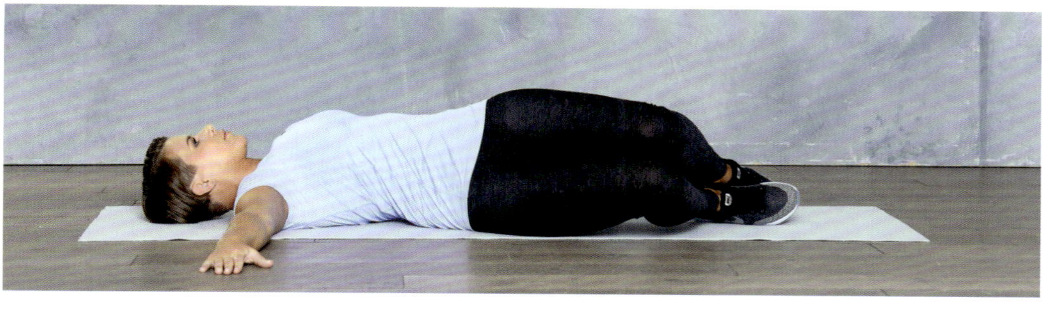

AUSGANGSPOSITION:

Sie liegen auf dem Boden, die Arme sind seitlich waagerecht zum Körper ausgestreckt. Die Handflächen zeigen nach unten. Die Beine sind angehoben und in den Knien mit 45 Grad gebeugt.

BEWEGUNG:

Drehen Sie den Rumpf aus Brust- und Lendenwirbelsäule heraus so weit wie möglich nach rechts und links. Während der Übung haben Arme und Schulterblätter Kontakt zum Boden. Beim Absenken der Beine atmen Sie ein, beim Aufrichten aus. Führen Sie die gesamte Bewegung 15-mal aus. Machen Sie eine kurze Pause und wiederholen Sie die Übung noch 2-mal.

Trainingseffekt:
stärkt die seitliche Rumpf- sowie die Bauch- und obere Rückenmuskulatur; mobilisiert die Wirbelsäule

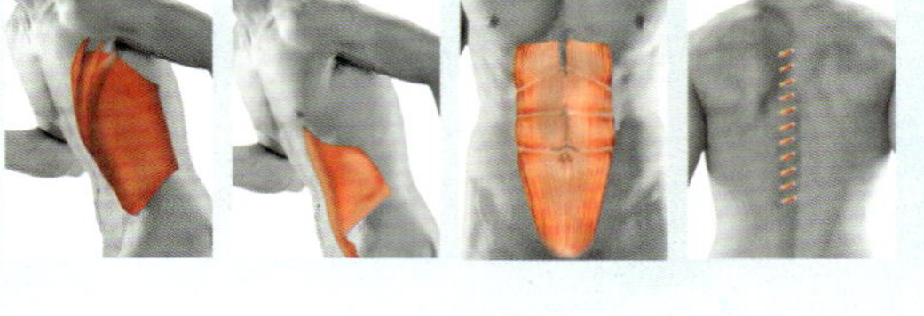

FLAMINGO AN DER WAND

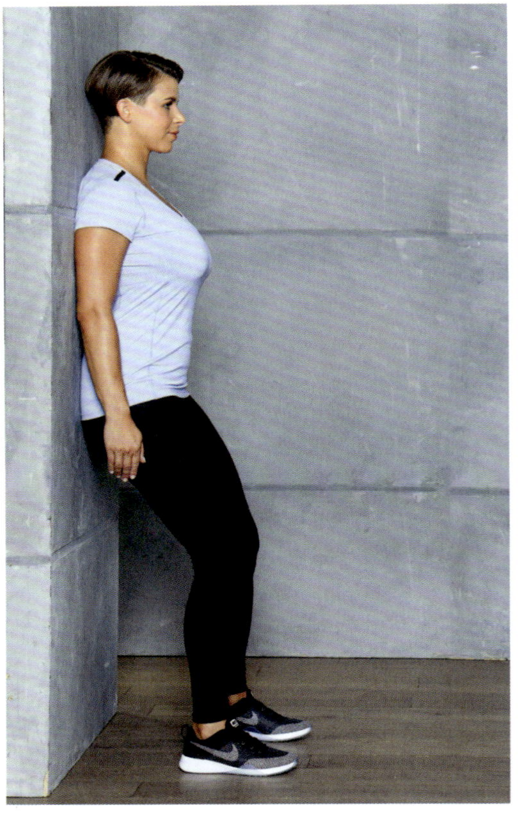

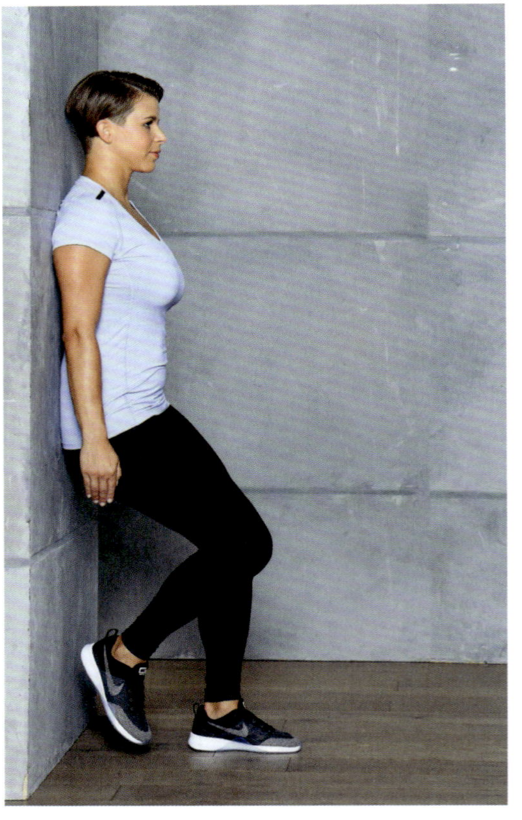

AUSGANGSPOSITION:

Stellen Sie sich so an eine Wand, dass Schulter und Becken mit ihr in Kontakt sind. Die Ferse ist etwa eineinhalb Fußlängen von der Wand entfernt.

BEWEGUNG:

Gehen Sie einbeinig so weit nach unten, bis Sie unter Ihrem Knie die Fußspitze gerade noch erkennen können. Führen Sie die Bewegung 15-mal aus. Machen Sie eine kurze Pause und wiederholen Sie die Übung noch 2-mal.

Trainingseffekt:
stärkt die vordere und hintere Oberschenkelmuskulatur, die Pomuskulatur sowie die hintere Wadenmuskulatur

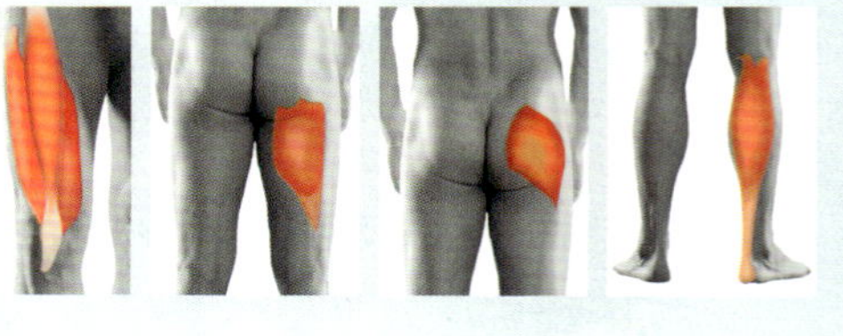

HEUSCHRECKE

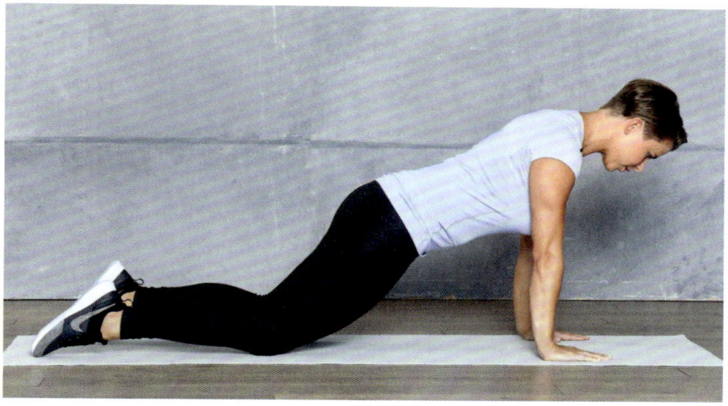

AUSGANGSPOSITION:

Beugen Sie sich aus dem Kniestand nach vorn. Dabei strecken Sie Ihre Arme weit nach vorn aus, der Blick ist zwischen den Armen auf den Boden gerichtet.

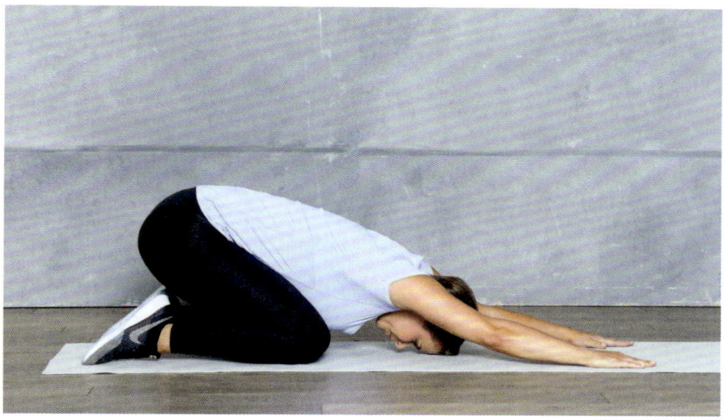

BEWEGUNG:

Schieben Sie Ihren Rumpf nach vorn und verlagern Sie dabei das Gewicht auf die Hände. Atmen Sie dabei langsam und ruhig aus. Anschließend gehen Sie zurück in die Ausgangsposition. Führen Sie die Bewegung 20-mal aus.

TIPP:

Die Übung wird einfacher, wenn Sie die Arme nicht ganz ausstrecken, sondern in den Ellenbogen anwinkeln – je näher die Ellenbogen an den Knien sind, desto einfacher ist die Übung.

Trainingseffekt:
mobilisiert den kompletten Schulter- und Rückenbereich

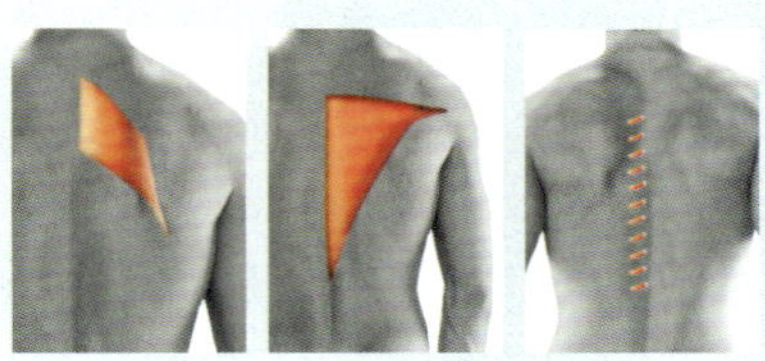

BÄR

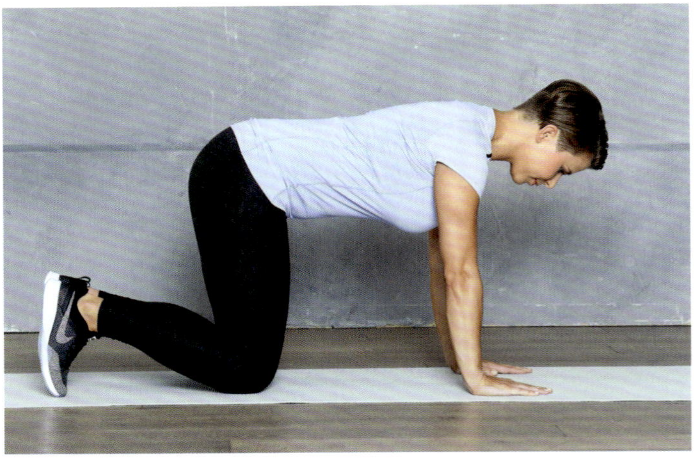

AUSGANGSPOSITION:

Sie knien mit aufgestellten Zehenspitzen im Vierfüßlerstand, die Hände befinden sich direkt unter den Schultern, die Fingerspitzen zeigen nach vorn. Der Kopf ist gerade in Verlängerung zur Wirbelsäule, der Blick geht senkrecht auf den Boden zwischen die Fingerspitzen.

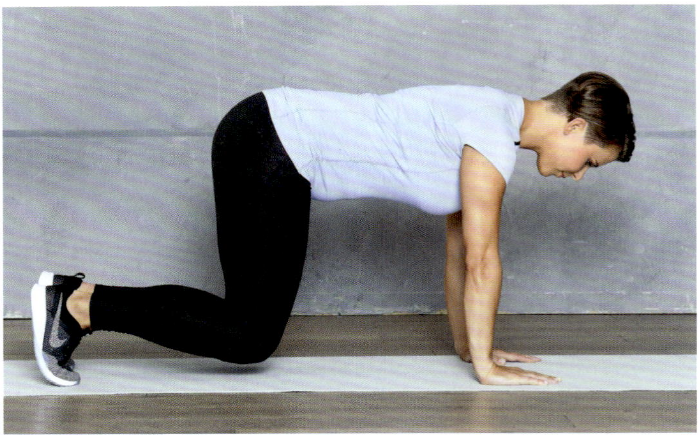

BEWEGUNG:

Heben Sie die Knie etwa 10 cm vom Boden ab und halten Sie diese Position 30 bis 60 Sekunden. Gehen Sie dann langsam zurück in die Ausgangsposition. Führen Sie die Bewegung 5-mal aus.

Trainingseffekt:
stärkt die Muskulatur des ganzen Körpers, speziell die Rumpf-, Schulter- und Hüftmuskulatur

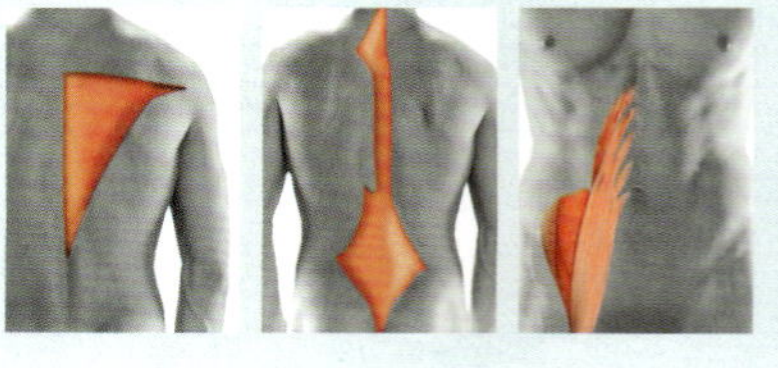

SKORPION

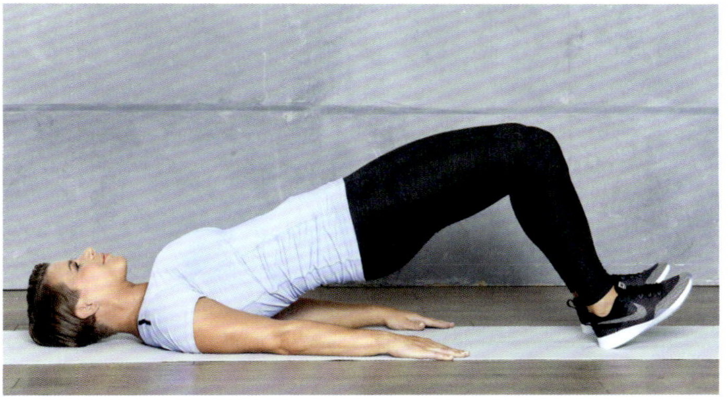

AUSGANGSPOSITION:

Sie liegen auf dem Rücken, die Arme sind mit den Handflächen nach unten seitlich parallel zum Körper auf dem Boden. Die Füße sind hüftbreit auseinander, die Knie 90 Grad angewinkelt. Fußspitzen und Becken sind angehoben, sodass Oberschenkel und Rumpf eine Linie bilden.

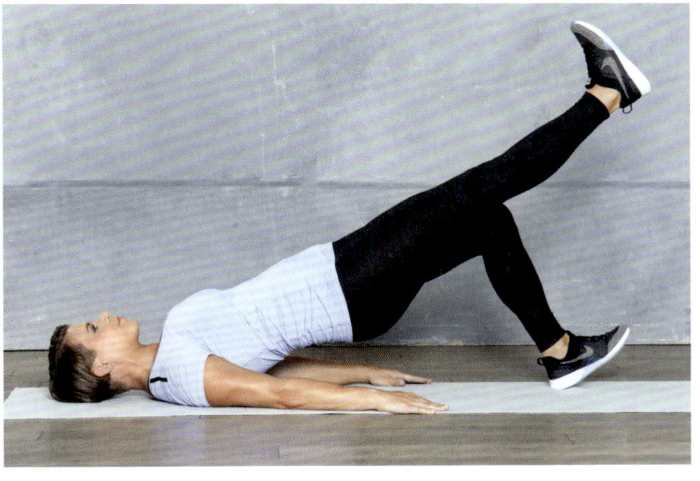

BEWEGUNG:

Heben Sie das rechte Bein vom Boden, ohne dass das Becken auf dieser Seite absinkt. Das Bein bleibt noch im Kniegelenk gebeugt. Strecken Sie dann das Bein langsam aus. Gehen Sie zurück in die Ausgangsposition. Führen Sie die Bewegung jeweils 10-mal mit dem rechten und linken Bein aus, mit einer kurzen Pause zwischen den Durchgängen.

TIPP:

Einfacher wird die Übung, wenn Sie das Bein gebeugt lassen und es nur etwa 20 cm vom Boden abheben. Schwieriger wird es, wenn Sie das Bein gebeugt lassen und es Richtung Brust bewegen.

Trainingseffekt:
stärkt die hintere Oberschenkelmuskulatur, den Lenden-Becken-Hüft-Bereich, die Po- sowie die vorderen Rumpfmuskeln

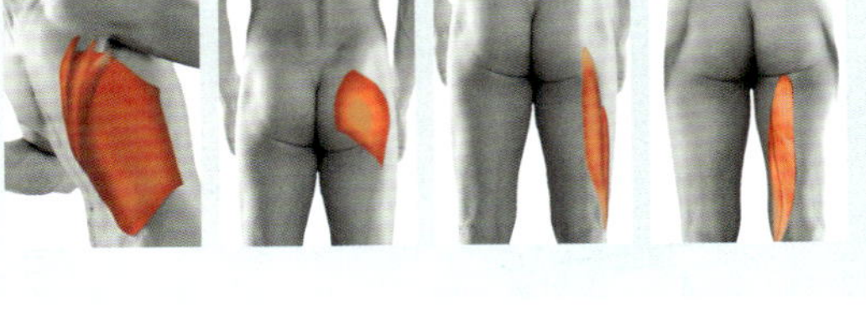

BÜFFEL

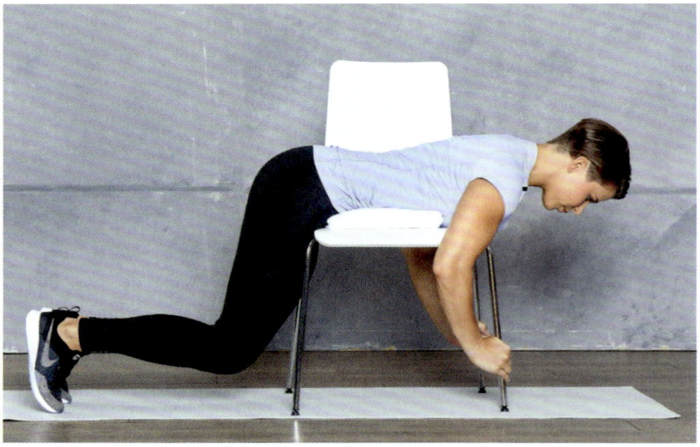

AUSGANGSPOSITION:

Legen Sie sich bäuchlings auf einen Stuhl, sodass die Hüfte gerade aufliegt. Halten Sie sich an den Stuhlbeinen fest. Die Beine sind im rechten Winkel gebeugt.

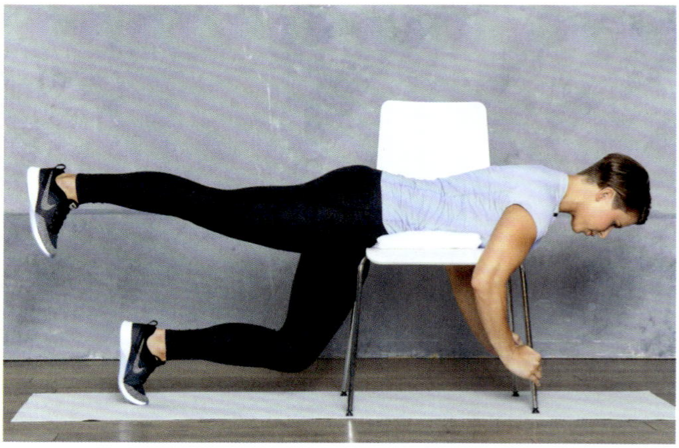

BEWEGUNG:

Heben Sie ein Bein langsam an und strecken Sie es anschließend gerade nach hinten aus. Gehen Sie dann langsam zurück in die Ausgangsposition. Führen Sie die Bewegung 10-mal aus. Führen Sie die Übung dann mit dem anderen Bein nach oben ebenso 10-mal aus. Machen Sie eine kurze Pause und wiederholen Sie die Übung auf beiden Seiten noch 2-mal.

TIPP:

Einfacher wird die Übung, wenn Sie das Bein beim Anheben anwinkeln. Achten Sie bei der Übung darauf, die Bewegung flüssig auszuführen.

Trainingseffekt:
stärkt die hintere und seitliche Oberschenkelmuskulatur, die Pomuskulatur, die untere Rückenmuskulatur und die Wirbelsäule

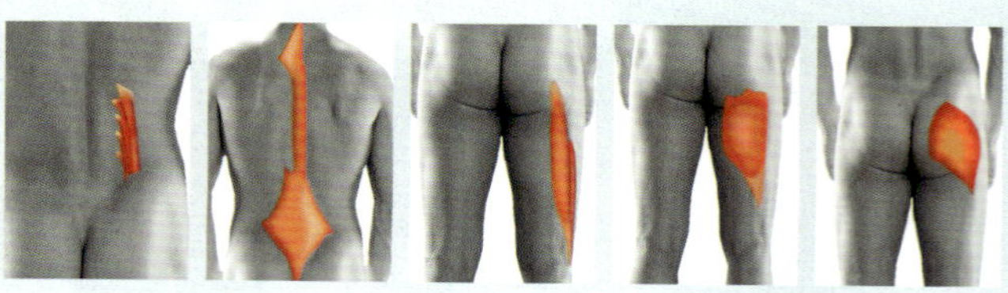

ROBBE

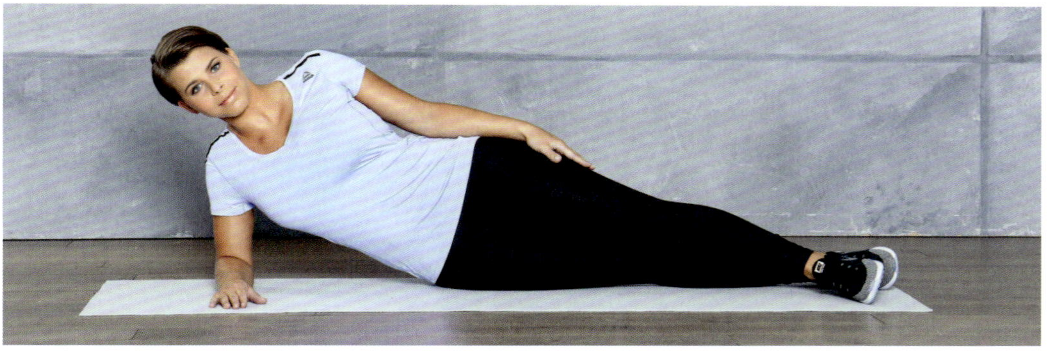

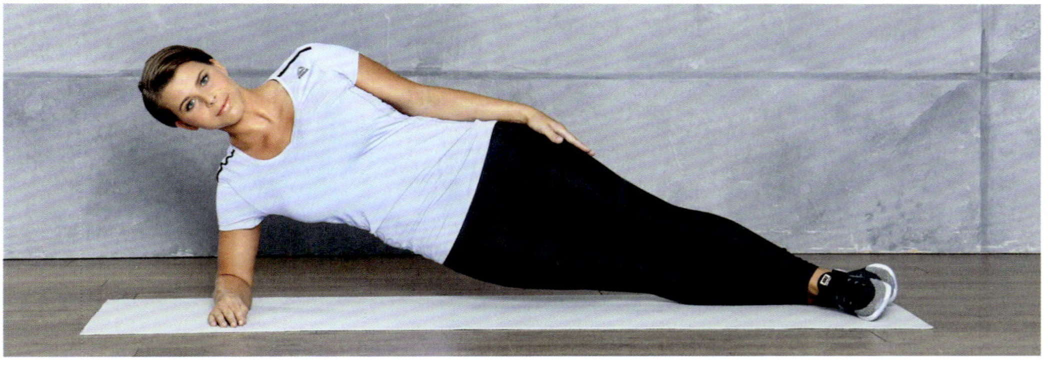

AUSGANGSPOSITION:

Legen Sie sich in Seitenlage auf den Boden, nehmen Sie dabei ein Bein leicht vor das andere. Den unteren Arm stützen Sie unter Ihrer Schulter auf. Der obere Arm liegt ausgestreckt auf dem Körper.

BEWEGUNG:

Bewegen Sie nun den Rumpf auf und ab. Führen Sie die Bewegung 15-mal aus. Drehen Sie sich dann auf die andere Seite und führen Sie die Übung ebenso 15-mal aus. Machen Sie eine kurze Pause und wiederholen Sie die Übung noch 2-mal.

Trainingseffekt:
stärkt die seitliche Rumpfmuskulatur sowie die Po-, Bauch- und Hüftmuskulatur

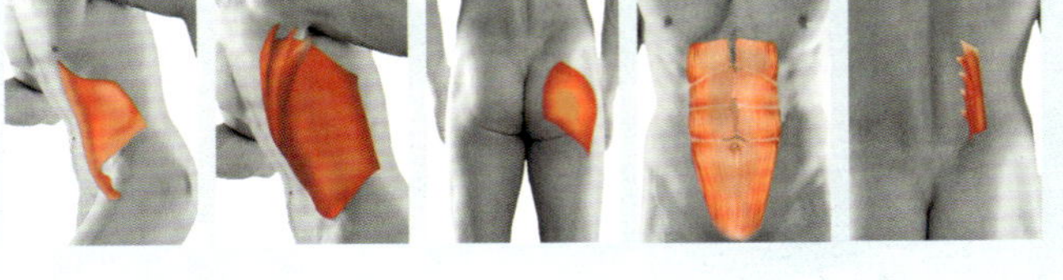

GECKO

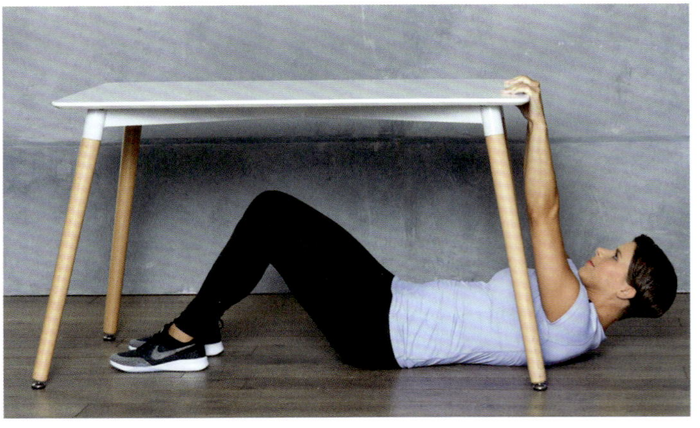

AUSGANGSPOSITION:

Sie liegen so unter einem Tisch, dass die Schultern etwa auf Höhe der Tischkante sind. Mit den Händen halten Sie sich an der Tischplatte fest. Winkeln Sie Ihre Beine in spitzem Winkel an.

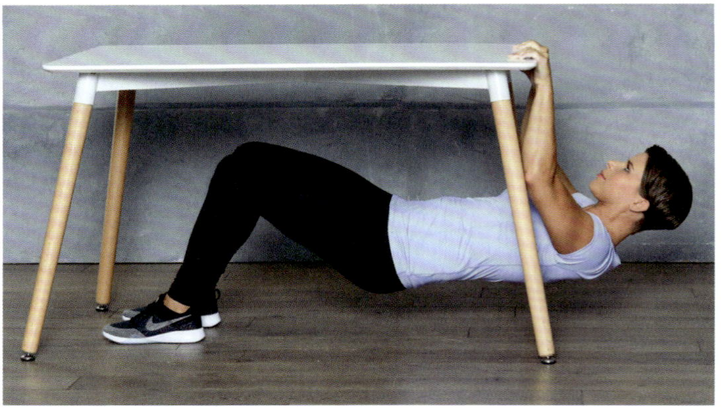

BEWEGUNG:

Ziehen Sie sich nun so weit wie möglich hoch, der Rumpf bleibt gerade. Halten Sie die Position 30 bis 60 Sekunden und gehen Sie zurück in die Ausgangsposition. Achten Sie darauf, beim Hochziehen des Körpers mit der Bewegung aus- und beim Senken wieder einzuatmen. Führen Sie die Bewegung 5-mal aus.

TIPP:

Schwieriger wird die Übung, wenn Sie die Beine weniger stark anwinkeln und die Füße weiter vorn auf dem Boden aufsetzen – je mehr die Beine gestreckt sind, desto schwieriger wird es.

Trainingseffekt:
stärkt die Schulter- und obere Rückenmuskulatur sowie die vordere Oberarmmuskulatur

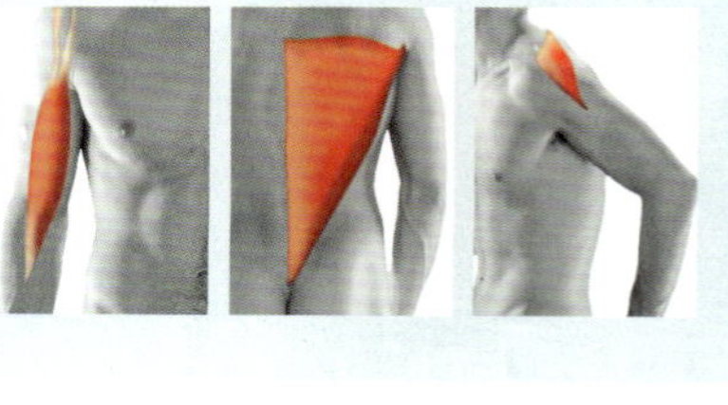

KRABBE

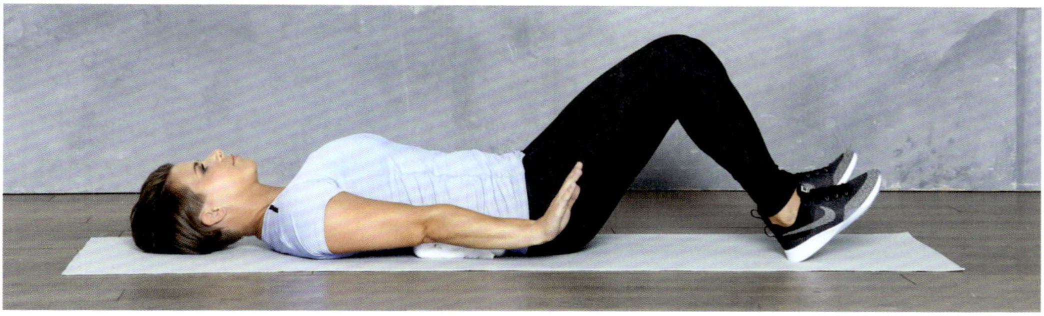

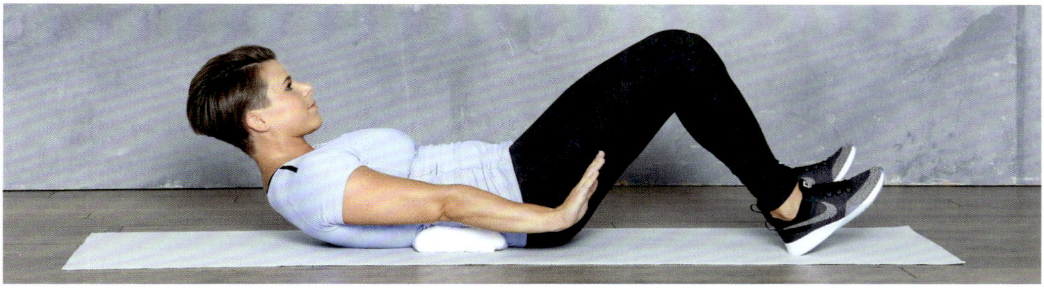

AUSGANGSPOSITION:

Sie liegen auf dem Rücken, unter Ihrer Lendenwirbelsäule ist ein zusammengefaltetes Handtuch. Stellen Sie beide Füße etwa eine Fußlänge vom Gesäß entfernt auf, ziehen Sie dann die Fußspitzen zum Schienbein. Die Arme sind gestreckt neben dem Körper, die Fingerspitzen zeigen zur Decke.

BEWEGUNG:

Heben Sie langsam Kopf und Schultern, die Arme und der Nacken sind gestreckt. Dann zurück in die Ausgangsposition gehen. Die Schulterblattspitze bleibt stets am Boden. Führen Sie die Bewegung 15-mal aus. Machen Sie eine kurze Pause und wiederholen Sie die Übung noch 2-mal.

TIPP:

Schwieriger wird die Übung, wenn Sie die Fingerspitzen an die Schläfen legen oder die Arme angewinkelt seitlich neben dem Kopf nach oben halten.

Trainingseffekt:
stärkt die gesamte Bauchmuskulatur, insbesondere zum Ausgleich eines Hohlkreuzes

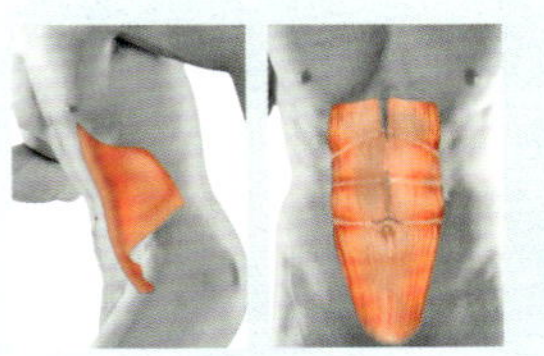

EINSEITIGE BELASTUNGEN AUSGLEICHEN

Zu wenig Bewegung, eine schlechte Haltung oder Überlastungen beim Sport: Damit der Rücken schmerzfrei bleibt, müssen Sie gegensteuern.

Unser Alltag erfordert leider viel zu oft einseitige Belastungen. Da könnte man natürlich immer wieder zwischendurch gegensteuern. Doch Hand aufs Herz: Auch wenn Sie mit den besten Vorsätzen in den Tag starten, werden Sie abends meist feststellen, dass Sie von den rückenschonenden Ideen mal wieder viel zu wenige umgesetzt haben. Der Tag war voll, das Pensum ohnehin kaum zu schaffen – und dann mal eben aussteigen, um Rückenübungen zu machen? Keine Zeit, unpraktisch, umständlich: Die Liste der Entschuldigungen ist meist lang. Doch Sie können ausweichen, indem Sie später die typischen Rückenprobleme unserer Zeit mit gezielten Übungen ausgleichen.

AUCH AUSGLEICHSSPORT BRAUCHT AUSGLEICH

Monotone Bewegungsabläufe, zu langes Stehen, stundenlanges Sitzen ohne ausgleichende Bewegungen und Fehlhaltungen machen dem Rücken zu schaffen. Doch manchmal ist auch Sport die Ursache für Kreuzbeschwerden. Wer etwa in der Freizeit überwiegend eine bestimmte Sportart betreibt, belastet einseitig immer nur dieselben Muskelgruppen und muss das mit Übungen ausgleichen, die genau die Muskulatur stärken, die sonst zu kurz kommt.

Spitzensportler betreiben übrigens auch Ausgleichstraining, häufig in der wettkampffreien Zeit, aber auch parallel zu ihrer spezifischen Sportart. Das hat mehrere Vorteile: Es verbessert die Kondition und Koordination und hilft dem Sportler dabei, dass er seine Sportdisziplin lange ohne Schmerzen und ohne Probleme ausüben kann. Würde er nur in seiner Sportart zum Beispiel eine bestimmte Muskelgruppe trainieren, würde er an anderen Stellen seine Kraft verlieren. Der Rücken und die Gelenke würden leiden – im schlimmsten Fall so stark, dass er seine Sportlerkarriere aufgeben müsste.

Beim krummen Sitzen verkümmern die Muskeln

Wenn Sie etwas für Ihre Rückengesundheit tun wollen, halte ich ausreichende und abwechslungsreiche Bewegung für den wichtigsten Aspekt. Im Alltag, im Spiel, beim Sport – es finden sich zahlreiche Möglichkeiten. Man muss sich nur aufraffen. Das gelingt langfristig am besten, wenn Ihnen Ihr persönliches Programm auch Spaß macht und nicht, weil Ihnen jemand gesagt hat, dass „es doch so gut für den Rücken" ist.

Am Beispiel von Vielsitzern lässt sich gut erklären, wie Ausgleichsübungen wirken: Ob im Auto, an der Kasse im Supermarkt oder auf dem Bürostuhl, immer wenn wir lange mit krummem Rücken sitzen, verkümmern die Rücken-, Po- und Beinmuskeln. Die geschwächten Muskeln können dann die nötige Haltearbeit nicht mehr leisten. Die Folge: Es entstehen Fehlhaltungen und daraus resultieren Rückenschmerzen. Sitzen wir vor dem Computer oder dem Fernseher, verspannt sich außerdem die Nackenmuskulatur. Das führt häufig nicht nur zu Rückenbeschwerden, sondern auch zu Kopfschmerzen. Beim ausgleichenden Training wird deshalb die Muskulatur gestärkt, die für die Aufrichtung des Oberkörpers zuständig ist. Auch die Oberschenkelmuskeln sind ein wichtiger Schwerpunkt bei den nachfolgenden Ausgleichsübungen für Vielsitzer.

Mit Verspannungen besser umgehen

Wird der Rücken gezielt gestärkt, lassen nicht nur die Schmerzen nach. Sie profitieren auch in anderen Bereichen davon: Ist der Körper stark und beweglich, kann er mit Verspannungen oder Reizungen der Nerven besser umgehen. Ein gutes Training hilft dabei, Schmerzen zu lindern, die von den Muskeln oder vom Skelett ausgehen.

Für Leistungssportler gilt genauso wie für Freizeitsportler: Radfahren und Schwimmen sind gute Ergänzungen zu anderen Sportarten, weil das Körpergewicht dabei keine große Rolle spielt. Wenn wir schwimmen, stärken wir vor allem die Arm- und Rumpfmuskulatur, beim Radfahren die Beine. Eine Kombination aus Schwimmen und Radfahren fordert die Muskeln in Maßen heraus, ohne die Gelenke zu überlasten. Zusätzliche Einheiten mit gezieltem Krafttraining sorgen dafür, dass alle Muskelgruppen gefordert werden. Die ausgleichenden Übungen aus diesem Buch können Sie unabhängig davon absolvieren, welchen Sport oder welche vorbeugenden Trainingsprogramme Sie sonst betreiben. Wer unter akuten Schmerzen leidet, sollte die Übungen mit seinem Arzt oder Therapeuten absprechen und gegebenenfalls modifizieren.

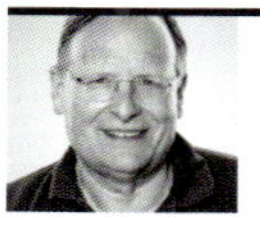

GUT ZU WISSEN
Richtig aufwärmen

Bevor Sie mit den Übungen anfangen, sollten Sie sich gut aufwärmen. Das beugt Verletzungen vor. Sehnen, Gelenke, Muskeln und Bänder werden auf diese Weise fürs Training vorbereitet. Ein Warm-up sorgt für eine gute Durchblutung, was die Muskeln wiederum flexibler macht. Der gesamte Bewegungsapparat arbeitet effektiver, wenn er keinen Kaltstart machen muss. Wenn Sie gleich frühmorgens loslegen, brauchen Sie länger, um die optimale Betriebstemperatur zu erreichen. Auch bei Kälte dauert es länger als bei Hitze draußen und junge Menschen sind schneller warm als ältere. Mein Tipp: Starten Sie sanft. Gehen Sie zuerst 2 Minuten langsam auf der Stelle und strengen Sie sich dabei zunehmend an, indem Sie sich steigern: Die Knie werden bei der Beinaufwärtsbewegung immer stärker nach oben gezogen. Erhöhen Sie das Tempo, bis Sie Ihren Trainingspuls (siehe Seite 123) erreicht haben (dafür gibt es Pulsuhren im Sportgeschäft). Halten Sie dann etwa 5 Minuten durch. Wenn Sie richtig warm sind, können Sie mit den Übungen beginnen.

STRAUSS

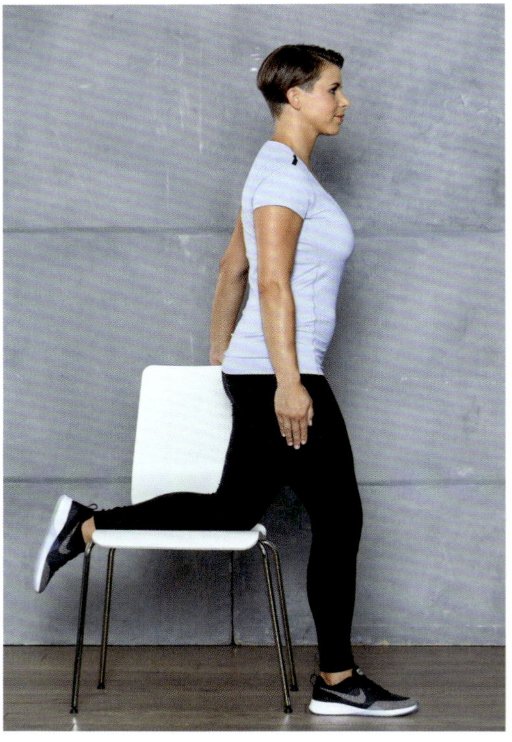

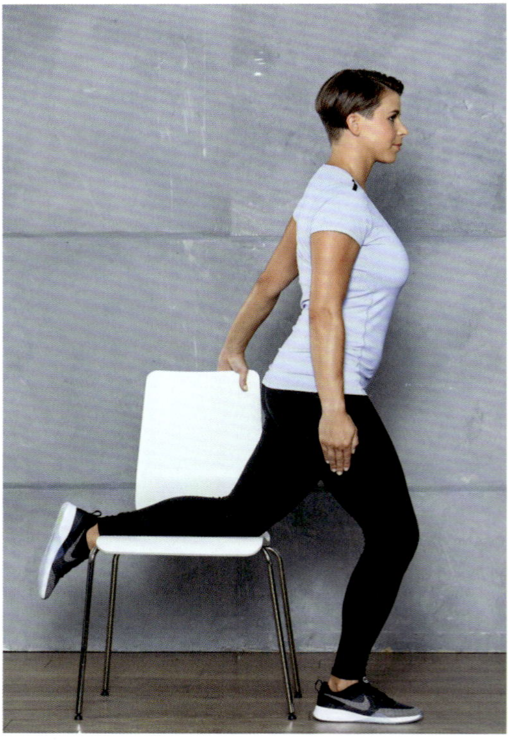

AUSGANGSPOSITION:

Sie stehen aufrecht vor einem Stuhl, sodass die Lehne seitlich links von Ihnen ist. Das linke Bein liegt mit dem Schienbein auf der Sitzfläche, der Fuß hängt neben der Sitzfläche herunter. Die Arme sind seitlich neben dem Körper nach unten gestreckt. Mit der linken Hand umfassen Sie die Stuhllehne.

BEWEGUNG:

Beugen Sie nun langsam das rechte Bein im Knie. Der Oberkörper bleibt dabei aufrecht, der Blick geht gerade nach vorn. Achten Sie darauf, dass die Hüfte gestreckt bleibt und Sie nicht ins Hohlkreuz fallen. Halten Sie die Dehnung 60 Sekunden. Dehnen Sie dann das andere Bein.

Trainingseffekt:
dehnt den Hüftbeuger und die vordere Oberschenkelmuskulatur zur Entlastung der Lendenwirbelsäule

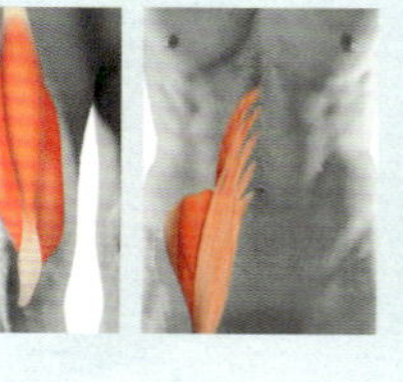

IGEL

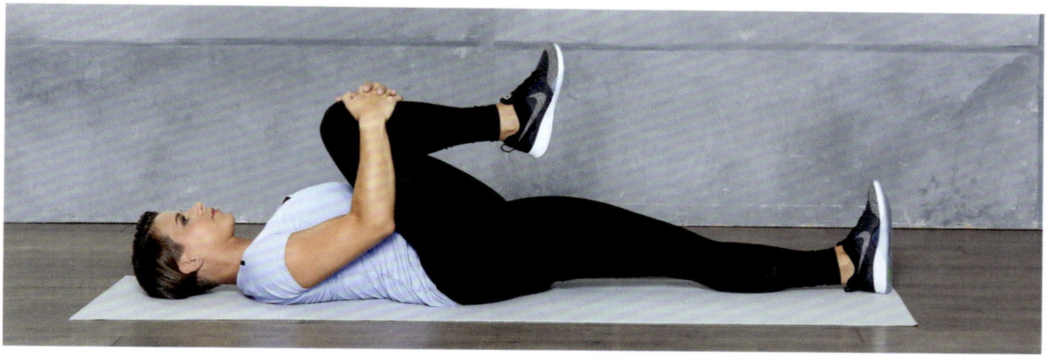

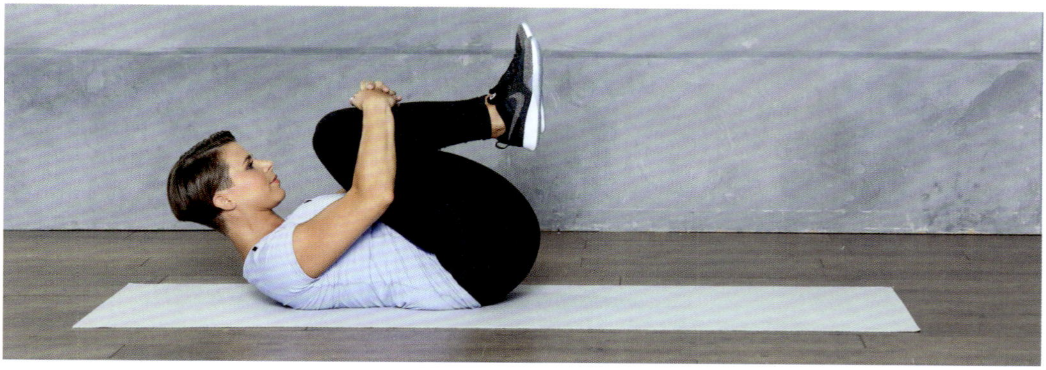

AUSGANGSPOSITION:

Sie liegen ausgestreckt auf dem Rücken. Winkeln Sie ein Bein an, umfassen Sie es unterhalb des Knies mit den Händen und ziehen Sie das Knie Richtung Brust.

BEWEGUNG:

Nehmen Sie nun das zweite Bein dazu. Gleichzeitig heben Sie den Kopf an, sodass auch das Kinn Richtung Brust geht. Halten Sie die Position 60 Sekunden und gehen Sie dann langsam zurück in die Ausgangsposition.

Trainingseffekt:
dehnt Po- und hintere Rumpfmuskulatur

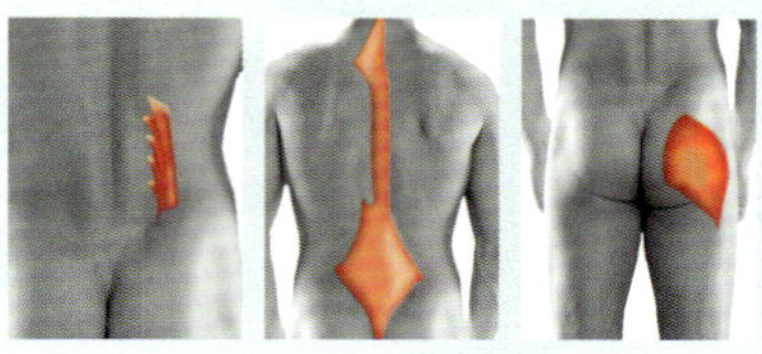

ROBOTER

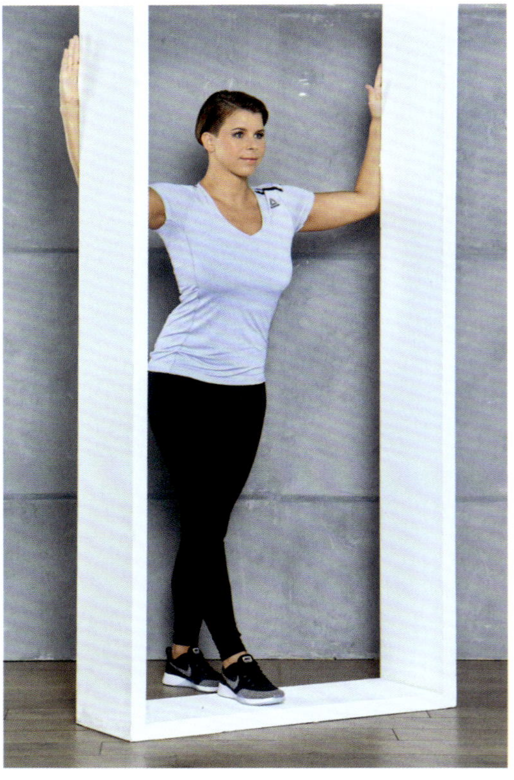

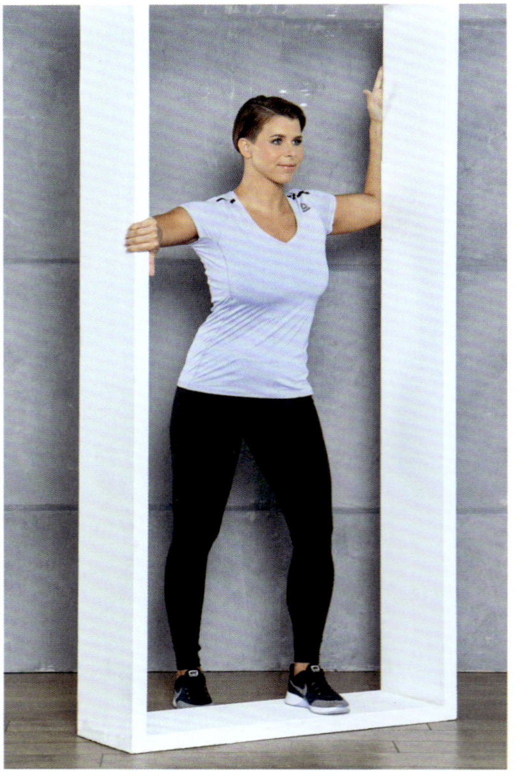

AUSGANGSPOSITION:

Sie stehen im Türrahmen. Der rechte Fuß ist vorn, das vordere Knie ist leicht gebeugt. Die Arme sind angewinkelt, die Hände greifen von hinten an den Türrahmen. Der Oberkörper ist aufrecht, der Kopf gerade in Verlängerung der Wirbelsäule. Die rechte Hand umfasst nun auf Schulterhöhe den Türrahmen.

BEWEGUNG:

Drücken Sie mit der linken Hand nach vorn, ziehen Sie mit der rechten Hand gleich stark nach hinten. Halten Sie die Spannung etwa 4 Sekunden, lassen Sie dann locker. Wiederholen Sie dies 9-mal. Wechseln Sie dann die Seite. Führen Sie die Übung wiederum 9-mal aus.

Trainingseffekt:

stärkt die Rückenmuskulatur, trainiert die schräge Muskulatur des Oberkörpers und verbessert die Stabilität bei Drehbewegungen; entlastet die Wirbelsäule

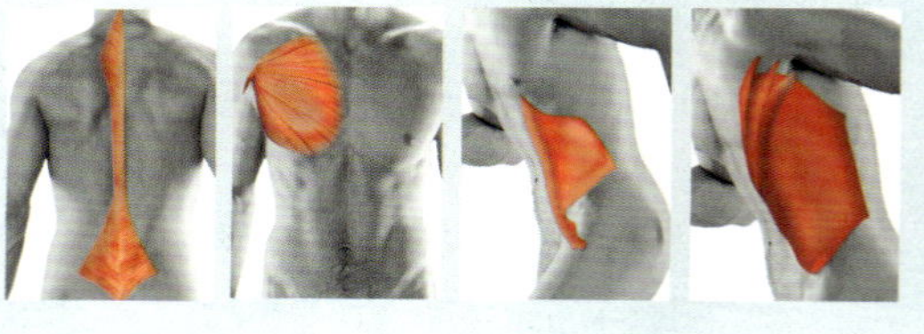

ROLLATOR

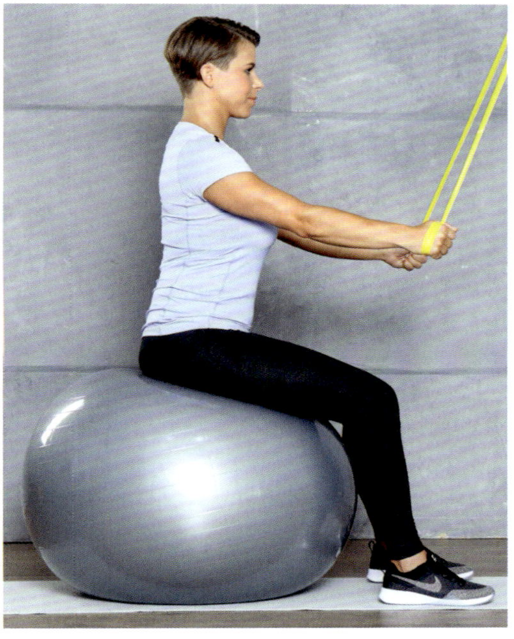

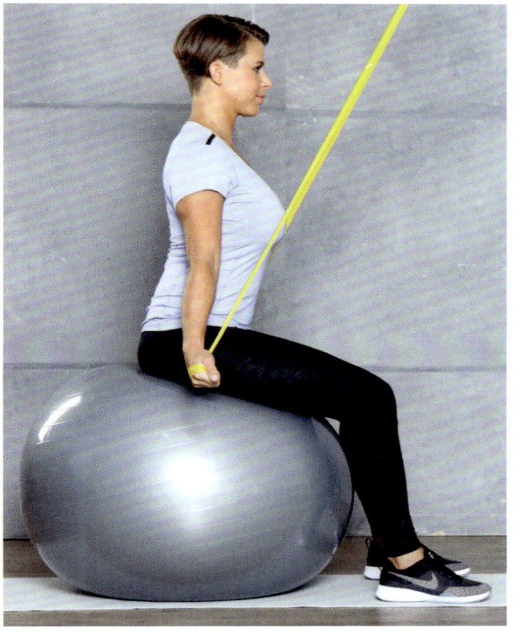

AUSGANGSPOSITION:

Sie sitzen aufrecht auf einem Pezziball. Mit nach vorn oben gestreckten Armen halten Sie in jeder Hand ein Ende eines Therabands, das vor Ihnen in etwa 2 Meter Höhe (zum Beispiel mit einem Kleiderbügel im Türrahmen) befestigt ist.

BEWEGUNG:

Führen Sie die Hände nach unten, bis die Arme parallel seitlich des Rumpfes sind. Schieben Sie dabei Ihr Gesäß nach vorn. Nach 2 bis 4 Sekunden gehen Sie zurück in die Ausgangsposition. Atmen Sie ein, wenn Sie die Arme nach unten ziehen, beim Zurückführen atmen Sie aus. Wiederholen Sie dies 12-mal.

Trainingseffekt:
stärkt die Streckmuskulatur des Oberkörpers sowie die Schulter- und Oberarmmuskulatur

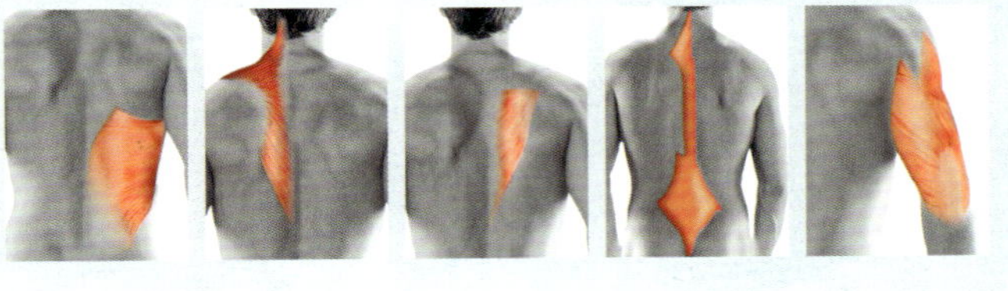

FAULER GECKO

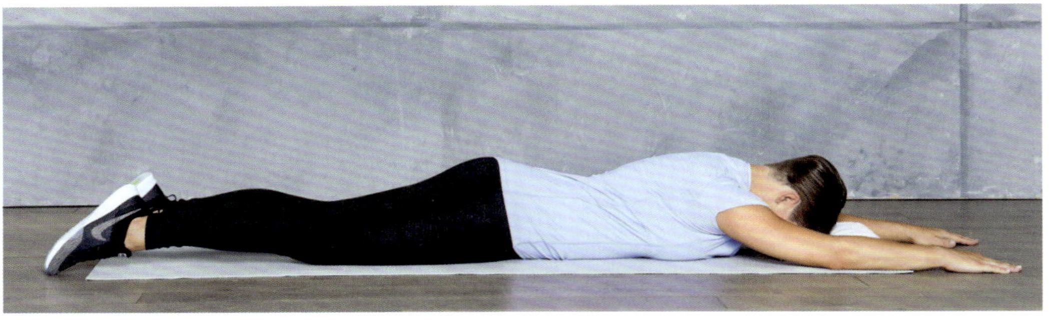

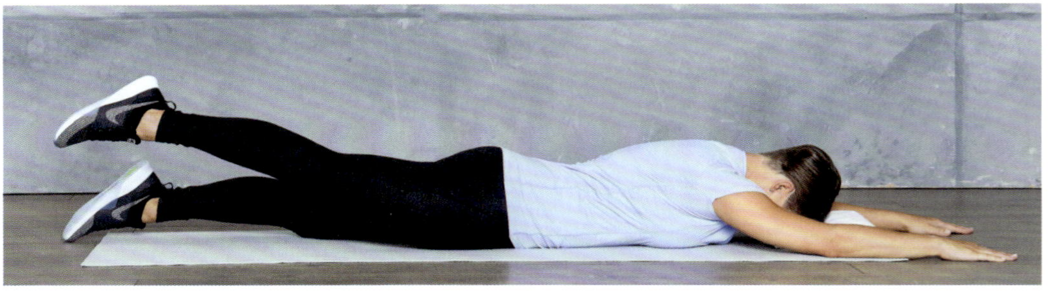

AUSGANGSPOSITION:

Sie liegen auf dem Bauch, die Arme sind nach vorn gestreckt, die Handinnenflächen liegen auf dem Boden. Beine und Füße sind gestreckt. Ihre Stirn ruht auf einem gefalteten Handtuch, der Blick geht nach unten.

BEWEGUNG:

Heben Sie die gestreckte rechte Fußspitze etwa 25 Zentimeter vom Boden ab, Kopf und Arme bleiben auf dem Boden. Halten Sie die Position 4 Sekunden. Gehen Sie dann zurück in die Ausgangsposition. Führen Sie die Bewegung 8-mal aus. Wechseln Sie das Bein und führen Sie die Übung mit dem anderen Bein ebenso 8-mal aus.

TIPP:

Achten Sie darauf, dass Kopf und Arme während der Übung entspannt auf dem Boden liegen bleiben.

Trainingseffekt:

stärkt die Pomuskulatur sowie die hintere Beinmuskulatur und verbessert ihr Zusammenspiel mit der Oberkörpermuskulatur

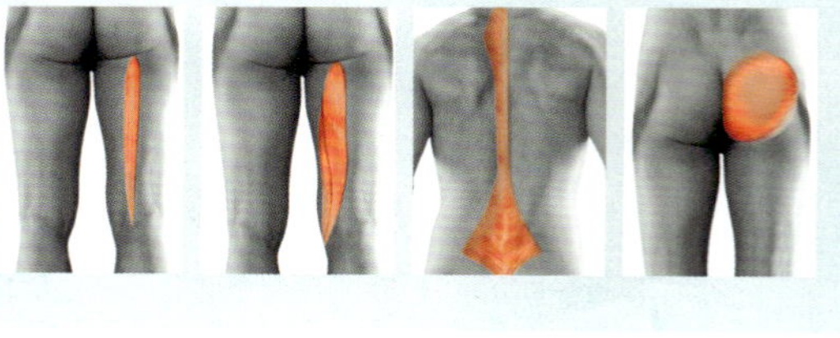

ELEGANTER TWIST

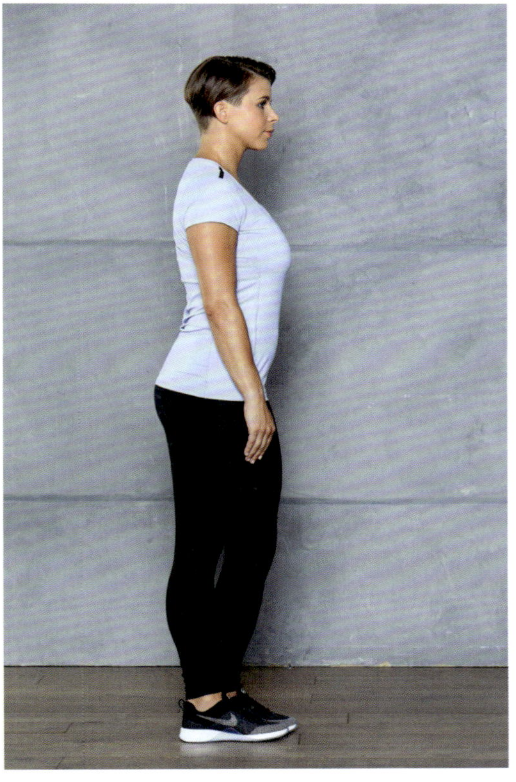

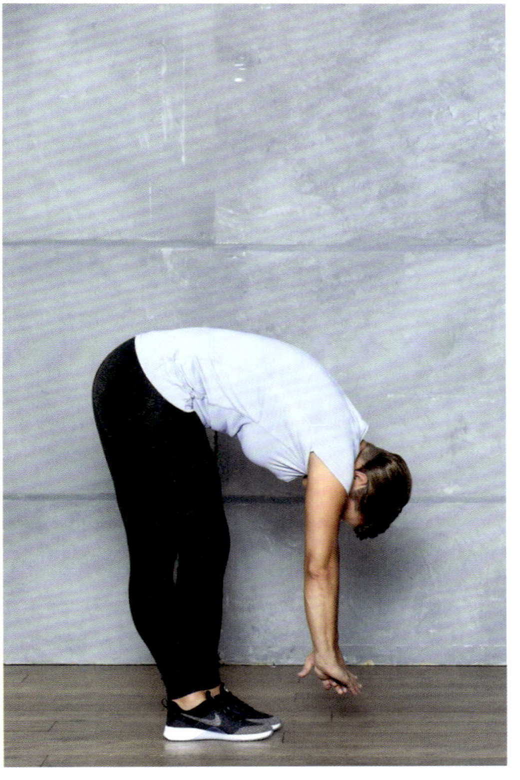

AUSGANGSPOSITION:

Sie stehen aufrecht, die Schultern weg von den Ohren und der Kopf in Verlängerung der Wirbelsäule. Der Blick ist gerade nach vorn gerichtet. Kreuzen Sie das rechte vor das linke Bein.

BEWEGUNG:

Gehen Sie mit dem Oberkörper langsam Richtung Boden, indem Sie Wirbel für Wirbel nach unten „abrollen". Die Arme sind gestreckt, die Hände verschränkt. Versuchen Sie, zu halten und langsam immer tiefer zu drücken. Dehnen Sie 60 Sekunden, wiederholen Sie die Übung auf der anderen Seite.

Trainingseffekt:
dehnt die hintere Beinmuskulatur und den unteren Rücken

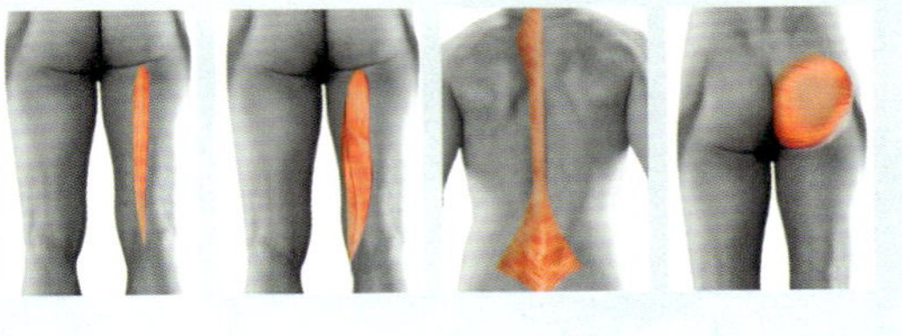

SITZENDE SCHUBKARRE

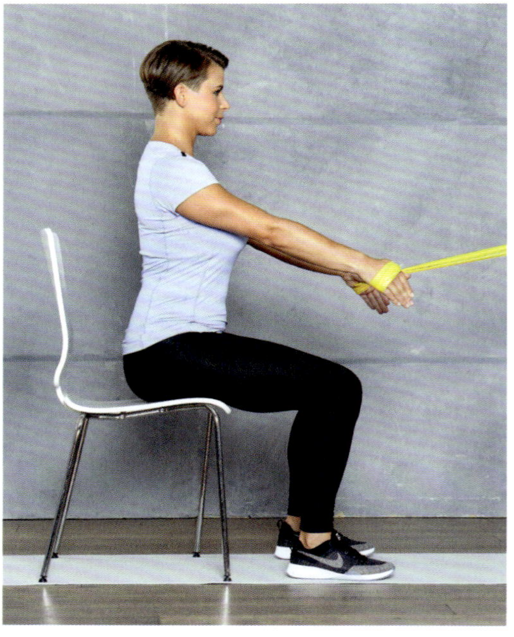

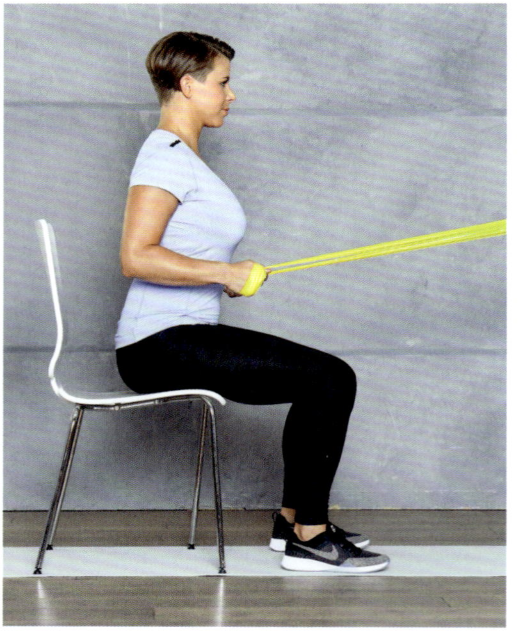

AUSGANGSPOSITION:

Sie sitzen aufrecht mit nach vorn gerichtetem Blick auf einem Stuhl. Die Füße stehen hüftbreit auseinander auf dem Boden. Mit nach vorn ausgestreckten Armen halten Sie mit jeder Hand ein Ende eines Therabands, das vor Ihnen in Schulterhöhe (beispielsweise an einer Türklinke) befestigt ist.

BEWEGUNG:

Führen Sie die gestreckten Arme seitlich am Körper vorbei nach unten hinten. Das Brustbein bewegt sich dabei nach vorn oben, die Schulterblätter bewegen sich aufeinander zu. Gehen Sie nach etwa 3 Sekunden zurück in die Ausgangsposition. Führen Sie die Bewegung 15-mal aus.

TIPP:

Einfacher wird die Übung, wenn Sie sie ohne Theraband durchführen. Schwieriger wird es, wenn Sie das Band in Bodenhöhe befestigen.

Trainingseffekt:
stärkt die Wirbelsäule vor allem im oberen Rückenbereich; kräftigt die Muskulatur, die die Brustwirbelsäule aufrichtet, und die Oberarme

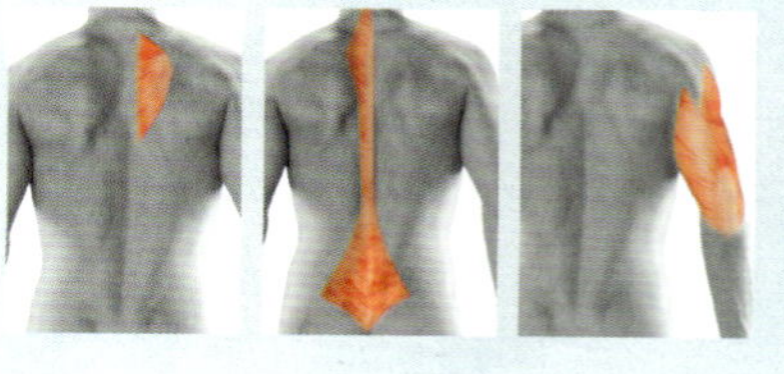

LIEGENDER BAUMSCHÜTTLER

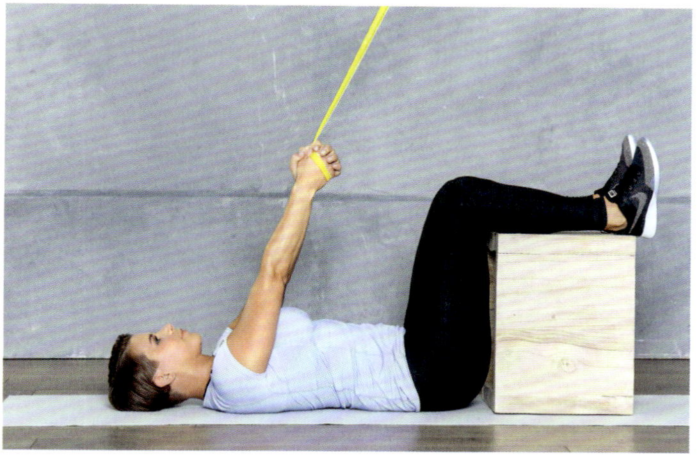

AUSGANGSPOSITION:

Sie liegen auf dem Rücken, die Unterschenkel sind auf einem Stuhl abgelegt. Vor Ihnen ist in etwa 2 Meter Höhe ein Theraband befestigt (zum Beispiel mit einem Kleiderbügel im Türrahmen). Die beiden Enden des Bands halten Sie mit nach vorn oben ausgestreckten Armen fest.

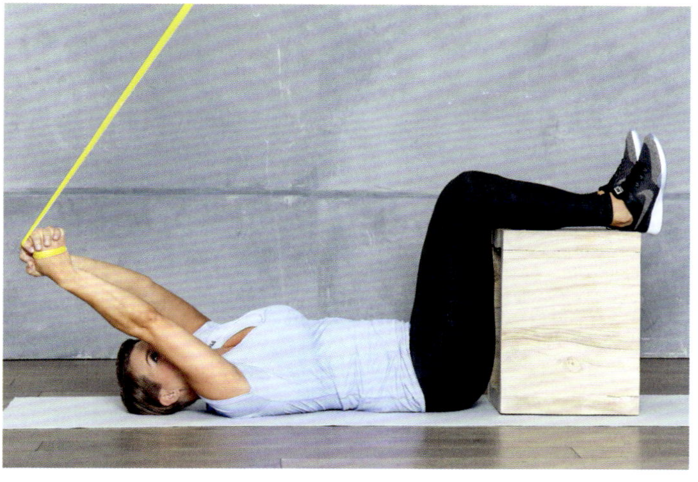

BEWEGUNG:

Führen Sie die gestreckten Arme langsam gegen den Widerstand des Therabands rechts seitlich am Körper nach hinten unten und weiter nach hinten unten bis über den Kopf. Halten Sie diese Position 2 bis 3 Sekunden. Gehen Sie dann langsam wieder zurück in die Ausgangsposition. Führen Sie die Bewegung 8-mal zur rechten Seite aus. Wiederholen Sie die Übung 8-mal zur linken Seite.

Trainingseffekt:
streckt die Wirbelsäule und die Schulterregion; verbessert die Dreh- und Beugefähigkeit des Oberkörpers

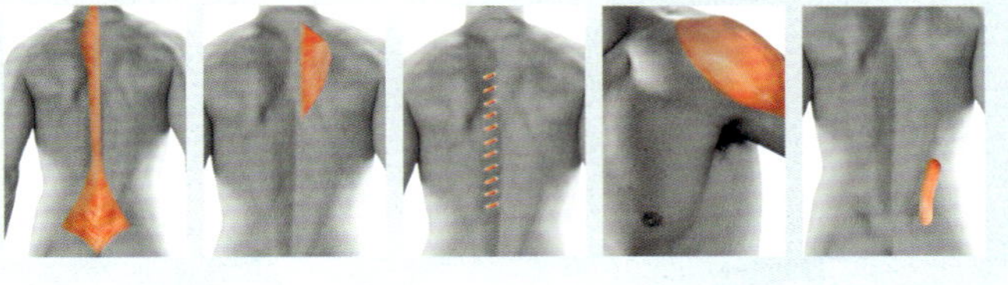

NEUGIERIGE ELSTER

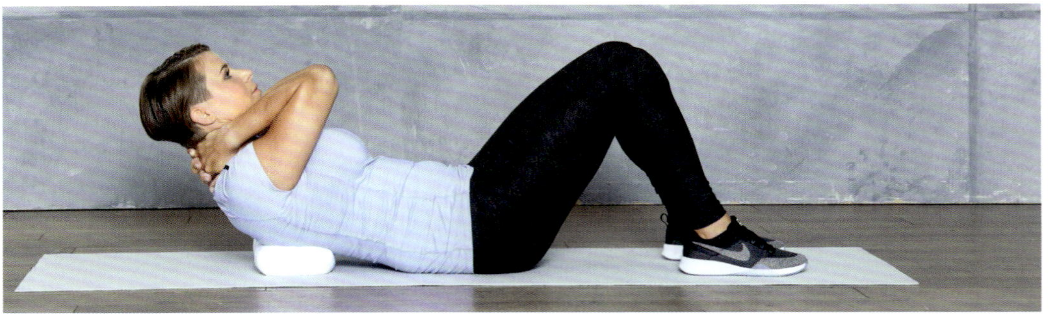

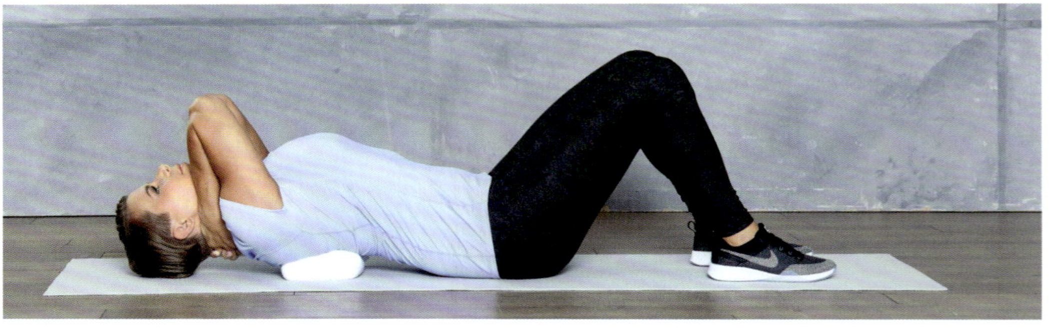

AUSGANGSPOSITION:

Stellen Sie die Füße in Rückenlage eine Fußlänge vom Gesäß entfernt auf. Legen Sie ein gerolltes Handtuch am unteren Brustkorbrand unter Ihren Rücken. Halten Sie den Rücken gerade und verschränken Sie zur Unterstützung des Kopfes die Hände im Nacken.

BEWEGUNG:

Strecken Sie den Oberkörper mit dem Kopf langsam, so weit es Ihnen schmerzlos möglich ist, nach hinten. Gehen Sie nach 2 bis 4 Sekunden zurück in die Ausgangsposition. Führen Sie die Bewegung 15-mal aus.

Trainingseffekt:
verbessert die Streckfähigkeit der Brustwirbelsäule, dehnt die Bauchmuskulatur; damit wird das Aufrichten des Körpers erleichtert

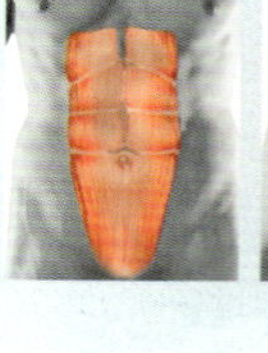

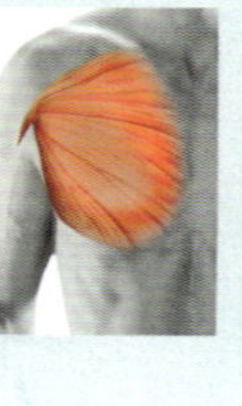

STOLZE SPHINX

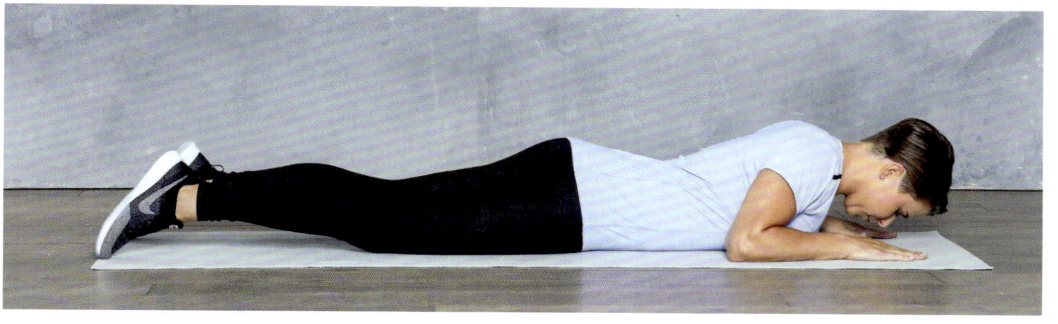

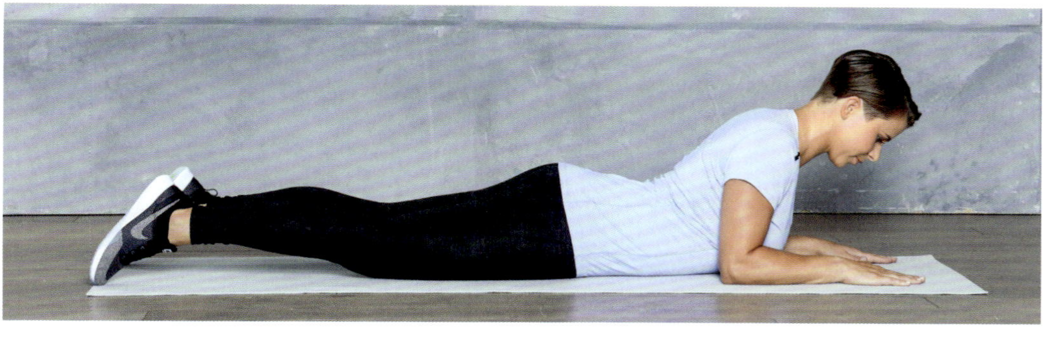

AUSGANGSPOSITION:

Legen Sie sich auf den Bauch. Stützen Sie sich auf beide Unterarme, die Ellenbogen liegen seitlich am Körper. Der Blick ist nach vorn gerichtet.

BEWEGUNG:

Drücken Sie den Oberkörper langsam nach oben, das Becken bleibt dabei am Boden. Sie steigern die Schwierigkeit, indem Sie die Ellenbogen etwas zum Körper ziehen. Führen Sie die Bewegung 10-mal aus.

Trainingseffekt:
verlagert den bei der Rundrückenhaltung auf den Bandscheiben lastenden Druck in Richtung Körpervorderseite; fördert die Beweglichkeit der Wirbelsäule; dehnt die Brustwirbelsäule

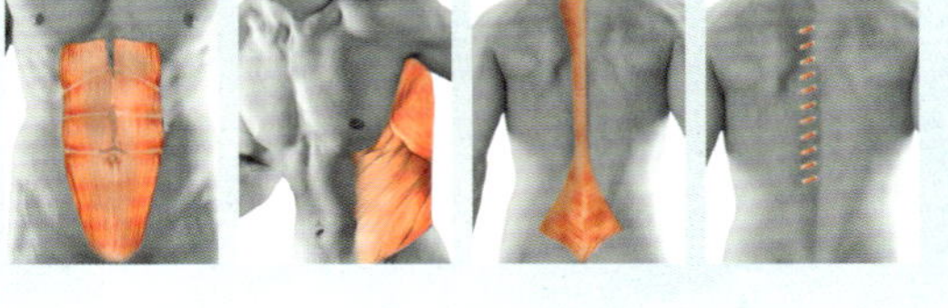

LANGSAMER CRUNCH

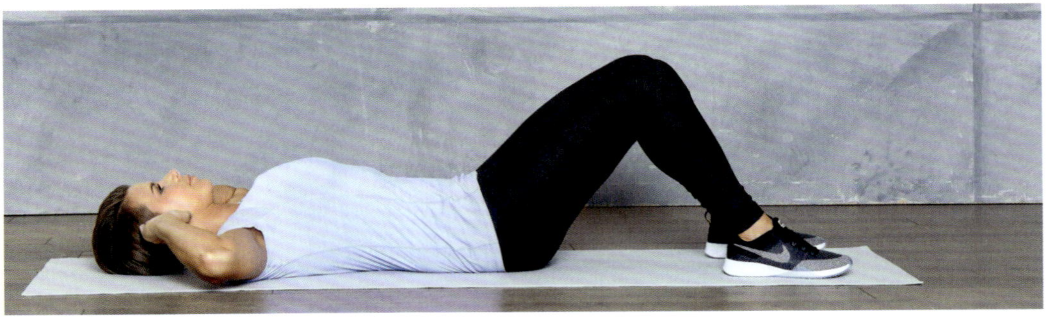

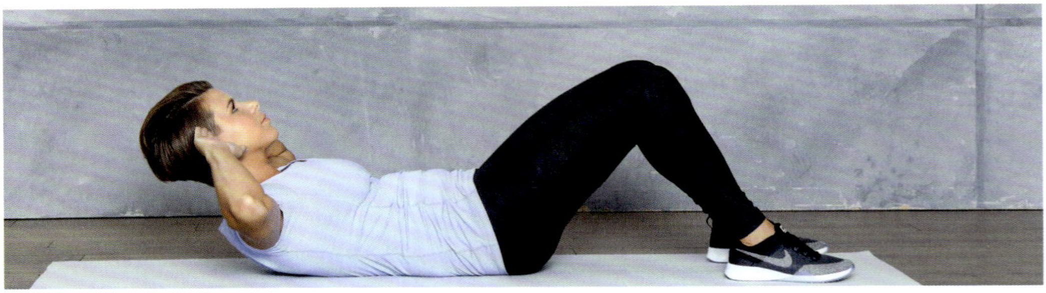

AUSGANGSPOSITION:

Sie liegen auf dem Rücken, die Beine sind angewinkelt, die Füße etwa eine Fußlänge vom Gesäß entfernt flach aufgestellt. Die Fingerspitzen liegen an den Schläfen, die Ellenbogen zeigen dabei zur Seite.

BEWEGUNG:

Richten Sie langsam den Oberkörper auf. Achten Sie darauf, die Bewegung aus der Bauchmuskulatur heraus auszuführen und nicht den Nacken anzuspannen. Halten Sie die Position 3 bis 4 Sekunden. Gehen Sie dann langsam zurück in die Ausgangsposition. Führen Sie die Bewegung 15-mal aus.

TIPP:

Wenn Sie die Hände seitlich entlang des Körpers nach unten ausstrecken, erschweren Sie das Aufrichten des Oberkörpers.

Trainingseffekt:
stärkt die gerade Bauchmuskulatur und dehnt die Rückenstreckermuskulatur

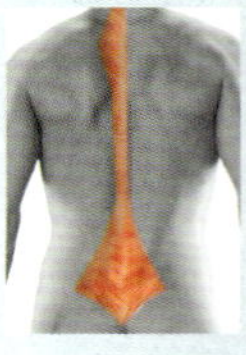

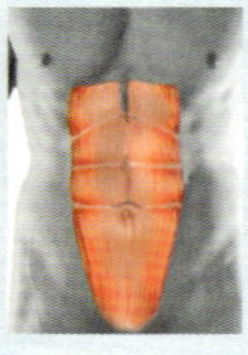

HAMSTER

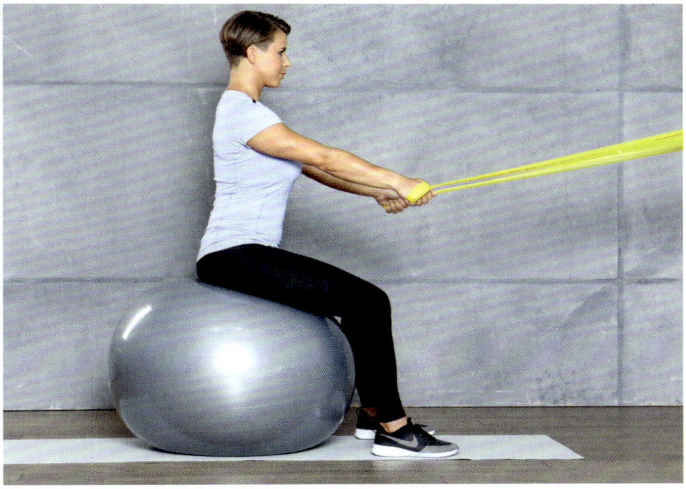

AUSGANGSPOSITION:

Sie sitzen aufrecht auf einem Pezziball, der Blick ist gerade nach vorn gerichtet. Die gestreckten Arme zeigen nach vorn. Mit jeder Hand halten Sie ein Ende eines Therabands, das vor Ihnen in Schulterhöhe befestigt ist (etwa an einer Türklinke).

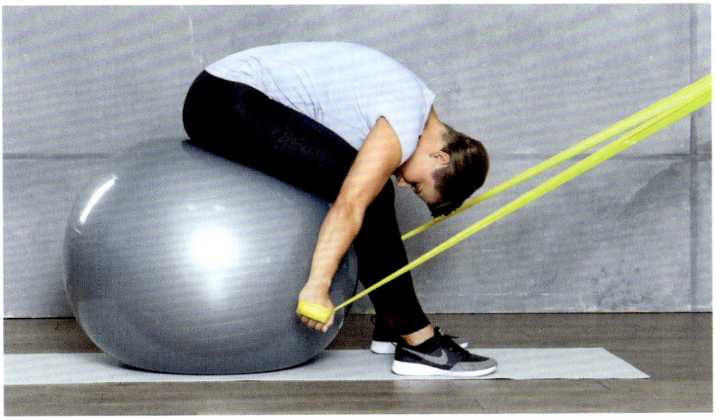

BEWEGUNG:

Führen Sie beide Arme gleichzeitig gegen den Widerstand des Bands seitlich am Ball vorbei nach hinten unten. Halten Sie die Spannung 2 bis 4 Sekunden. Gehen Sie dann wieder zurück in die Ausgangsposition. Führen Sie die Bewegung 15-mal aus.

TIPP:

Die Übung ist besonders sinnvoll, wenn Ihnen das Vorbeugen schwerfällt. Gehen Sie aber nur so weit nach vorn, wie es Ihnen schmerzfrei möglich ist!

Trainingseffekt:
stärkt die gerade und schräge Bauchmuskulatur; dehnt die Rückenstreckermuskulatur

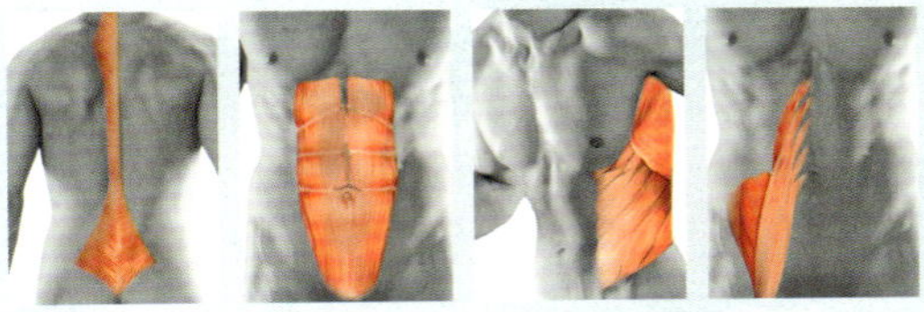

KIPPENDE EULE

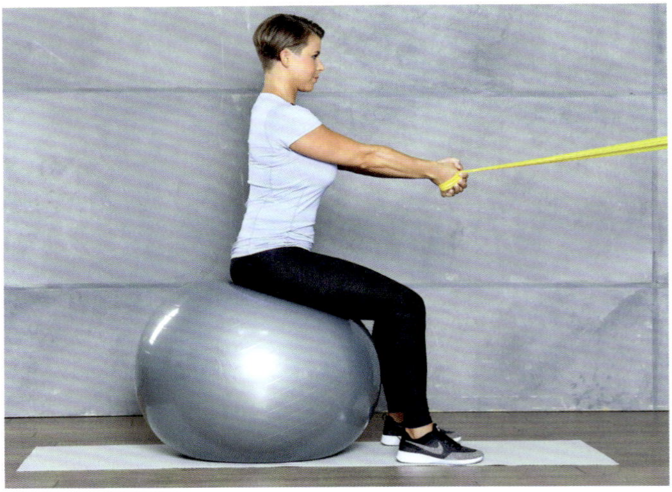

AUSGANGSPOSITION:

Sie sitzen mit aufrechtem Oberkörper auf einem Pezziball, der Kopf ist gerade in Verlängerung der Wirbelsäule. Die Beine sind hüftbreit auseinander und die Fußspitzen zeigen leicht nach außen. Vor Ihnen ist in Schulterhöhe ein Theraband befestigt (etwa an einer Türklinke). Die Enden des Bands halten Sie bei gestreckten Armen mit beiden Händen fest.

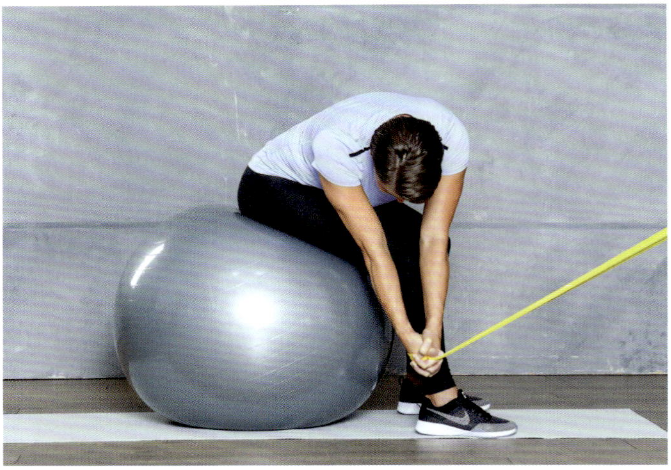

BEWEGUNG:

Führen Sie die gestreckten Arme gegen den Widerstand des Therabands diagonal so weit wie möglich nach rechts unten, neigen Sie gleichzeitig den Oberkörper nach rechts. Der Blick folgt der Bewegung. Bleiben Sie 4 Sekunden in der Endposition und gehen Sie dann zurück in die Ausgangsposition. Führen Sie die Bewegung 15-mal zur einen und dann 15-mal zur anderen Seite aus.

Trainingseffekt:
stärkt und dehnt die gerade und schräge Bauchmuskulatur; verbessert die Fähigkeit, den Oberkörper nach vorn zu beugen

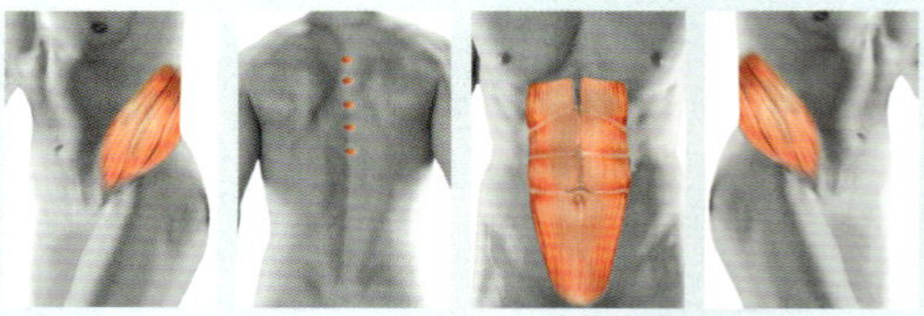

FAULTIER

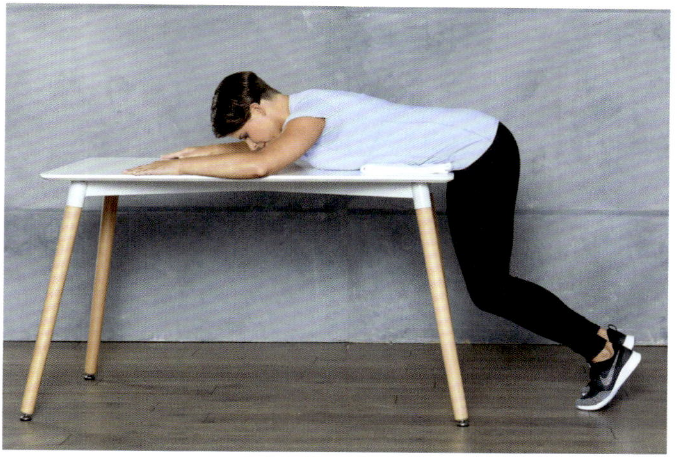

AUSGANGSPOSITION:

Legen Sie sich bäuchlings auf einen stabilen Tisch, Ihr Becken schließt mit der Tischkante ab, das Gesäß hängt über der Tischkante. Die Knie sind gebeugt und die Fußspitzen haben Bodenkontakt. Halten Sie sich mit beiden Armen seitlich fest. Der Rücken bleibt gerade, der Blick ist nach unten auf die Tischplatte gerichtet.

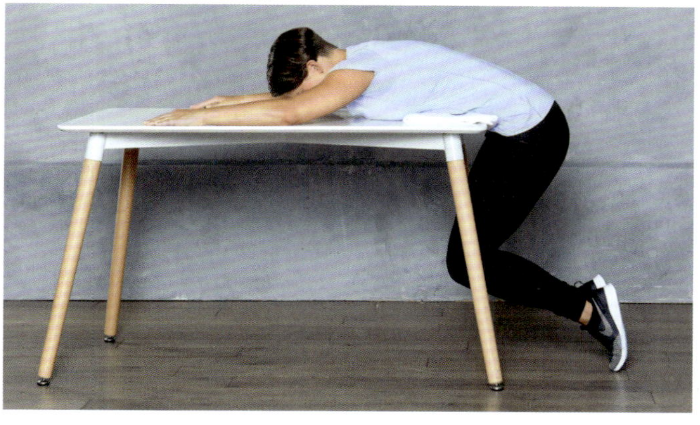

BEWEGUNG:

Senken Sie nun Becken und Gesäß langsam Richtung Boden ab, nehmen Sie Ihre Beinmuskulatur zu Hilfe, um die Bewegung kontrolliert auszuführen. Halten Sie die Position 2 bis 4 Sekunden und gehen Sie dann in die Ausgangsposition zurück. Führen Sie die Bewegung 20-mal aus.

TIPP:

Legen Sie sich ein gefaltetes Handtuch unter den Bauch, damit Sie bequemer liegen.

Trainingseffekt:
unterstützt die natürliche Krümmung der Lendenwirbelsäule und erhöht die Beugefähigkeit der Wirbelsäule im unteren Bereich

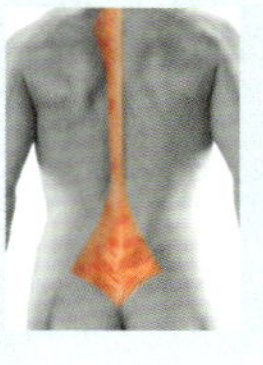

NECKISCHER AFFE

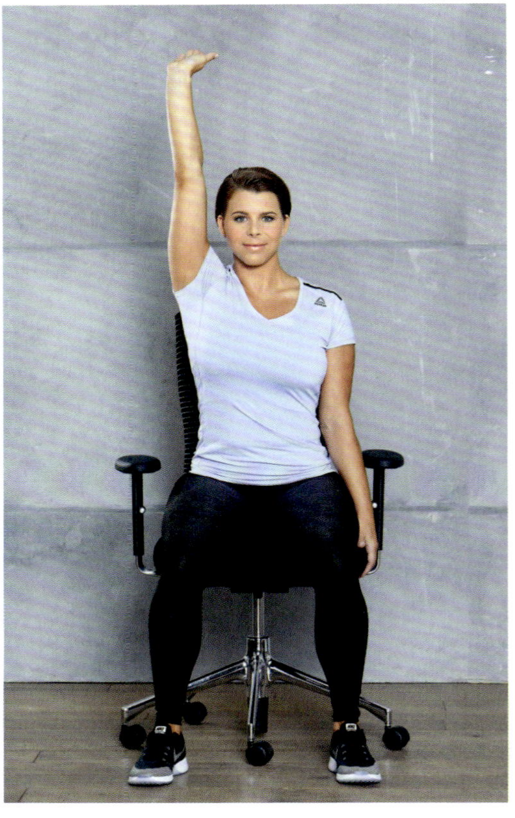

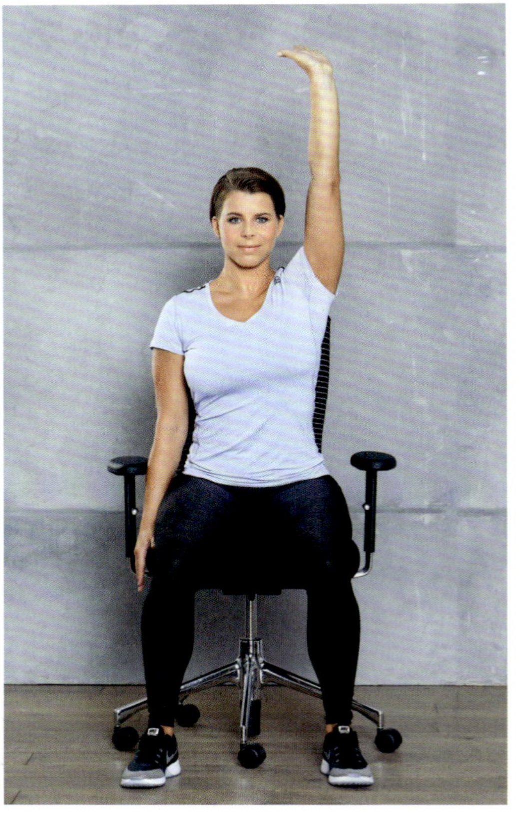

POSITION 1:

Setzen Sie sich auf das vordere Stuhldrittel, die Beine stehen hüftbreit auseinander. Strecken Sie den rechten Arm mit der Handfläche nach oben Richtung Decke, den linken mit der Handfläche nach unten zum Boden. Halten Sie die Spannung 3 bis 5 Sekunden.

POSITION 2:

Wiederholen Sie die Übung dann mit dem anderen Arm: Jetzt strecken Sie den linken Arm zur Decke und den rechten zum Boden. Führen Sie die Bewegung auf jeder Seite 5-mal aus.

Trainingseffekt:

verbessert die Beweglichkeit der Schulterregion; kräftigt die Schultermuskulatur und dehnt die seitliche Rumpfmuskulatur

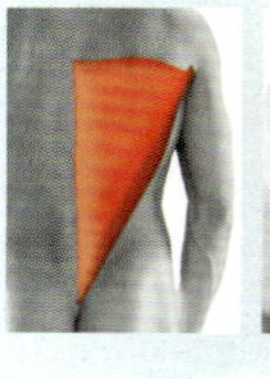

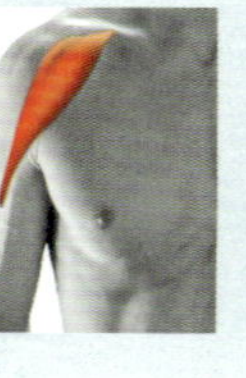

FAULER SALAMANDER

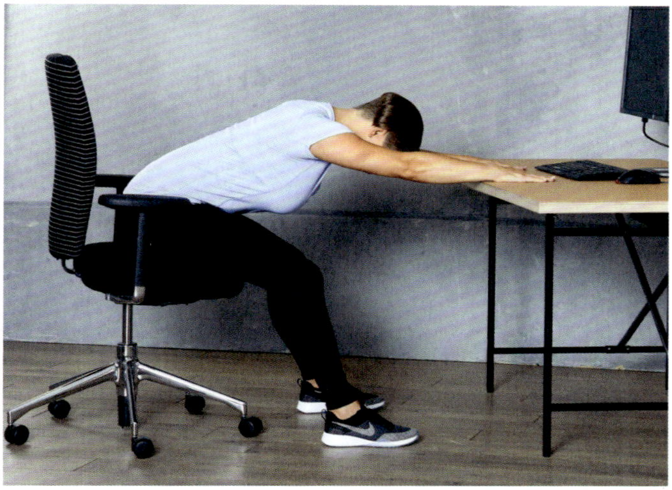

AUSGANGSPOSITION:

Setzen Sie sich auf das vordere Stuhldrittel, die Beine stehen hüftbreit auseinander. Beugen Sie den Oberkörper nach vorn und drücken Sie ihn bei gestreckten Armen nach unten, bis Sie die Dehnung in Armen und Brust spüren. Der Kopf liegt zwischen den Armen.

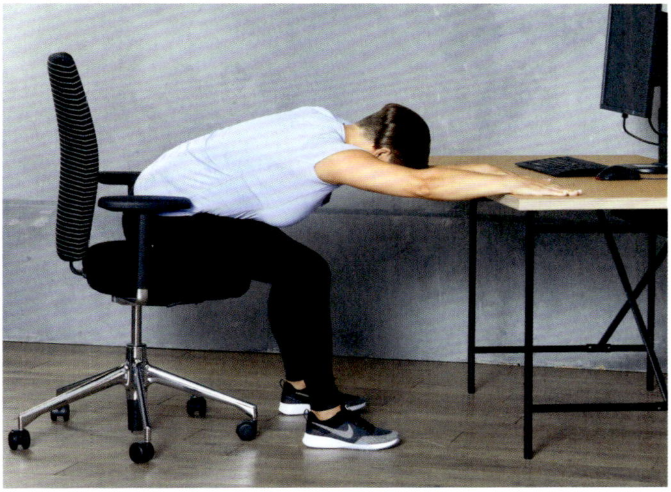

BEWEGUNG:

Bewegen Sie den Oberkörper entlang der Tischkante nach rechts, bis Sie links eine Dehnung spüren. Bewegen Sie sich dann nach links, bis Sie rechts eine Dehnung spüren. Gehen Sie nach 3 bis 5 Sekunden in die Ausgangsposition zurück. Führen Sie die Bewegung 5-mal aus, machen Sie dann eine kurze Pause und führen Sie die Übung erneut 5-mal aus.

Trainingseffekt:
verbessert die Beweglichkeit der Schultern und der gesamten Wirbelsäule; dehnt die Brustmuskulatur und die seitliche Rumpfmuskulatur

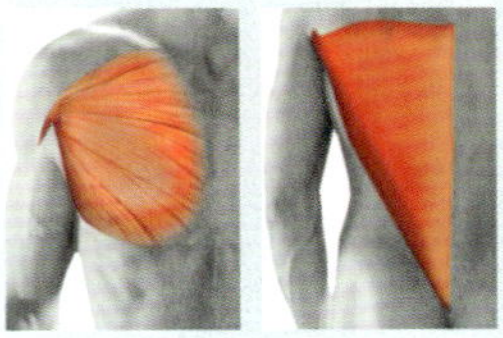

VERDREHTE SCHLANGE

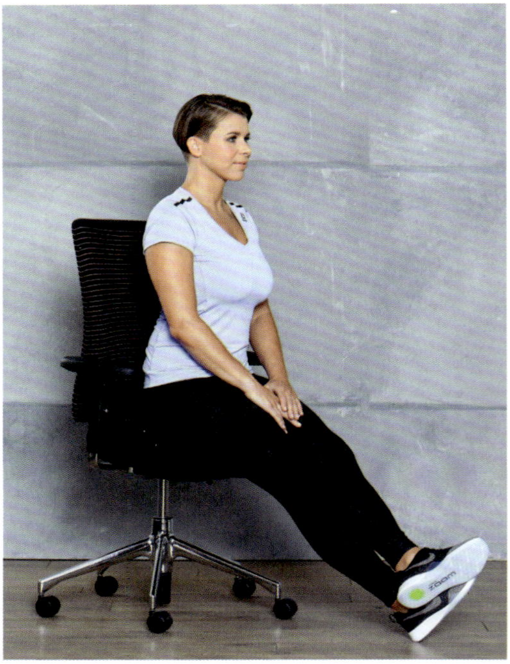

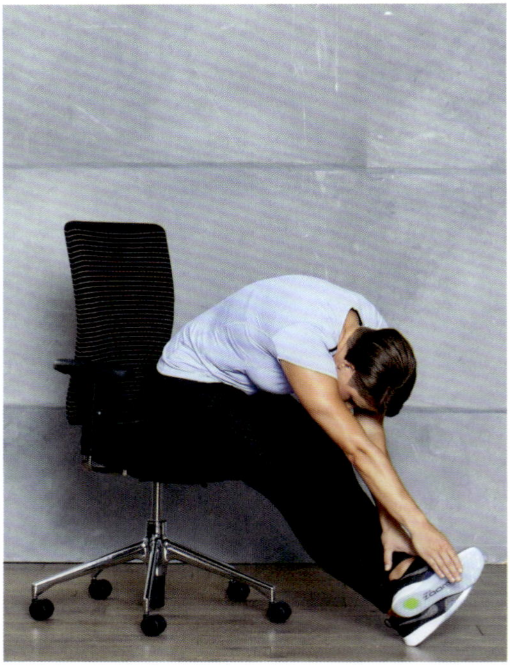

AUSGANGSPOSITION:

Sie sitzen mit aufrechtem Oberkörper auf dem vorderen Stuhldrittel. Die Beine sind nach vorn ausgestreckt, die Fußgelenke überkreuzt und die Fußspitzen zum Körper hin angezogen. Die Handflächen liegen auf den Oberschenkeln.

BEWEGUNG:

Beugen Sie Ihren Oberkörper nach vorn unten, die Hände rutschen langsam an den Beinen Richtung Füße. Neigen Sie das Kinn dabei zur Brust. Gehen Sie nach 60 Sekunden zurück in die Ausgangsposition, wiederholen Sie die Übung zur anderen Seite.

TIPP:

Falls Ihr Bürostuhl Rollen hat, sollten Sie diese vor der Übung fixieren, zum Beispiel, indem Sie ein aufgerolltes Handtuch davorlegen.

Trainingseffekt:
verbessert die Beweglichkeit der gesamten Wirbelsäule; dehnt die gerade Muskelkette auf der Rückseite des Oberkörpers und der Beine

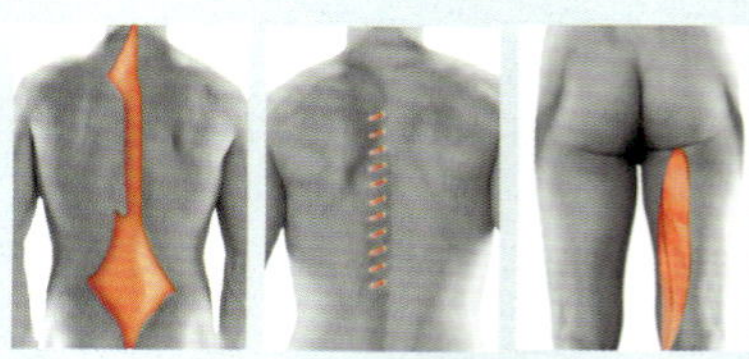

SITZENDE KATZE

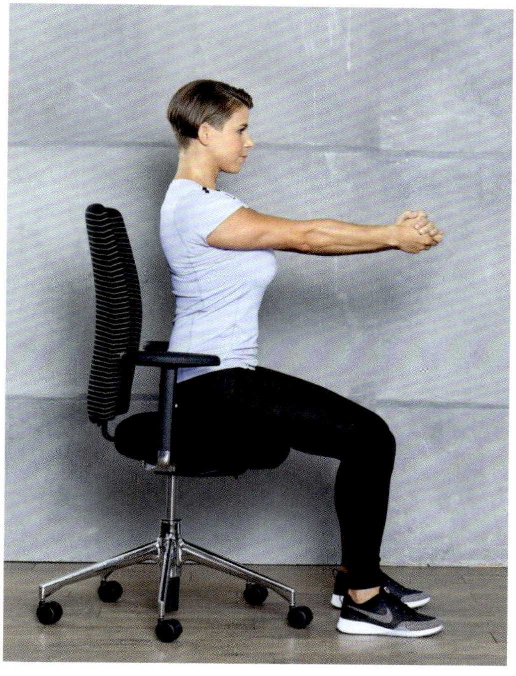

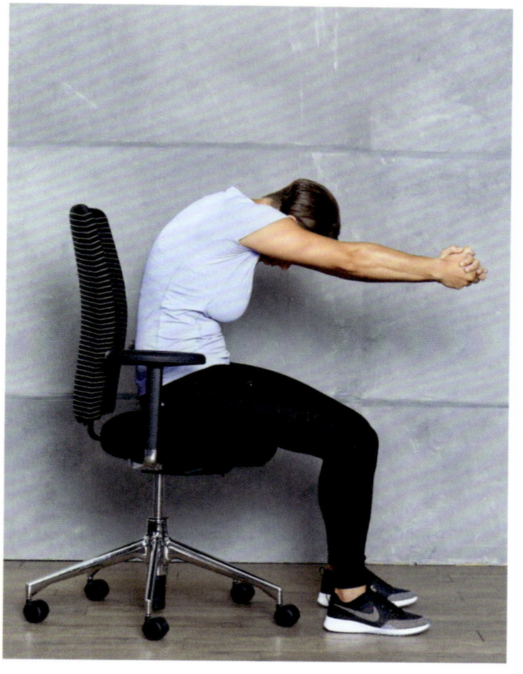

AUSGANGSPOSITION:

Setzen Sie sich mit aufrechtem Oberkörper und gerade nach vorn gerichtetem Blick auf einen Stuhl, die Füße stehen hüftbreit auseinander. Die Arme sind in Brusthöhe gerade vor dem Körper ausgestreckt, die Hände umfassen sich.

BEWEGUNG:

Bewegen Sie nun langsam den Kopf Richtung Brust und rollen Sie dabei den Oberkörper im Bereich der oberen Wirbelsäule ein. Die Arme bleiben dabei weiterhin gerade nach vorn gestreckt. Halten Sie die Position 3 bis 5 Sekunden und gehen Sie dann zurück in die Ausgangsposition. Führen Sie die Bewegung 15-mal aus.

Trainingseffekt:
dehnt die obere Rückenmuskulatur und mobilisiert dadurch die Brustwirbelsäule

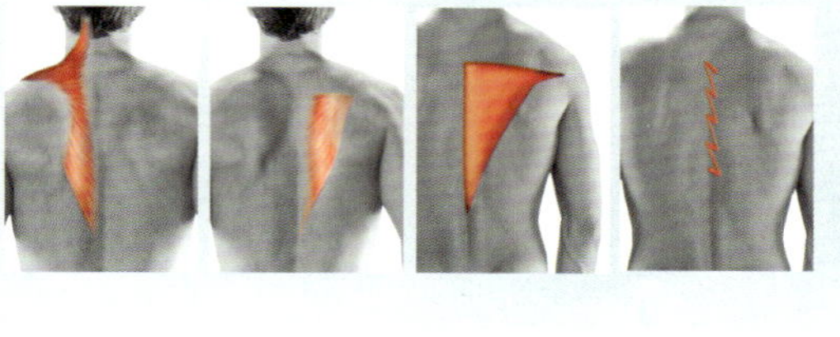

ADLER

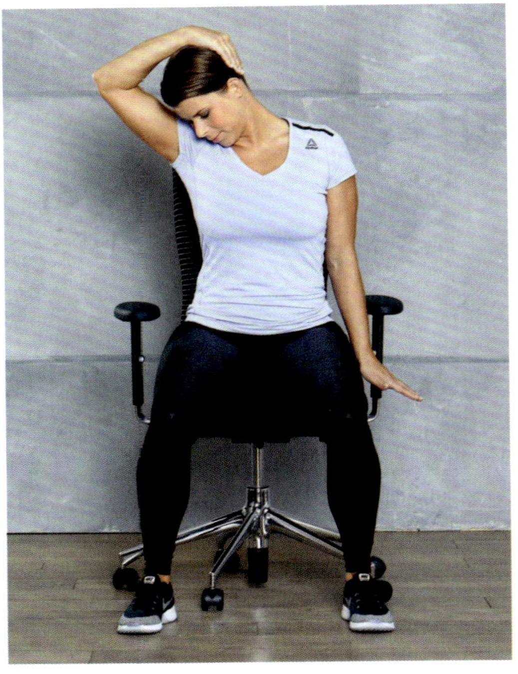

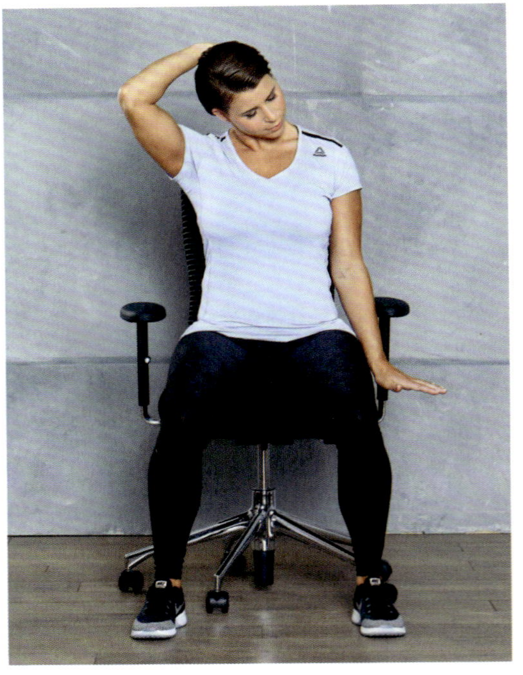

ÜBUNG 1:

Sie sitzen mit aufrechtem Oberkörper auf einem Stuhl, die Füße sind etwa hüftbreit aufgestellt. Der linke Arm ist seitlich vom Oberkörper nach unten ausgestreckt, die Fingerspitzen zeigen vom Körper weg. Legen Sie die rechte Hand an die linke Seite des Hinterkopfes und ziehen Sie den Kopf sanft Richtung rechte Achselhöhle. Halten Sie 60 Sekunden und gehen Sie zurück in die Ausgangsposition. Führen Sie die Übung auf der anderen Seite aus.

ÜBUNG 2:

Die Ausgangsposition ist identisch mit der bei Übung 1. Sie legen die rechte Hand an die linke Seite des Hinterkopfs und drücken den Kopf nun jedoch sanft seitlich Richtung des nach unten ausgestreckten Arms. Halten Sie 60 Sekunden und gehen Sie zurück in die Ausgangsposition. Führen Sie die Übung auf der anderen Seite aus.

Trainingseffekt:
dehnt die Nackenmuskulatur (den großen Kapuzenmuskel und den Schulterblattheber)

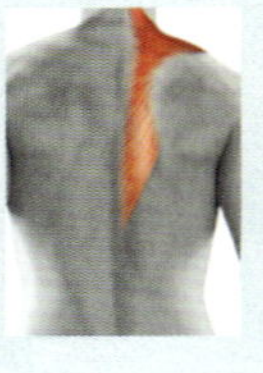

RABE

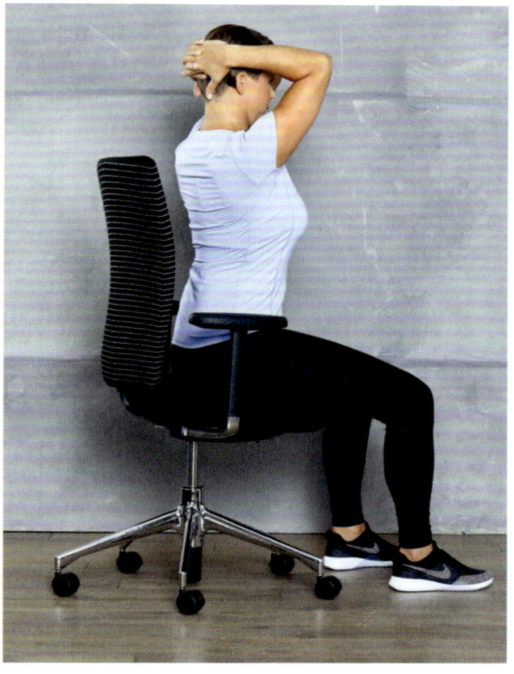

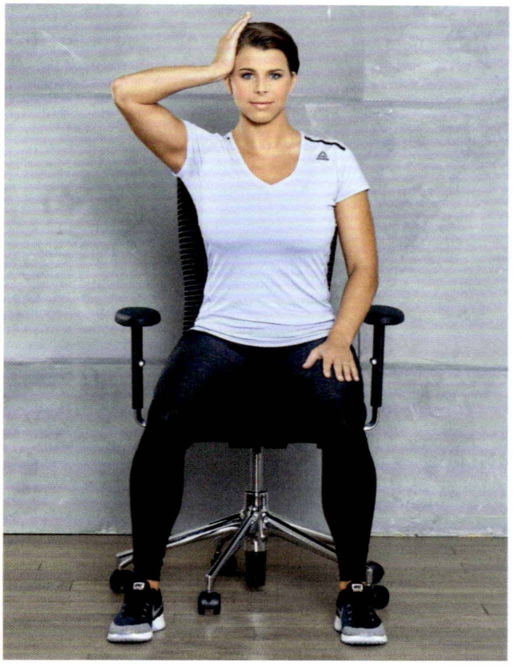

ÜBUNG 1:

Sie sitzen mit aufrechtem Oberkörper auf einem Stuhl, die Füße sind hüftbreit auseinander aufgestellt. Die Hände sind hinter dem Kopf verschränkt, die Ellenbogen zeigen nach vorn. Drücken Sie den Kopf gegen den Widerstand der Hände nach hinten. Der Nacken ist dabei gestreckt, der Druck geht nach hinten oben. Halten Sie die Anspannung 30 Sekunden und lösen Sie sie dann langsam. Führen Sie die Bewegung 5-mal aus.

ÜBUNG 2:

Die Ausgangsposition ist identisch mit der bei Übung 1. Allerdings legen Sie die rechte Hand nun seitlich an den Kopf, der Ellenbogen zeigt seitlich nach außen. Drücken Sie den Kopf gegen den Widerstand der Hand nach rechts zur Seite. Halten Sie die Spannung 30 Sekunden und lösen Sie sie dann langsam. Führen Sie die Bewegung 5-mal aus. Wechseln Sie die Hand und führen Sie die Bewegung zur linken Seite ebenfalls 5-mal aus.

Trainingseffekt:
Übung 1 stärkt die hintere Nackenmuskulatur, die gesamte hintere Muskelkette und stabilisiert die Wirbelsäule; Übung 2 stärkt die seitliche Nackenmuskulatur, die Halswirbelsäulen- und Rückenmuskulatur

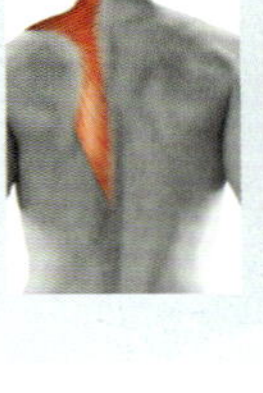

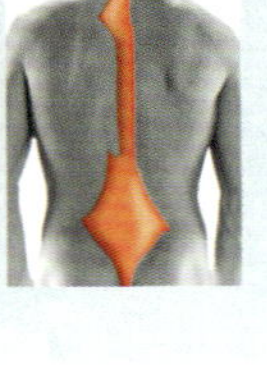

ÜBUNGEN FÜR AUTOFAHRER

Ob privat oder auf Geschäftsreise – wer lange Strecken im Auto verbringen muss, belastet den gesamten Rücken. Verspannungen und Schmerzen sind die Folge. Im Stau, an der Ampel oder in der Pause können Sie mit leichten Übungen vorbeugen oder Verspannungen lösen.

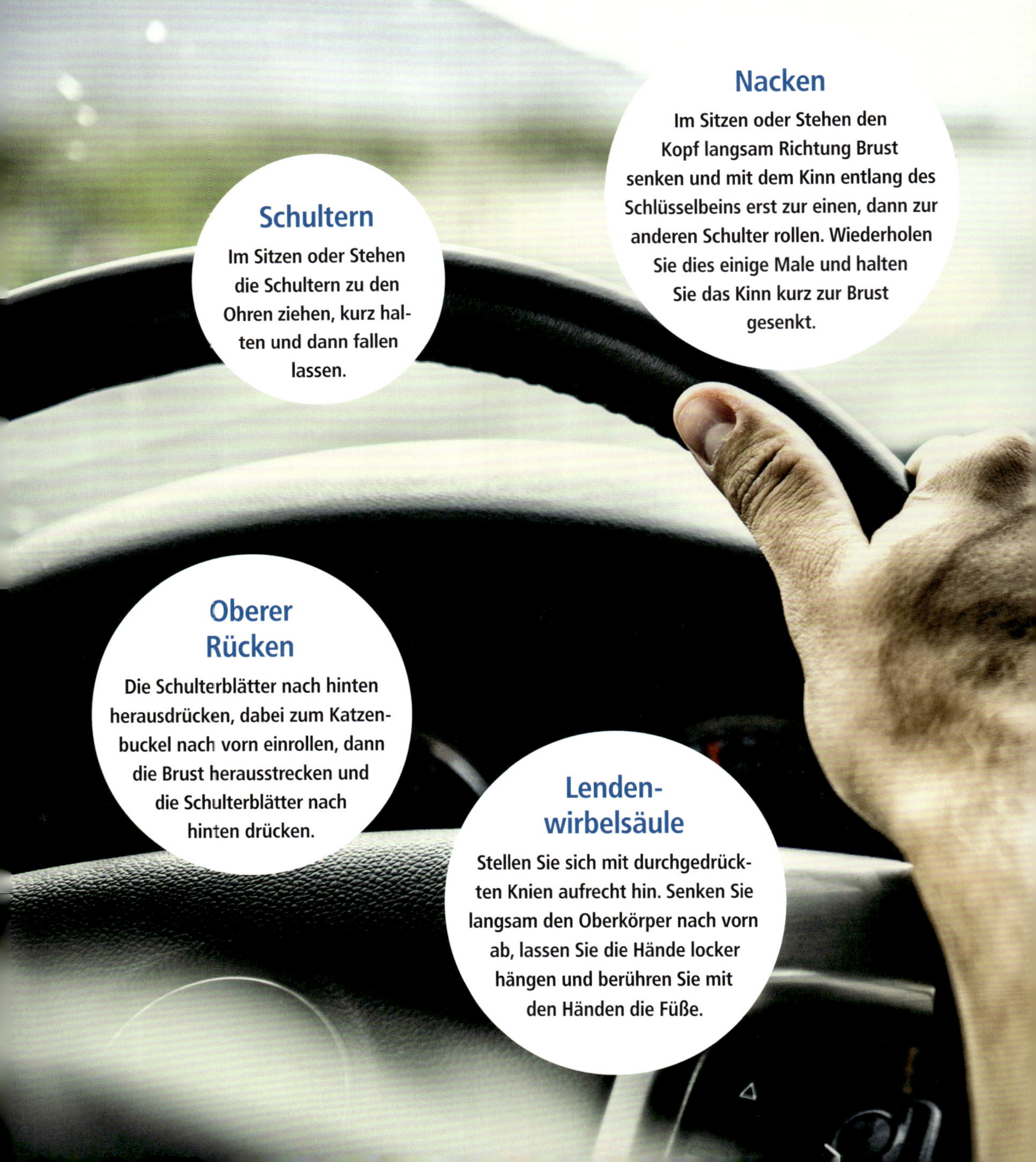

Nacken

Im Sitzen oder Stehen den Kopf langsam Richtung Brust senken und mit dem Kinn entlang des Schlüsselbeins erst zur einen, dann zur anderen Schulter rollen. Wiederholen Sie dies einige Male und halten Sie das Kinn kurz zur Brust gesenkt.

Schultern

Im Sitzen oder Stehen die Schultern zu den Ohren ziehen, kurz halten und dann fallen lassen.

Oberer Rücken

Die Schulterblätter nach hinten herausdrücken, dabei zum Katzenbuckel nach vorn einrollen, dann die Brust herausstrecken und die Schulterblätter nach hinten drücken.

Lendenwirbelsäule

Stellen Sie sich mit durchgedrückten Knien aufrecht hin. Senken Sie langsam den Oberkörper nach vorn ab, lassen Sie die Hände locker hängen und berühren Sie mit den Händen die Füße.

Nacken

Fassen Sie mit beiden Händen hinter die Nackenstütze und ziehen Sie den Kopf an die Stütze heran. Kräftig anspannen und nach 3 bis 6 Sekunden wieder locker lassen. Entspannen und rekeln Sie sich.

Brustwirbelsäule

Umfassen Sie in aufrechter Haltung mit beiden Händen das Lenkrad und versuchen Sie, es zusammenzudrücken. Halten Sie die Spannung 3 bis 6 Sekunden. Lassen Sie die Arme dann locker herunterhängen.

Rücken

Rekeln Sie sich im Sitz, strecken Sie die Arme hoch und drücken Sie mit den Händen gegen das Autodach. Halten Sie den Druck 3 bis 6 Sekunden. Lockern Sie die Muskulatur wieder und atmen Sie tief durch.

Oberschenkel und Po

Steigen Sie aus und setzen Sie einen Fuß auf den Türholm, das Bein ist im Knie gebeugt. Strecken Sie das andere Bein nach hinten durch. Halten Sie die Dehnung 10 Sekunden. Dann das andere Bein stretchen.

Arme

Steigen Sie aus und legen Sie beide Hände auf das Autodach, die Arme sind gestreckt. Dann 5-mal – wie bei Klimmzügen – die Arme beugen und strecken.

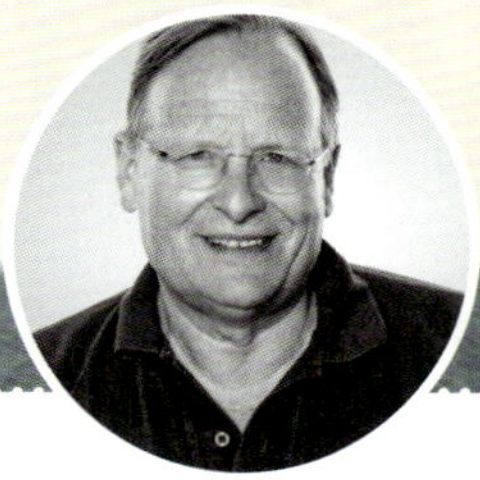

Meine Tipps für entspanntes Fahren:

- Strecken und recken Sie sich, wann immer es geht, etwa im Stau oder an der Ampel.
- Zwischendurch immer wieder die Fenster öffnen und Sauerstoff tanken.
- Immer etwas zum Trinken parat haben – ein Schluck zwischendurch ist bei Hitze besonders wichtig, weckt aber auch bei normalen Temperaturen die Lebensgeister und fördert die Durchblutung.
- Machen Sie regelmäßig Pausen mit Gehen, Laufen, Lockern, Kniebeugen und Gymnastik.

YOGA ZUM ENTSPANNEN

Yoga bedeutet, Körper, Geist und Atmung zu verbinden. Bewegungen mit meditativen Einheiten stärken und beruhigen.

Yoga wirkt sehr vielfältig. Es stärkt den gesamten Organismus und führt dazu, dass Sie ein besseres Körperbewusstsein entwickeln. Über den rein sportlichen Aspekt hinaus werden Sie feststellen, dass es Ihnen auf Dauer Kraft und Gelassenheit gibt. Es geht also nicht nur um Beweglichkeit, sondern auch um Entspannung und Beruhigung. Bewegung, kombiniert mit Atemübungen und meditativen Einheiten, stärkt beim Yoga den Körper und sorgt für Ruhe und Ausgeglichenheit. Deshalb empfehle ich Yoga nicht nur bei Rückenschmerzen, sondern grundsätzlich jedem, der etwas für seine Gesundheit und sein Wohlbefinden tun möchte. Die Übungen in diesem Buch sind natürlich nur ein kleiner Vorgeschmack auf das, was Sie mit Yoga langfristig erreichen können. Wenn Sie Gefallen daran finden, sollten Sie sich einen erfahrenen Yogalehrer suchen und mehr lernen. Ihr Rücken wird es Ihnen danken.

MEINE TOP-FIVE-ÜBUNGEN

Auf den folgenden Seiten möchte ich Ihnen fünf Übungen zeigen, bei denen Sie sich und Ihrem Körper etwas Gutes tun können. Verbessern Sie mit der Knie-Schenkel-Streckung die Durchblutung des unteren Rückens und des gesamten Bauch-Becken-Bereichs. Trainieren Sie Ihr Gleichgewicht, die Oberschenkel- und die Hüftmuskulatur in der Kriegerstellung, lockern Sie Verspannung im Schulterbereich mithilfe des Drehsitzes, stärken Sie Ihren Gleichgewichtssinn, indem Sie aufrecht stehen wie ein Baum, und strecken Sie Ihre Wirbelsäule wie eine Katze. Sie beugen damit Rückenbeschwerden vor und kommen gleichzeitig in einen Zustand entspannter Ruhe.

Mit Verspannungen besser umgehen

Yoga bietet darüber hinaus weitere Pluspunkte: Es stärkt den Hormonhaushalt, die Leistungsfähigkeit des Gehirns, die Konzentration und das Nervensystem. Es verbessert die Funktion von Herz und Lunge. Atem und Verdauung werden angeregt, die Muskulatur und der ganze Bewegungsapparat ausbalanciert. Auch beim Yoga gilt: Übertreiben Sie es nicht. „Mehr bringt auch mehr. Je härter ich trainiere, desto besser." Das ist ein Irrtum! Auch mit Yogaübungen müssen Sie vorsichtig starten. Gehen Sie behutsam bis an die Schmerz- oder Leistungsgrenze. Lockern Sie Verspannungen mit bewusstem Atmen. Wenn Sie alles richtig machen, darf Ihnen hinterher nichts wehtun.

YOGASITZ

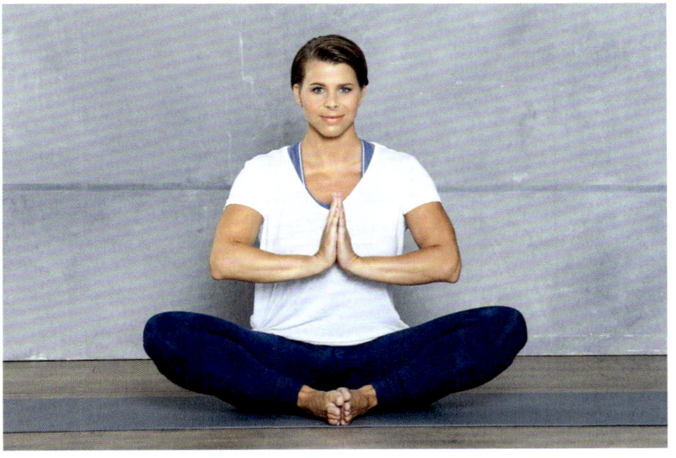

GRUNDÜBUNG:

Sie sitzen mit aufrechtem Oberkörper auf dem Boden. Die Fußsohlen sind zusammengepresst, die Handinnenflächen berühren sich vor der Brust. Ziehen Sie nun Ihre Füße, soweit es Ihnen schmerzlos möglich ist, Richtung Gesäß und pressen die Fußsohlen zusammen. Ihre Handinnenflächen berühren sich vor Ihrer Brust. Nach 30 Sekunden lösen Sie die Spannung und atmen aus.

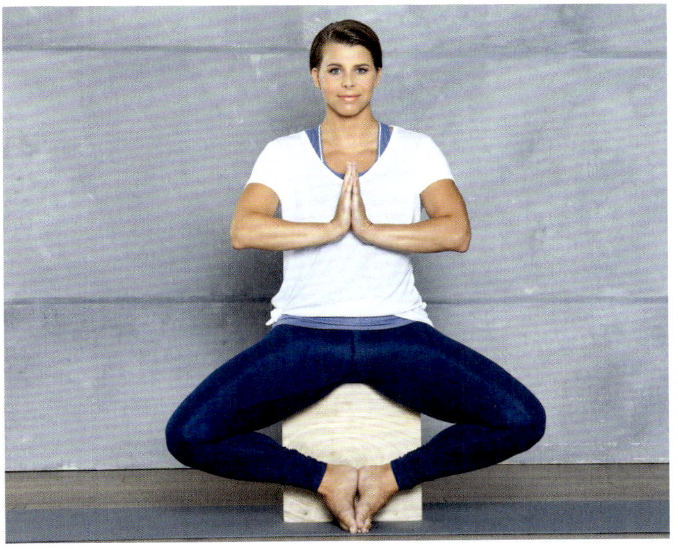

VARIANTE BEI RÜCKENBESCHWERDEN:

Sie sitzen zur Entlastung der Hüfte aufrecht auf einer ca. 30 cm hohen Sitzmöglichkeit, beispielsweise einem Hocker. Führen Sie die Übung wie oben beschrieben aus. Nach 30 Sekunden lösen Sie die Spannung und atmen aus.

Trainingseffekt:
verbessert die Durchblutung des unteren Rückens und des gesamten Bauch- und Beckenbereichs

KRIEGER

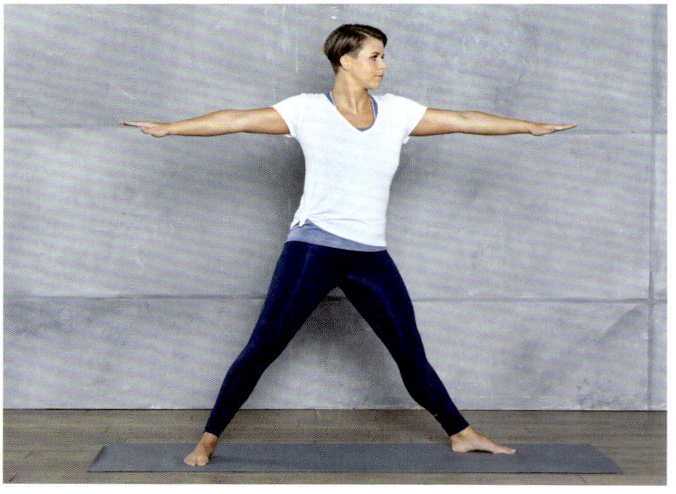

AUSGANGSPOSITION:

Sie stehen mit aufrechtem Oberkörper in breiter Grätschstellung und strecken die Arme mit nach unten zeigenden Handflächen seitlich gerade aus. Den linken Fuß drehen Sie mit der Fußspitze nach außen, sodass er parallel zum linken Arm steht. Der Kopf ist gerade nach links gedreht.

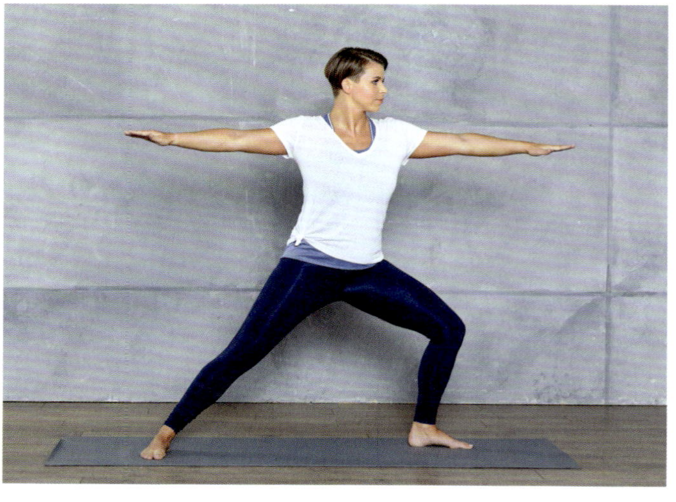

BEWEGUNG:

Beugen Sie nun Ihr linkes Bein, sodass das Knie etwa senkrecht über dem Fuß steht. Rechtes Bein, Oberkörper und Arme bleiben dabei in der Ausgangsposition. Ihr Gewicht ruht gleichmäßig auf beiden Beinen. Nach 30 Sekunden entspannen Sie Ihren Körper wieder. Führen Sie die Bewegung 3-mal aus. Wechseln Sie dann die Bein- und Kopfhaltung zur anderen Seite und führen Sie die Bewegung nach rechts ebenso 3-mal aus.

Trainingseffekt:
stärkt die Oberschenkel- und Hüftmuskulatur; trainiert das Gleichgewicht und wirkt kreislaufanregend

DREHSITZ

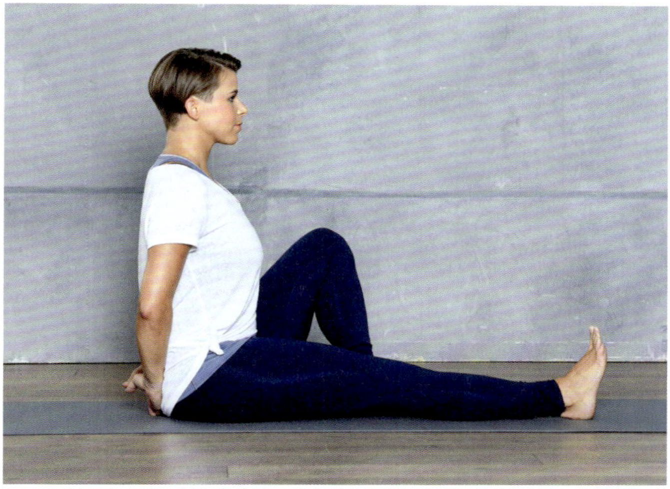

AUSGANGSPOSITION:

Sie sitzen mit aufrechtem Oberkörper auf dem Boden. Das rechte Bein ist mit zum Körper hin angezogener Fußspitze gerade ausgestreckt, das linke Bein ist angewinkelt in Kniehöhe aufgestellt. Die Hände sind hinter dem Rücken in Höhe des Pos platziert.

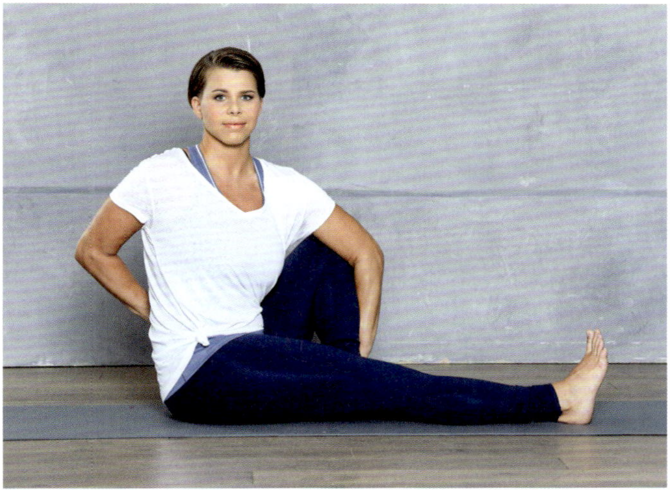

BEWEGUNG:

Drehen Sie Ihren Oberkörper nach rechts und greifen Sie mit dem linken Arm um Ihr linkes Bein. Führen Sie beide Hände hinter Ihrem Rücken zusammen. Ihr Blick ist zur Seite gerichtet. Nach 30 Sekunden entspannen Sie Ihren Körper. Führen Sie die Bewegung 3-mal aus. Strecken Sie dann das linke Bein aus, winkeln Sie das rechte Bein an und führen Sie die Bewegung zur linken Seite ebenfalls 3-mal aus.

Trainingseffekt:
lockert Verspannungen im Lendenbereich und trainiert die Beweglichkeit der Wirbelsäule

BAUM

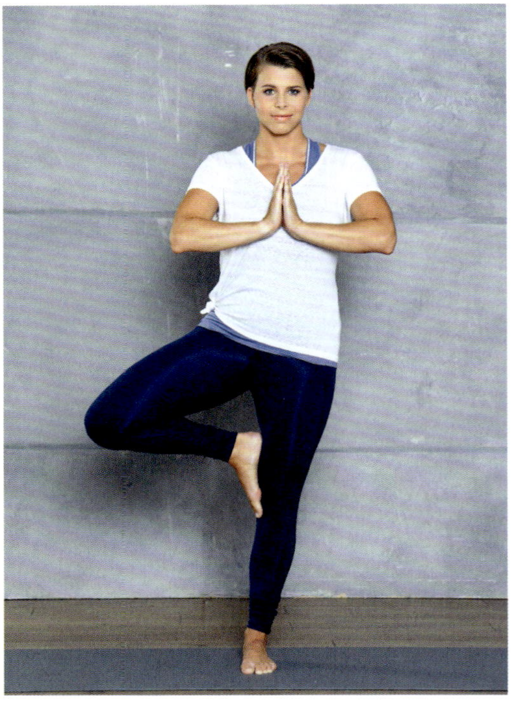

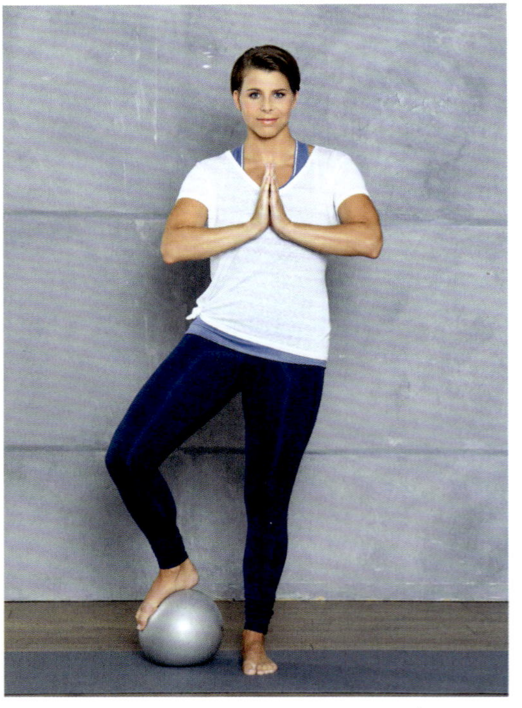

ÜBUNG:

Sie stehen aufrecht, der Blick ist gerade nach vorn gerichtet. Führen Sie Ihren rechten Fuß mit der Fußsohle an der Innenseite Ihres linken Beins bis zum Oberschenkel. Führen Sie die Handflächen vor der Brust zusammen. Halten Sie diese Position, so lange es Ihnen möglich ist. Führen Sie die Bewegung 3-mal aus. Wechseln Sie dann das Standbein und führen Sie die Übung ebenfalls 3-mal aus.

EINFACHE VARIANTE:

Sie stehen aufrecht, der Blick ist gerade nach vorn gerichtet. Setzen Sie Ihren rechten Fuß seitlich auf einen rechts vor Ihnen liegenden Ball und führen Sie die Handflächen vor der Brust zusammen. Halten Sie diese Position, so lange es Ihnen möglich ist. Führen Sie die Bewegung 3-mal aus. Wechseln Sie dann das Standbein und führen Sie die Übung ebenfalls 3-mal aus.

Trainingseffekt:
stärkt den Gleichgewichtssinn; kräftigt die tiefe Rumpfmuskulatur, die Fuß- und die Beinmuskulatur; mobilisiert die Hüftgelenke

HALBE KATZE

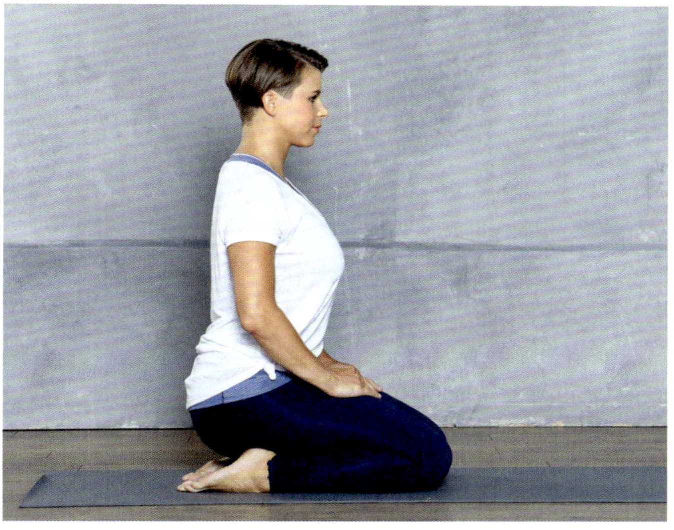

AUSGANGSPOSITION:

Setzen Sie sich bei etwa hüftbreit geöffneten Beinen auf die Fersen. Der Oberkörper ist aufrecht mit gerade nach vorn gerichtetem Blick.

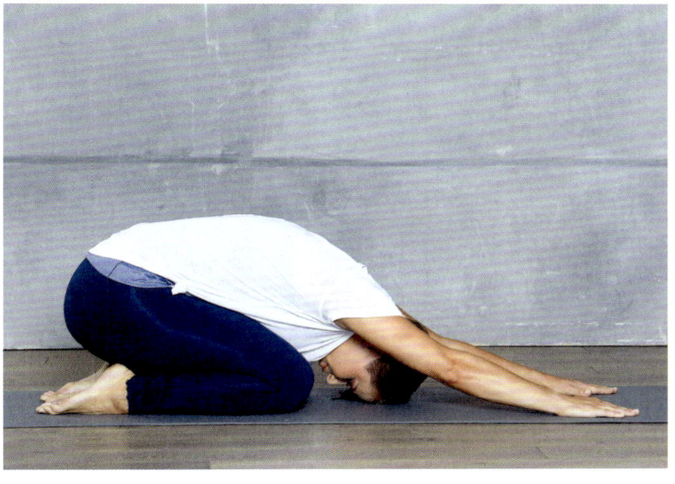

BEWEGUNG:

Strecken Sie nun beide Arme senkrecht über dem Kopf nach oben. Beugen Sie den Oberkörper dann so weit wie möglich nach vorn, die gestreckten Arme folgen der Bewegung. Die Handflächen berühren den Boden. Halten Sie die Position 60 Sekunden und gehen Sie dann zurück in die Ausgangsposition. Führen Sie die Bewegung 2-mal aus.

Trainingseffekt:

dehnt die Bein- und Beckenmuskulatur; streckt die Wirbelsäule

FASZIENTRAINING FÜR DEN RÜCKEN

Übungen für die Faszien sind im Trend, stärken Fitness und Wohlbefinden. Die „Stoßdämpfer des Körpers" sollten gut gepflegt werden.

Unsere Muskeln, Knochen und Organe sind gut verpackt. Sie stecken in einem stützenden Netz aus Bindegewebe, in den sogenannten Faszien (siehe auch Seite 26). Diese sind – solange sie gesund und intakt bleiben – geschmeidig, elastisch und belastbar. Sie arbeiten prophylaktisch als körpereigene Abwehr von Verletzungen, fangen Bewegungen und Stöße ab, verhindern, dass die Muskeln sich gegenseitig reiben, halten alles zusammen und bestimmen die Spannung. Nur wenn sie elastisch genug sind, können wir richtig fit werden, beschwerdefrei bleiben und uns rundum wohlfühlen. Praktischerweise erneuern die Faszien sich regelmäßig von allein. Ein gezieltes Training verbessert ihre Regenerationsfähigkeit und wirkt dem Altern entgegen. Tierversuche haben gezeigt, dass das Bindegewebe von Älteren durch federnde Bewegungen, wie sie zum Faszientraining gehören, wieder in einen jüngeren Zustand zurückversetzt werden kann. Gefäße waren bei den Versuchen jugendlich elastischer, nachdem die Faszien, die sie umgeben, gestärkt wurden. Damit Faszientraining wirkt wie ein Jungbrunnen, braucht das Bindegewebe aber nicht nur Übungen, sondern auch Pflege in Form von gesunder Ernährung und möglichst wenig negativem Stress.

FÜR ALLE ALTERSGRUPPEN GEEIGNET

Viele Schäden, die durch Überlastung entstehen, sind darauf zurückzuführen, dass die Faszien nicht angemessen arbeiten. Bewegt man sich einseitig, zu viel, zu wenig oder falsch, können die „Stoßdämpfer des Körpers" verhärten und verlieren an Elastizität. Auch negativer Stress kann dazu führen, dass sich der Zustand der schützenden Hülle verschlechtert. In den letzten Jahren ist das Faszientraining ein großes Thema geworden. Es gibt immer mehr Kurse, die dieses Trendtraining anbieten. Faszientraining ist für Menschen aller Altersstufen geeignet und besonders wirksam bei Rücken-, Hüft- oder auch Schulterschmerzen. In der Therapie von Schmerzpatienten spielt es zunehmend eine Rolle. Vielleicht haben Sie auch selbst schon mal Ihre Faszien bemerkt. Wenn Sie zum Beispiel zu viel oder zu schnell gelaufen sind und anschließend Schmerzen im Unterschenkel spürten, haben sich die Muskeln möglicherweise schneller ausgedehnt als die Faszien. Das äußert sich dann in Schmerzen.

Sie benötigen für meine Übungen zum Training oder zur lokalen Behandlung der Faszien kleine Bälle oder eine spezielle Trainingsrolle. Damit werden die

Faszien massiert bzw. „ausgepresst“, um sich danach mit neuer Körperflüssigkeit zu füllen. Die Schaumstoffrollen gibt es überall im Fachhandel.

FASZIEN BRAUCHEN HOHE BELASTUNGEN

Bei der Entwicklung des Faszientrainings ging man davon aus, dass sich das Gewebe an Belastungen anpasst, indem es gedehnt wird. Dabei benötigen die Faszien aber höhere Belastungen als die Muskelfasern. Deshalb reichen normale Muskelkräftigungsübungen nicht aus, um das Gewebe optimal zu trainieren. Mit speziellen Übungen lassen sich die Faszien so stärken, dass das Bindegewebe in Form bleibt. Die Bewegungen regen langfristig dazu an, dass Fasern sich erneuern, das Gewebe geschmeidiger wird und die Faszienvernetzung sich ordnet. Neben Kraft- und Ausdauer sollte deshalb ergänzend auch Faszientraining auf dem Programm für einen gesunden Rücken stehen. Ob der untere, der obere, der seitliche Rücken oder der Nacken – mithilfe der Sportrolle aus Schaumstoff (auch Faszien- oder Trainingsrolle genannt) wird das Bindegewebe stimuliert, indem es Druck ausgesetzt wird (Sie rollen mit angespanntem Körper ein Stück über die Rolle). Das hat zur Folge, dass die einzelnen Schichten des Bindegewebes besser durchfeuchtet werden. Auf diese Weise lassen sich auch andere Faszien bearbeiten – zum Beispiel an den Oberschenkeln oder an den Fußsohlen. Auch beim Faszientraining gilt genauso wie beim Yoga: Wenn Sie sich auf die Bewegungsabläufe konzentrieren und bewusst atmen, erhöhen sich die positiven Effekte der Übungen.

Dehnen und strecken unterstützen die Aktivierung

Wenn es um die Aktivierung der Faszien geht, ist Dehnen ebenfalls ein wirksamer Weg. Die kollagenen Fasern werden dabei trainingsbereit gemacht. Wichtig ist, dass Sie in Streckbewegungen kommen, bei denen Sie Ihren Körper auseinanderziehen und der Muskulatur damit wieder Spannkraft geben. Dieser Effekt tritt auch ein, wenn Sie hüpfen, tanzen, springen oder sich wieder wie ein Kind bewegen. Denn dabei entstehen elastische Federungen. Diese Bewegungen lösen automatisch das Gefühl jugendlicher Beschwingtheit aus. Probieren Sie es einfach mal. Sie werden automatisch gute Laune bekommen.

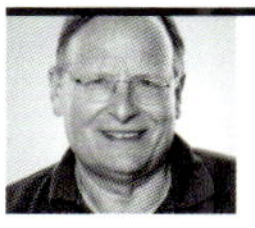

GUT ZU WISSEN
Der Katapult-Effekt

Haben Sie sich schon mal gefragt, warum Kängurus eigentlich so weit springen können? Warum Gazellen Riesenhüpfer machen, bei denen es aussieht, also flögen sie durch die Luft, obwohl ihre Muskulatur eher zart ist? Der Grund ist der sogenannte Katapult-Effekt, den die Natur diesen Tieren mitgegeben hat. Damit sind federnde Bewegungen gemeint, die beim Laufen oder Hüpfen eintreten. Mit der normalen Kontraktionskraft der Muskeln wären solche Sprünge nicht möglich. Kängurus und Co. haben Sehnen und Faszien, die an Gummibänder erinnern. Wenn sie zum Sprung abheben, katapultieren diese Bänder die Tiere in die Höhe, weil sie erst angespannt und dann im entscheidenden Moment losgelassen werden. Diesen Effekt macht sich das Faszientraining zunutze.

WIRBELWIND

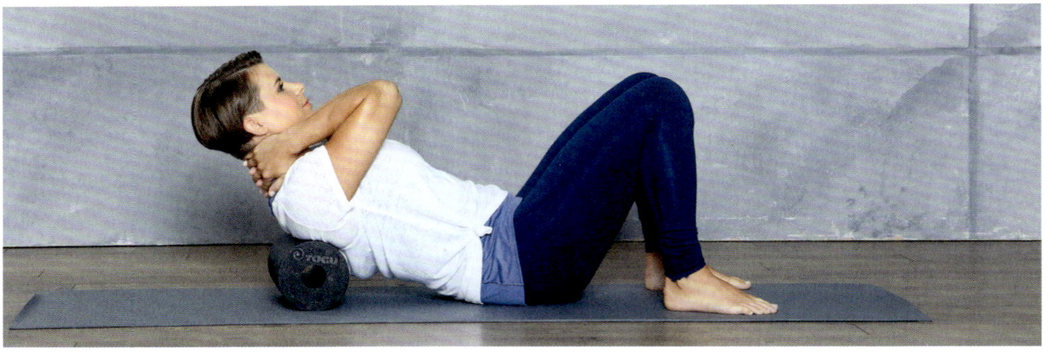

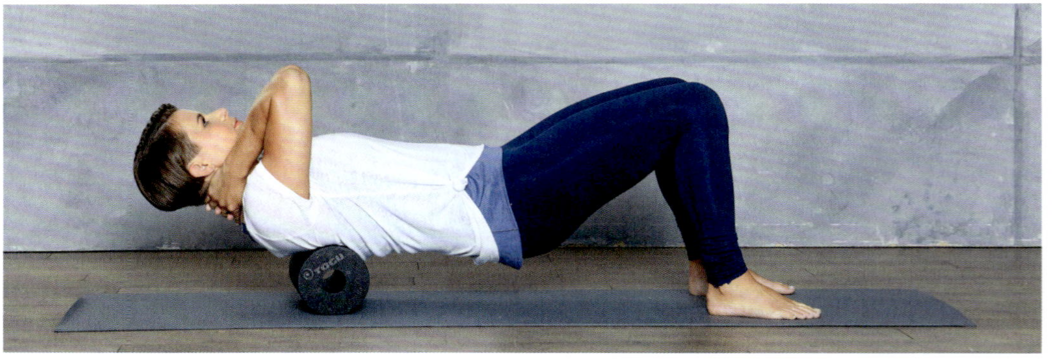

AUSGANGSPOSITION:

Legen Sie sich mit angehobenem Kopf in Höhe der Schultern auf eine Sportrolle. Die Hände sind hinter dem Nacken verschränkt und stützen den Kopf, der Blick geht schräg nach vorn oben. Die Beine sind hüftbreit angewinkelt aufgestellt.

BEWEGUNG:

Rollen Sie nun den Oberkörper langsam über die Sportrolle nach hinten, indem Sie das Gesäß anheben. Sobald Sie in Höhe des Steißbeins angelangt sind, rollen Sie langsam wieder zurück in die Ausgangsposition. Halten Sie dabei die Körperspannung, insbesondere der Bauch sollte angespannt sein. Rollen Sie langsam 60 Sekunden hin und her.

Trainingseffekt:
lockert und dehnt die Faszien des oberen Rückens

ACHSELKRABBLER

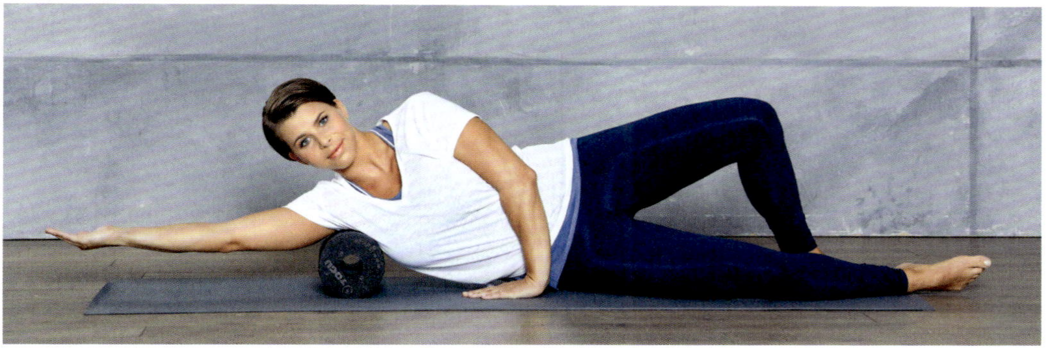

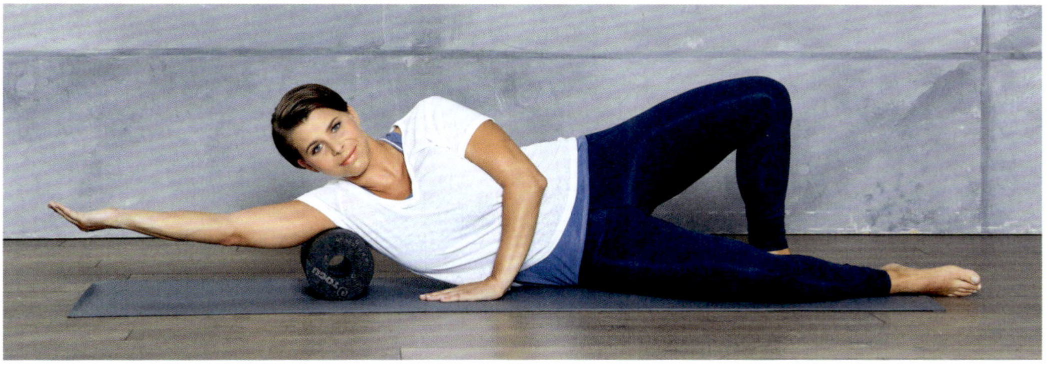

AUSGANGSPOSITION:

Legen Sie sich auf die Seite, der untere Arm liegt senkrecht ausgestreckt in Achselhöhe auf einer Sportrolle. Mit dem oberen Arm stützen Sie sich vor dem Körper ab. Das untere Bein ist gestreckt, das obere Bein angewinkelt dahinter aufgestellt.

BEWEGUNG:

Rollen Sie nun von der Achsel zum unteren Rippenansatz. Achten Sie dabei auf eine stabile Körperhaltung. Rollen Sie dann zurück in die Ausgangsposition. Rollen Sie langsam 60 Sekunden hin und her. Drehen Sie sich dann auf die andere Seite und führen Sie die Übung dort ebenso aus.

Trainingseffekt:
lockert und dehnt die Faszien des seitlichen Rückens

RÜCKENKRAULER

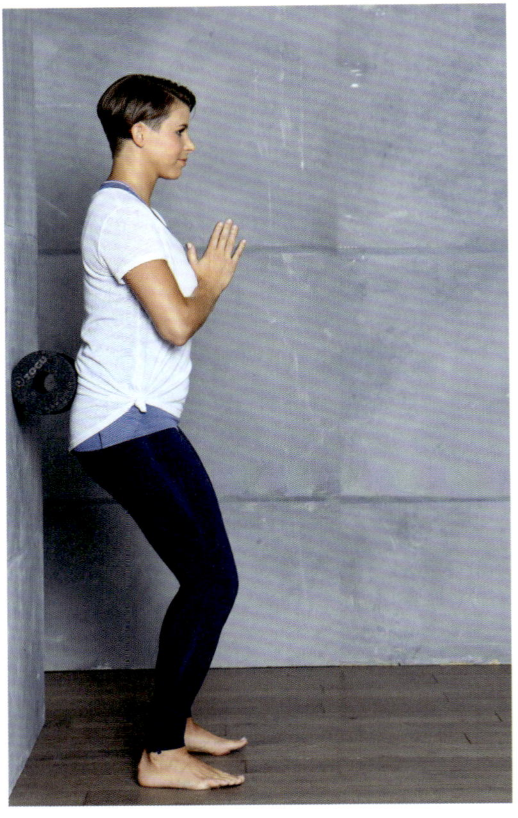

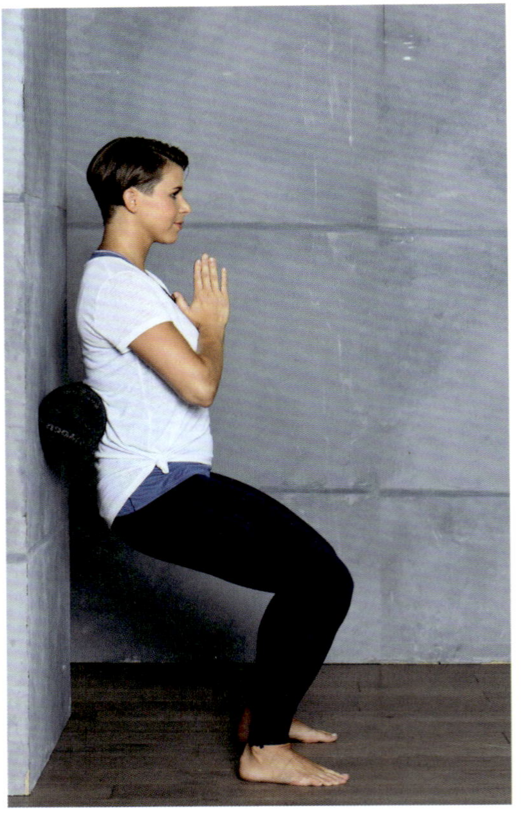

AUSGANGSPOSITION:

Stellen Sie sich aufrecht mit nach vorn gerichtetem Blick in leichter Kniebeuge mit dem Rücken zu einer Wand. In Höhe der Lendenwirbel klemmen Sie eine Sportrolle zwischen Rücken und Wand. Die Handflächen berühren sich vor der Brust.

BEWEGUNG:

Gehen Sie jetzt weiter nach unten in eine tiefe Kniebeuge. Strecken Sie dann die Beine wieder durch bis zur Ausgangsposition. Achten Sie dabei auf die Körperspannung. Führen Sie die Bewegung langsam 60 Sekunden aus.

Trainingseffekt:
dehnt die Faszien des unteren Rückens

NACKENROLLER

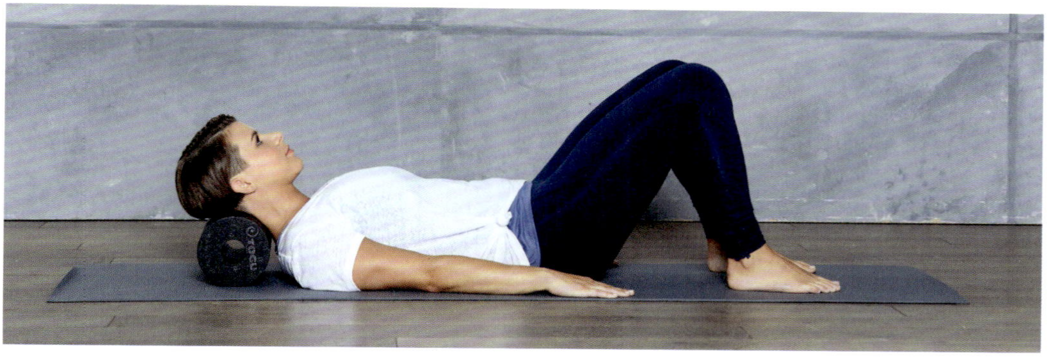

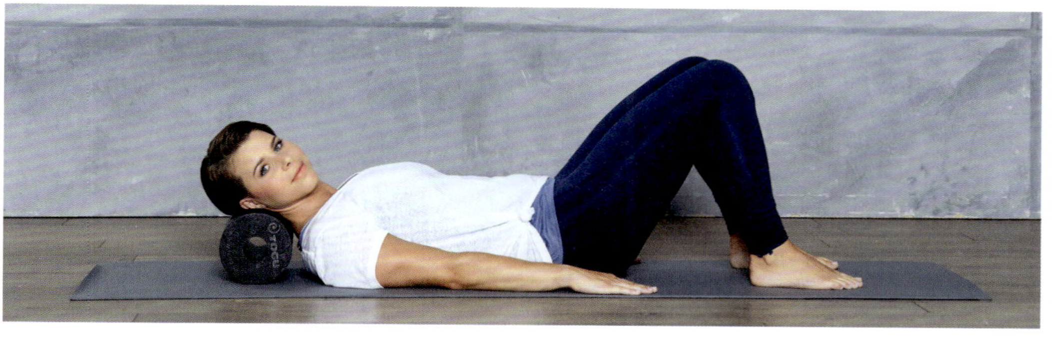

AUSGANGSPOSITION:

Legen Sie sich mit angewinkelt aufgestellten Beinen auf den Rücken, der Nacken liegt auf einer Sportrolle. Die Arme liegen seitlich gestreckt parallel zum Körper.

BEWEGUNG:

Drehen Sie jetzt den Kopf abwechselnd langsam nach rechts und links. Führen Sie die Bewegung langsam 60 Sekunden zu beiden Seiten aus.

Trainingseffekt:
lockert und dehnt die Faszien im Nacken

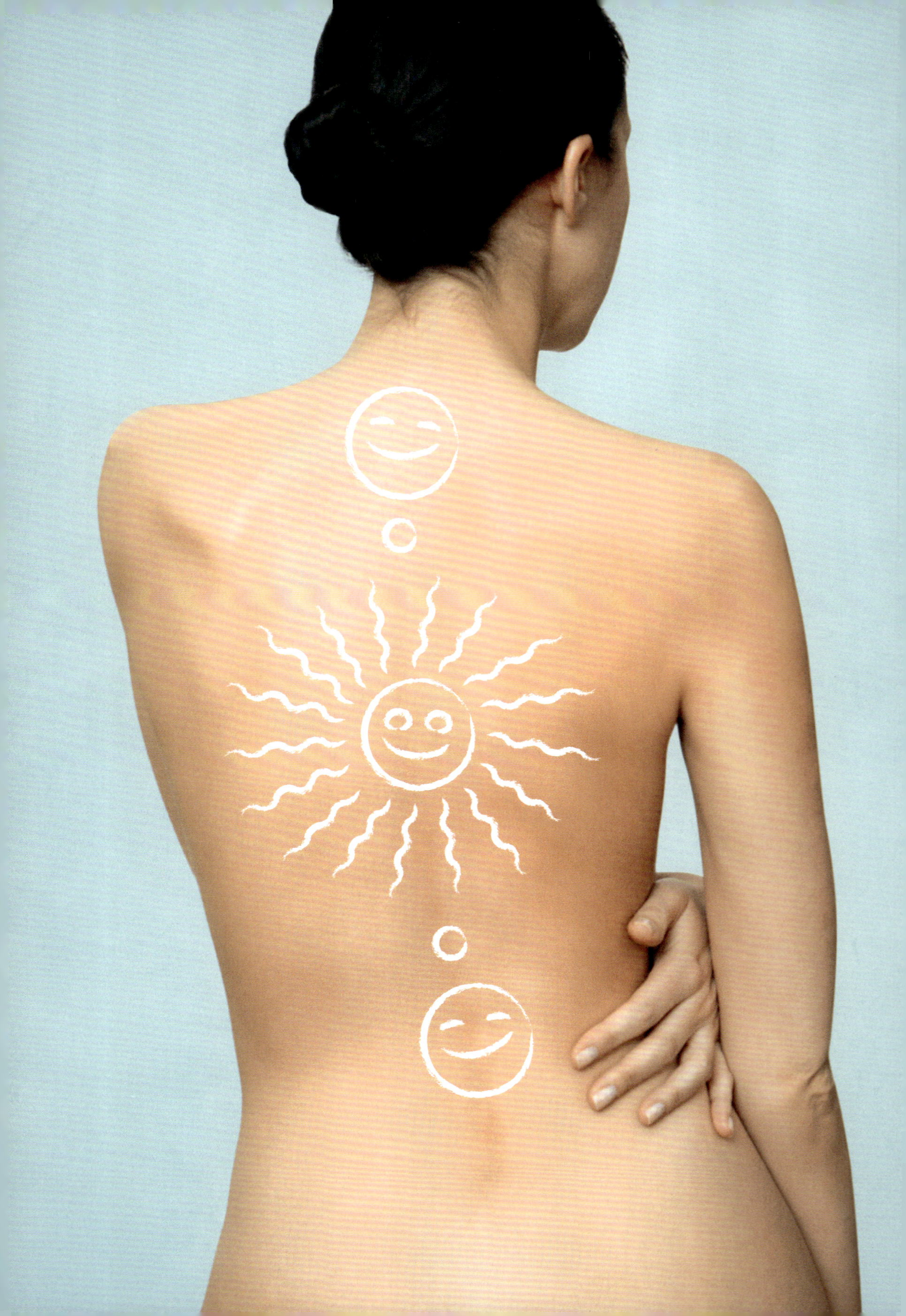

DER RÜCKEN GANZHEITLICH GESEHEN

Wie es unserem Rücken geht, ist kein Zufall: Unser Lebensstil redet da mehr als ein Wörtchen mit. Denn fast alles, was wir tun, hat auch Einfluss auf den Zustand der Wirbelsäule, auf unseren Umgang mit Schmerzen und auf die Fähigkeit, uns selbst zu helfen. Rückenprobleme sind oft auch ein Spiegel der Seele. Positive oder negative Gefühle können Muskeln lockern oder Verspannungen erzeugen. Viele Faktoren beeinflussen die Rückengesundheit: Gesunde vollwertige Ernährung und genussvolles Essen gehören ebenso dazu wie das Bewusstsein, sich selbst etwas Gutes zu tun. Zur Ruhe kommen, Stress abbauen, achtsam im Alltag sein, sich beim Sport austoben, im Moorbad relaxen oder sich mithilfe meiner Wunderübungen zwischendurch fit halten: Es gibt zahlreiche Möglichkeiten, die Sie am besten kombinieren. Entdecken Sie die Freude am Leben und genießen Sie es, Ihren Tag selbst gestalten zu können. Ein fitter Rücken macht das Leben leichter. Und: Vorbeugen ist immer besser als Heilen oder Nachsorgen!

GESUNDES ESSEN – GESUNDER RÜCKEN

„Du bist, was du isst!" Wie leicht geht uns diese Redensart über die Lippen und wie schwer tun wir uns, sie zu beherzigen. Essen kann vieles: Spaß machen zum Beispiel – und heilen, auch den Rücken! Ein Gespräch über schlechte Essgewohnheiten, gute Ernährung und Freude am Genuss.

Herr Prof. Grönemeyer, was essen Sie am liebsten?

Zuerst mal: Ich esse mit großer Leidenschaft und Genuss. Ich liebe es, mir Zeit zu nehmen für ein Essen, beispielsweise zusammen mit vertrauten Menschen, alle an einem Tisch. Im Idealfall habe ich die Zeit, gemeinsam mit anderen das Essen vorzubereiten. Das geht natürlich nicht immer. Ich esse gerne Nudeln und Reis in jeder Form, sehr gerne Salate und Gemüse, am liebsten mehrmals täglich. Ein frisches Roggenbrot mit Radieschen, Tomatenbrot mit Zwiebeln oder Quarkbrot mit frischer Erdbeermarmelade: Mmh, lecker! Das habe ich schon als Kind genossen. Meine Eltern hatten einen Garten mit Obst und Gemüse. Dort habe ich als kleines Kind mein eigenes Beet gehabt. Außerdem liebe ich die asiatische Küche.

Sie essen gern mehrmals täglich. Gönnen Sie sich als praktizierender Arzt auch eine Mittagspause?

Wenn nicht gerade ein Notfall im Institut vorliegt, versuche ich es zumindest. Nur wer ausreichend trinkt und isst, kann auch gute Leistungen über den Tag bringen. Wer zu wenig isst und zu wenig trinkt, hat es mitunter schwer, die Konzentration aufrechtzuerhalten, und fühlt sich schnell schlapp. Unterzuckerung, mangelnde Aufmerksamkeit, Hyperaktivität oder sogar Aggressivität können die Folgen sein. Ich rate jedem, sich die Zeit für ein gesundes Mittagessen zu nehmen. Und vorher gerne ein kurzer Powernap. Kurz schlafen habe ich mir bereits in der Kindheit angewöhnt. Das gibt Kraft! Und nach dem Essen ein 20-minütiger Spaziergang, wer es mag und einplanen kann.

Hamburger, Currywurst, Pizza oder Döner: Wie stehen Sie zu Fast Food?

Offen gestanden, auch ich gönne mir ab und zu mal eine Currywurst mit Pommes, wenn möglich eine schmackhafte mit Tofu (gibt es leider kaum) und ganz viel Curry. Im Curry sind Chili, Gelbwurz (Kurkuma), Koriander und Kümmel enthalten, Gewürze, die im Körper gegen Entzündungen wirken und außerdem super schmecken. Deshalb liebe ich auch die indische bzw. ayurvedische Küche – am liebsten vegetarisch bzw. vegan. Ich bin aber weit davon entfernt, hier den Ernährungsfachmann mit erhobenem Zeigefinger zu spielen. Essen hat etwas mit Genuss zu tun! Es geht auch nicht darum, bestimmte

Lebensmittel zu verteufeln. Wichtig ist, dass wir wissen, was wir essen und was gesund ist. Und wissen, wie viel unser Körper wovon braucht. Meine Devise ist: alles in Maßen! Und Abwechslung statt einseitiger Ausrichtung! Vielfalt und Abwechslung machen Appetit auf mehr. Mein Motto: Vor dem Essen sollst du ruhn, danach 10 000 Schritte tun.

Was kann ich tun, wenn ich das Gefühl habe, mich nicht richtig zu ernähren?

Da unsere Zellen sich ständig erneuern und das nur mit den Bestandteilen vermögen, die ihnen durchs Essen angeboten werden, ist die umsichtige Auswahl von Nahrungsmitteln nicht unwichtig. Vollwertiges Essen und bewusstes Trinken. Eine angemessene Menge und Kombination nährstoffreicher und kalorienarmer Lebensmittel. Am besten überwiegend pflanzliche Lebensmittel. Diese haben eine gesundheitsfördernde Wirkung durch die enthaltenen Vitamine, Mineralien, Antioxidanzien und Ballaststoffe. Sie unterstützen somit eine nachhaltige Ernährungsweise. Und Bewusstsein für das, was man isst und wie es auf den Körper wirkt, ist immer gut. Wer das Gefühl hat, sich falsch zu ernähren, sollte versuchen, seinen Speiseplan schrittweise umzubauen. Milch und Milchprodukte, Fleisch, Wurst und Eier – ja, aber in Maßen. Auch Fisch, ein- bis zweimal pro Woche. Diese Lebensmittel enthalten wertvolle Nährstoffe wie etwa Kalzium in Milch oder Jod, Selen und Omega-3-Fettsäuren in Seefisch. Im Rahmen einer vollwertigen Ernährung sollten Sie nicht mehr als 300 bis 600 Gramm Fleisch und Wurst pro Woche essen, rät beispielsweise die Deutsche Gesellschaft für Ernährung. Dabei wird Geflügelfleisch unter gesundheitlichen Gesichtspunkten häufig besser bewertet als rotes Fleisch etwa vom Schwein. Bevorzugen Sie fettarme Produkte, vor allem bei Fleischerzeugnissen und Milchprodukten. Alles am liebsten bio und von regionalen Bauern. Richtig ausgewählt, ist bio auch nicht teurer als nichtbio. Außerdem: Weniger ist mehr! Das heißt: weniger essen, dafür den Geschmack genießen.

Sind Obst und Gemüse das Nonplusultra?

Zumindest sind sie gesund. Man sollte saisonale Produkte bevorzugen, wenn möglich, vom Balkon oder aus dem eigenen Garten. Wenn Sie das noch nicht für sich entdeckt haben: Landein, landaus gibt es Initiativen, die Ihnen ein kleines Stück Garten anbieten. Zum Beispiel Urban Gardening. Es macht solchen Spaß, den Kräutern oder Kartoffeln beim Wachsen zuzuschauen.

Und was ist mit Süßigkeiten?

Mal eine Kleinigkeit – das ist kein großes Problem. Wer aber zu viele Süßigkeiten in sich hineinschaufelt, sollte sich vielleicht mal vor Augen führen, was er da genau tut und welche Auswirkung das auf den Körper hat. Einfache Demonstrationen, gerne auch für Kinder, lassen uns noch heute staunen. Wenn man sich vor Augen führt, wie viel Zucker in Limo oder Cola steckt, kann man den Appetit darauf schon verlieren. Füllen Sie mal ein Glas mit Zuckerwürfeln und erklären Sie beispielsweise Kindern, dass dies die Menge Zucker ist, die sie mit der Limonade oder der Cola zu sich nehmen würden. Oder bilden Sie einen Haufen aus 40 Zuckerwürfeln und erklären Sie, dass so viel Zucker im Pizzateig steckt. Denn Weizen ist auch ein besonderer Zucker! Ein Kohlenhydrat. Und dann fragen Sie Ihr Kind, ob es Lust hat, diesen Zuckerberg auf einmal aufzuessen. Das beste Mittel gegen Zucker: sofort viel bewegen und Wasser bzw. Tee trinken! Das aktiviert die Verbrennung und Ausscheidung des Zuckers. Beobachten Sie einmal Kinder nach dem Genuss von zu viel Süßem: Sie werden unruhig, hyperaktiv oder sogar aggressiv. Sie wollen sich unbedingt bewegen – und müssen es auch!

Überhaupt ist Trinken an sich unverzichtbar: Wasser ist Leben! Gerade auch für die Bandscheiben und andere Systeme wie das Bindegewebe oder die Haut. Wasser wirkt der Alterung und dem Verschrumpeln oder Schrumpfen entgegen! Trinken Sie deshalb jeden Tag rund 1,5 Liter Flüssigkeit, am besten stilles Wasser und andere energiearme Getränke wie Tees mit Minze oder Ingwer. Sie werden sehen, auf einmal benötigen Sie nicht mehr so viel Kaffee zum Wachbleiben. Ingwer spendet Energie und wirkt zudem antientzündlich (gut gegen Nervenreizungen), Minze wirkt kühlend.

Als Facharzt für radiologische Diagnostik – welche Rolle spielt das Thema Ernährung bei Ihnen in der täglichen Praxis?

Richtig, ich bin kein Ernährungsmediziner. Aber in unsere Institute für Mikrotherapie in Bochum und auch Berlin kommen viele Menschen mit Rückenschmerzen. Nicht wenige davon wären vielleicht keine Patienten, wenn sie kein Übergewicht hätten, wenn sie sich besser ernähren und sich mehr bewegen würden. Je eher man damit anfängt, umso besser. Bewegung und vollwertige Ernährung sind eins für mich, sie gehören zusammen und helfen dabei, das Körpergewicht zu regulieren und gleichzeitig den Kopf freizubekommen. Gehen Sie zum Beispiel mehr zu Fuß oder fahren Sie mit dem Fahrrad. Die neuen E-Bikes sind ein Knaller, vor allem für Bewegungsmuffel. Radfahren schont die Umwelt und fördert Ihre Gesundheit, es hält vor allem die Bandscheiben, den Knorpel der Gelenke und das Bindegewebe elastisch. Bewegung hält einfach jung!

Wie wichtig ist die Ernährung für einen gesunden Rücken?

Sehr wichtig! Auch unser Essverhalten sollten wir neben dem Thema Bewegung unbedingt unter die Lupe nehmen. Hier gibt es zwei Gesichtspunkte: erstens das Körpergewicht. Die größere Körperlast geht auf die Bandscheiben und Wirbelgelenke und vor allem den unteren Rücken, den Übergang zwischen Wirbelsäule und Becken. Die Belastung dort ist erheblich, besonders auf die Facetten und die beiden Iliosakralgelenke. Der zweite Aspekt: Die große Menge an Weißmehl, Zucker, Süßigkeiten, aber auch Fleisch, Alkohol und Softdrinks führt zu einer Übersäuerung des Körpers. Die Folgen: Das Knorpelgewebe, die Bandscheiben und die Flächen der Gelenke werden brüchig, das Bindegewebe wird unelastisch und verschleißt schneller. Um das zu vermeiden, sollten wir möglichst viel Frisches und Vollwertiges und wenig oder kein Fleisch essen.

DIE WICHSTIGSTEN BAUSTEINE DER NAHRUNG

- **Kohlenhydrate** sollten mindestens zur Hälfte aus Vollkorn oder anderen langkettigen Zuckermolekülen stammen (etwa aus vielen Obstsorten). Diese bauen sich im Körper langsam ab und liefern deshalb konstante Energie für Muskeln und Gehirn.

- **Eiweiß** ist der wichtigste Baustein der Muskeln und des Kollagens, aus dem viele Bestandteile des Bewegungsapparats bestehen. Das Eiweiß aus der Nahrung wird vom Organismus in seine einzelnen Bestandteile zerlegt und dann je nach Bedarf zu verschiedensten anderen Eiweißen wieder zusammengebaut. Dafür braucht der Körper 22 Aminosäuren, von denen er 14 selbst herstellen kann. Die restlichen können nur über die Nahrung zur Verfügung gestellt werden. Man nennt sie „essenziell".

- **Fett** ist ein Energielieferant und Baustoff für Zellwände und Nerven. Gesättigte Fettsäuren sind in tierischem Fett enthalten. Unser Organismus kann diese selbst bilden und benötigt dazu keine tierische Nahrung. Ungesättigte Fettsäuren kann der Körper nicht herstellen. Sie stecken zum Beispiel in Gemüse, Nüssen und Oliven.

WAS MINERALIEN UND VITAMINE IM KÖRPER BEWIRKEN

Fluor stimuliert besonders die knochenaufbauenden Zellen.
Kalium wirkt basisch und schützt den Organismus vor Übersäuerung.
Kalzium ist Hauptbestandteil der Knochen, schützt vor Osteoporose und ist an der Muskelkontraktion beteiligt.
Magnesium ist notwendig für Verbrennung, Muskelentspannung und Nervenleitung.
Mangan ist wichtig für den Stoffwechsel von Knorpel und Knochen.
Vitamin A fördert das Knochenwachstum.
Vitamin B_1 wird unter anderem bei der Kollagenbildung benötigt.
Vitamin C ist ebenfalls notwendig für die Kollagensynthese, es festigt sowohl Bänder als auch Sehnen.
Vitamin D hilft bei der Aufnahme von Kalzium in die Knochen.
Vitamin K hat vor allem einen wichtigen Anteil an der Knochenmineralisation.
Pantothensäure fördert den Muskelaufbau.
Zink fördert den Knochenstoffwechsel.

10 REGELN FÜR EINE GESUNDE ERNÄHRUNG

Vollwertig essen hält gesund, fördert Leistung und Wohlbefinden. Die Deutsche Gesellschaft für Ernährung hat auf dem neuesten Stand der Forschung Tipps formuliert, die Ihnen helfen, Gesundheit auf den Teller zu bringen.

1. Vielfalt genießen

Vollwertiges Essen und Trinken umfasst eine abwechslungsreiche Auswahl sowie eine angemessene Menge und Kombination nährstoffreicher und energiearmer Lebensmittel. Wählen Sie überwiegend pflanzliche Lebensmittel. Diese haben eine gesundheitsfördernde Wirkung und unterstützen eine nachhaltige Ernährungsweise.

2. Reichlich Getreideprodukte und Kartoffeln

Brot, Getreideflocken, Nudeln, Reis, am besten aus Vollkorn, sowie Kartoffeln enthalten reichlich Vitamine, Mineral- und Ballaststoffe sowie sekundäre Pflanzenstoffe. Verzehren Sie diese Lebensmittel mit möglichst fettarmen Zutaten. Mindestens 30 g Ballaststoffe, vor allem aus Vollkornprodukten, sollten es täglich sein.

3. Gemüse und Obst – Nimm „5 am Tag"

Genießen Sie als Daumenregel bis zu fünf Portionen Gemüse und Obst am Tag: möglichst frisch, kurz gegart oder gelegentlich auch als Smoothie oder Saft. Damit werden Sie reichlich mit Vitaminen, Mineralstoffen sowie Ballaststoffen und sekundären Pflanzenstoffen versorgt und verringern das Risiko für ernährungsmitbedingte Krankheiten. Bevorzugen Sie saisonale Produkte aus der Region.

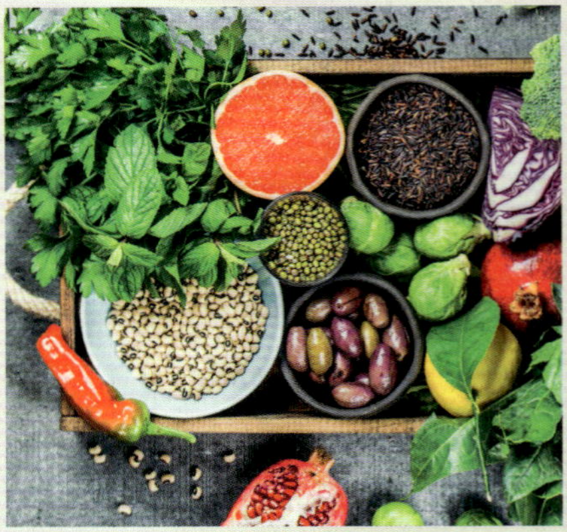

4. Auf das Gewicht achten und in Bewegung bleiben

Vollwertige Ernährung, viel körperliche Bewegung und Sport (30 bis 60 Minuten pro Tag) gehören zusammen und helfen Ihnen dabei, Ihr Gewicht zu regulieren. Gehen Sie zum Beispiel öfter einmal zu Fuß oder fahren Sie mit dem Fahrrad (siehe Seite 180).

5. Sich Zeit nehmen und genießen

Gönnen Sie sich Zeit für Ihre Mahlzeiten und essen Sie nicht nebenbei. Kauen Sie genüsslich, das fördert Ihr Sättigungsempfinden.

6. Milch, Fisch und Co.

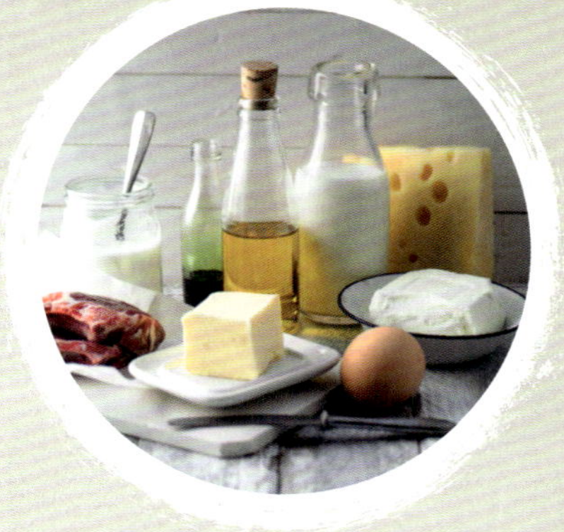

Diese Lebensmittel enthalten wertvolle Nährstoffe wie Kalzium in Milch, Jod, Selen und Omega-3-Fettsäuren in Seefisch. Entscheiden Sie sich bei Fisch für Produkte mit anerkannt nachhaltiger Herkunft. Im Rahmen einer vollwertigen Ernährung sollten Sie nicht mehr als 300 bis 600 g Fleisch und Wurst pro Woche essen. Fleisch ist Lieferant von Mineralstoffen und Vitaminen (B_1, B_6 und B_{12}). Weißes Fleisch (Geflügel) ist unter gesundheitlichen Gesichtspunkten günstiger zu bewerten als rotes Fleisch (Rind, Schwein). Bevorzugen Sie fettarme Produkte, vor allem bei Fleischerzeugnissen und Milchprodukten.

7. Wenig Fett und fettreiche Lebensmittel

Fett liefert lebensnotwendige (essenzielle) Fettsäuren und fetthaltige Lebensmittel enthalten auch fettlösliche Vitamine. Da es besonders energiereich ist, kann die gesteigerte Zufuhr von Nahrungsfett die Entstehung von Übergewicht fördern. Zu viele gesättigte Fettsäuren erhöhen das Risiko für Fettstoffwechselstörungen – mit der möglichen Folge von Herz-Kreislauf-Erkrankungen. Bevorzugen Sie pflanzliche Öle und Fette (beispielsweise Lein- und Olivenöl und daraus hergestellte Streichfette). Achten Sie auf unsichtbares Fett, das in Fleischerzeugnissen, Milchprodukten, Gebäck, Süßwaren sowie in Fast Food und Fertigprodukten meist enthalten ist. Insgesamt 60 bis 80 g Fett pro Tag reichen aus.

8. Zucker und Salz in Maßen

Verzehren Sie Zucker und Lebensmittel bzw. Getränke, die mit verschiedenen Zuckerarten (etwa Glukosesirup) hergestellt wurden, nur gelegentlich. Würzen Sie kreativ mit Kräutern und Gewürzen und wenig Salz. Wenn Sie Salz verwenden, dann natürliche Stein- oder Meersalze.

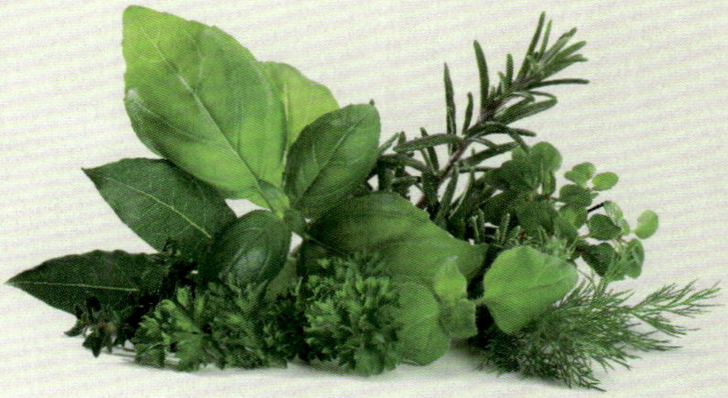

9. Reichlich Flüssigkeit

Trinken Sie jeden Tag rund 1,5 Liter Flüssigkeit. Bevorzugen Sie Wasser – ohne oder mit Kohlensäure – und energiearme Getränke wie Kräutertee. Zu zuckergesüßten Getränken sollten Sie dagegen nur selten greifen. Diese sind energiereich und können bei gesteigerter Zufuhr die Entstehung von Übergewicht fördern. Alkoholische Getränke sollten wegen der damit verbundenen gesundheitlichen Risiken nicht täglich und nur in kleinen Mengen konsumiert werden.

10. Schonend zubereiten

Garen Sie die Lebensmittel kurz bei möglichst niedrigen Temperaturen mit wenig Wasser und wenig Fett: Das erhält den natürlichen Geschmack, schont die Nährstoffe und verhindert die Bildung schädlicher Verbindungen. Fettlösliche Vitamine wie das Vitamin A in Möhren, Tomaten oder Paprika benötigen etwas Öl zum Herauslösen. Verwenden Sie möglichst frische Zutaten. So reduzieren Sie überflüssige Verpackungsabfälle.

IM BEWUSSTSEIN, SICH ETWAS GUTES ZU TUN

Freude und Genuss im Einklang von Körper und Seele: Essen ist viel mehr als nur die Aufnahme von Nahrungsmitteln.

Körper, Seele, Geist – sie sind eins und untrennbar. Meiner Meinung nach kann es ohne bewusstes Essen keine ganzheitliche Medizin geben. Essen sollte Freude sein. Essen ist Ökologie, die Lehre vom Haushalt unseres Körpers. Ich glaube, es ist weniger wichtig, was wir essen, als dass wir es bewusst tun. Wir sollten spüren können, ob ein Lebensmittel uns guttut. Genießen sollten wir es mit dem Wissen, wie viel Energie und Nährstoffe in den Körper gewandert sind, die uns jetzt Kraft geben. Dazu gehört auch, Achtung zu haben vor der Kreatur, die ihr Leben für uns ließ. Ich rate dazu, bewusst (regionale) Qualität zu kaufen und den Blick auch gen Süden zu richten. Die mediterrane Kost mit Olivenöl, Zitrusfrüchten, Tomaten, Auberginen, Artischocken und auch Fisch ist besonders gesund, in ihren Grundsätzen gleicht sie der ayurvedischen Ernährung und ihren Prinzipien. Mediterrane Kost schützt die Blutgefäße, ist ebenso gut fürs Herz wie fürs Gehirn. Sie beugt vor gegen Herzinfarkt, Schlaganfall, Osteoporose, Diabetes und bestimmte Darmerkrankungen. Außerdem: Im Mittelmeerraum wird meist frisch gekocht und mit Ruhe und Genuss gegessen.

DAS BINDEGEWEBE – NETZWERKER MIT MILLIONENFACHER REICHWEITE

Trotzdem gibt es natürlich auch einige ernährungsmedizinische Erkenntnisse, auf die Sie achten können. Erst spät hat die Wissenschaft herausgefunden, dass man durch die Nahrung nicht nur den Zustand der Organe, sondern auch den des Bindegewebes und sogar der Knochen und Gelenke beeinflussen kann. Wichtiges Medium für den Stoffwechsel ist das Bindegewebe, das in allen Naturheilverfahren eine zentrale Rolle spielt. Denn dieser lockere Zellverband, der die Organe und Muskeln umgibt, Gefäße und Nerven umspannt und einen unterschiedlich hohen Wasseranteil hat, wird von den gelösten Nährstoffen durchströmt, die Sie über das Essen aufgenommen haben. Funktionieren diese Transportwege nicht, erreichen die lebenswichtigen Substanzen nicht ihren Bestimmungsort, zum Beispiel die Gelenke oder Faszien. Die Haltung des Menschen ändert sich, wenn Halt gebende Strukturen wie die Faszien geschwächt werden. Sie verlieren entweder an Elastizität oder leiern aus, wenn die Zusammensetzung und die Transportwege der Nahrung nicht stimmen.

Sage und schreibe 60 Billionen Körperzellen verknüpft das Bindegewebe miteinander, die Verständigung unter diesen Zellen läuft über Flüssigkeiten wie Blut und Lymphe, über chemische Botenstoffe, elektrochemische Signale oder über magnetische Schwingungen. Die Zellen sind in ein Fasergerüst eingebettet. Es besteht aus stützenden Fasern und der „Grundsubstanz", einem Gemisch aus Wasser und Nährstoffen. Je nachdem, wie eng dieses Netz ist, formen sich ganz unterschiedliche Gewebe – etwa eine Sehne, die kaum mehr Wasser enthält, oder elastisches Unterhautgewebe, das viel Flüssigkeit aufnehmen kann. Die meisten dieser Fasern bestehen aus Kollagen, einem Eiweiß. Davon gibt es verschiedene Arten:

Typ I ist mit 80 Prozent der häufigste Fasertyp. Er findet sich in allen Geweben, die unter ständiger Drehbelastung stehen, Muskeln und Sehnen, Bändern und Gelenkkapseln.

Typ II, der zum Beispiel in Teilen der Bandscheibe sowie in den Gelenkknorpeln vorkommt, hält vor allem Druck aus. Zwei weitere Kollagenarten helfen bei der Wundheilung und isolieren Nerven und andere Gewebe.

Faszien, Sehnen und Bänder entstehen, indem sich viele Kollagenfasern spiralförmig zusammendrehen – ähnlich wie Stahlseile, die ein Schiff oder eine Brücke halten. In Ruhestellung sind diese gewellt, sodass sie bei Dehnung eine gewisse Elastizität haben. Werden sie plötzlich angespannt oder lange überdehnt, kann Bindegewebe ausleiern (wie beim Bierbauch) oder reißen.

DIE HEILKRAFT DER ERNÄHRUNG NUTZEN

Der Säure-Basen-Haushalt

Ein fester Bestandteil vieler naturheilkundlicher Ernährungslehren ist der Säure-Basen-Haushalt. Darunter versteht man das fein regulierte Gleichgewicht von sauren und basischen Einflüssen auf das Gewebe. Wasser ist zum Beispiel mit einem pH-Wert von 7 neutral. Der ideale Wert der Gewebsflüssigkeit liegt, leicht ins Basische verscho-

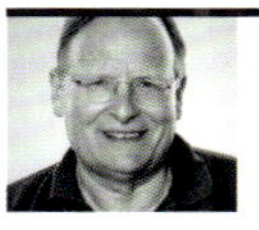

GUT ZU WISSEN
Nahrung als Medikament

Ernährung ist die älteste Form der Medizin. In allen großen Heilsystemen – dem chinesischen, dem ayurvedischen wie auch dem europäisch-antiken – ist sie die Basis der Harmonie und des Ausgleichs der Kräfte im Körper. Trotz einer Vielzahl von Diäten haben wir kein gesundes Verhältnis zu dem, was uns nährt. Die meisten Menschen können nicht mehr kochen, an die 80 Prozent ernähren sich in der Kantine, im Restaurant oder zu Hause mit Fertigprodukten. Die Aromen des Fast Food sind so künstlich wie seine Konsistenz. Kinder verlieren die Fähigkeit, Geschmäcke zu unterscheiden, sie sind in erschreckendem Ausmaß übergewichtig und entwickeln schon in jungen Jahren Altersleiden wie Bandscheibenschäden, Bluthochdruck oder Diabetes. Wir dürfen diese Alarmsignale nicht übersehen! Entdecken Sie das Essen wieder als Quelle Ihrer Gesundheit: Kaufen Sie möglichst frische und naturbelassene Lebensmittel, am besten aus biologischer Produktion, kochen Sie selbst und genießen Sie – mit Freunden und Familie.

ben, bei etwa 7,4. Ist das Bindegewebe zu sauer, werden Eiweißverbindungen freigesetzt, um den Überschuss zu neutralisieren. Ebenso wird ein Zuviel an Basen ausgeglichen: durch den stärkeren Verbrauch der Säuren.

Die moderne Ernährung liefert dem Bindegewebe zu viele Säuren: zum Beispiel Weißmehlprodukte, tierische Fette und Eiweiße, raffinierte Öle, Alkohol und Zucker. Das wirkt sich negativ auf seine Eiweißstruktur aus, verändert die Zusammensetzung der Zellwände und verringert die Durchlässigkeit der Membranen. In der Folge können sich Gelenke entzünden und Knorpel abbauen. Die Empfindlichkeit der Gelenkinnenhaut für belastungsabhängige Reizungen erhöht sich und dadurch können Schmerzen auftreten.

Milchprodukte

Biomilch, Naturjoghurt, Kefir, Hartkäse (und grünes Gemüse) enthalten das nicht so sehr bekannte Vitamin K, das den Abbau von Knochensubstanz verhindert. Außerdem liefern sie viel Kalzium, ein wichtiger Nährstoff zur Knochenbildung und zur Verhinderung von Osteoporose. Phosphor findet sich in Käse. Beide zusammen bilden den sogenannten Knochenzement, der die Knochen stabil hält. Männer benötigen 1,5 g pro Tag, Frauen 1 g (2 Scheiben Käse und zwei Gläser Milch reichen). Im Übermaß genossen, sprengen Limonaden, Cola und andere Softdrinks das gesunde Kalzium-Phosphor-Verhältnis und können eine Knochenerweichung (Osteoporose) beschleunigen. Dieser Prozess beginnt bereits im Kindesalter. Deshalb Eltern, aufgepasst!

Gemüse

Auch in Rucola, Spinat oder grünem Kohl steckt viel Kalzium; in Letzterem auch Magnesium. Vitamin B zur Stärkung der Nerven und des Skelettes ist in Salaten wie Feldsalat oder Spinat verborgen. Zink findet sich in Vollkornprodukten, Eiern, Naturreis und in grünem Gemüse.

WAS BRINGEN NAHRUNGSERGÄNZUNGSMITTEL?

Fest steht: Nahrungsergänzungsmittel können eine gesunde, vielseitige Ernährung nicht ersetzen und sind in keinem Fall geeignet, eine ungesunde Lebensweise zu kompensieren. Sie können jedoch – ähnlich wie der Einsatz von Hightech in der Medizin – zum richtigen Zeitpunkt eine entscheidende Hilfe sein, um den Prozess des Heilens zu unterstützen oder degenerativen Prozessen vorzubeugen.

Ohne Bewegung keine Nährstoffe

Wichtig ist: Die Nährstoffe aus Nahrungsergänzungsmitteln erreichen – gerade, was Bindegewebe und Skelett angeht – ihren Zielort und damit ihre Bestimmung nur dann, wenn Sie sich ausreichend bewegen! Denn alle Strukturen, die für den Rücken wichtig sind (Muskeln, Sehnen, Gelenke, Knorpel und Knochen), brauchen das Wechselspiel von Anspannung und Entspannung, von Ruhe und Aktion für ihren Stoffwechsel.

Zum Beispiel benötigt die alles tragende, spannende und verstärkende Matrix (das Fasergerüst) des Bindegewebes für ihre Grundsubstanz eine Art Ökosystem aus interzellulärer Flüssigkeit und bürstenförmigen Molekülen als Filter – Druck und Gegendruck, um ihre Funktionen zu erfüllen. Denn erst durch den mechanischen Vorgang wird Wasser aus molekularen Verbindungen frei: Die Molekülgitter verschieben sich und damit ihre elektrischen Ladungen. Dies ist wichtig für die Kommunikation der Zellen und damit für die Erfüllung all ihrer Funktionen.

Sehnen und Bänder haben einen langsamen Stoffwechsel

Je weniger durchblutet ein Gewebe ist, desto stärker hängt die Verteilung von Sauerstoff und Nährstoffen von Druckprozessen ab: Sehnen, Bänder, die äußeren Gelenkkapseln und Knorpel zum Beispiel haben einen sehr langsamen Stoffwechsel.

- In Geweben, die schlecht oder gar nicht durchblutet werden, wie etwa der Bandscheibe, geschieht der Nähr- und Sauerstoffaustausch nicht über das Blut, sondern über Diffusion und Osmose: Die Substanzen wandern dann durch ganz oder teilweise durchlässige Membranen in die Flüssigkeit zwischen den Zellen. Ständige Bewegung ist deshalb für die Bandscheiben besonders wichtig, vor allem im fortgeschrittenen Lebensalter, wenn sie immer mehr Wasser verlieren und stattdessen stärker kollagenhaltiges Gewebe aufbauen. Sie lagern dann auch mehr Kalzium, Phosphat, Fluor und Magnesium ein.

Zudem gibt es noch einige grundsätzliche Aspekte, die man beachten sollte, wenn Nahrungsergänzungsmittel in Absprache mit dem Arzt genutzt werden:

- Nehmen Sie ausreichend Antioxidanzien zu sich. Dazu zählen etwa Vitamin C, B_3 und E, aber auch Karotinoide, Pantothensäure und Coenzyme. Diese Substanzen fangen freie Radikale, also ungesättigte Sauerstoffmoleküle, im Körper ein und machen sie unschädlich. Auf diese Weise wird etwa rheumatischen Erkrankungen vorgebeugt. Als Zusatzstoff am bekanntesten ist Vitamin C, aber auch das Vitamin E oder das Coenzym Q_{10} werden oft isoliert angeboten.

- Kalium regt den Austausch von Säuren an, die in den Zellen abgelagert sind, sollte aber nur nach Rücksprache mit dem Arzt eingenommen werden, da es den Flüssigkeitshaushalt des Körpers beeinflusst. Der Mineralstoff kommt überwiegend im Inneren von Körperzellen vor und ist zuständig für die Regulation des Wasserhaushalts. Leichter anwendbar sind Basenpulver wie Bullrich-Salz. Zink intensiviert die Funktion der Entsäuerungsenzyme im Körper.

- Wenn Sie etwas für Ihre Knochen und Gelenke tun wollen, beachten Sie, dass es zur Vorbeugung von Osteoporose nicht ausreicht, nur Kalzium- und Vitamin-D_3-Tabletten zu schlucken. Gesunde Knochen brauchen außerdem viel Vitamin K, Magnesium, Mangan, Folsäure, Bor, Silizium, Vitamin B_6, Zink, Kupfer und Vitamin C. Bei Gelenkverschleiß lassen sich angegriffene Knorpel nur im Anfangsstadium durch Nährstoffe beeinflussen. Bei Bänderschwäche kann die Einnahme von freien Aminosäuren hilfreich sein.

ZUR RUHE KOMMEN: ENTSPANNUNG

Wer den Stress entschärft, kann auch Schmerzen lindern. Bewährte Entspannungsmethoden und Achtsamkeit im Alltag helfen dabei.

Dass sich Stress bei vielen vor allem auch in Rückenbeschwerden niederschlägt, wissen wir bereits. Wer in der Lage ist, sich immer wieder bewusst zu entspannen, kann damit nicht nur akuten Muskelverspannungen begegnen, sondern wird dadurch auch ein sehr viel intensiveres Bewusstsein für seinen Körper und seine Bedürfnisse entwickeln. Auf Dauer werden Sie (Warn-) Signale Ihres Körpers und Ihres Rückens schon frühzeitig deuten und Beschwerden mit geeigneten Maßnahmen gegensteuern können. Wer gelernt hat, körperlich und emotional bewusst zu entspannen, verfügt über ein gutes Mittel, um Stresssituationen zu entschärfen und Schmerzen zu lindern.

ENTSPANNUNGSTECHNIKEN

Die Möglichkeiten zur Entspannung sind individuell. Jeder weiß für sich selbst am besten, was zur Entspannung beiträgt: schwimmen, ein langer Spaziergang, saunieren oder ein schönes Vollbad. Es ist aber ebenso sinnvoll, gezielte Entspannungstechniken einzusetzen. Es gibt zahlreiche Methoden, die sich bei Rückenproblemen bewährt haben und die unter Anleitung schnell zu erlernen sind. Hier stelle ich Ihnen einige Beispiele vor – probieren Sie sie doch einfach mal aus.

- **Yoga** kombiniert Bewegung mit Dehn- und Atemübungen sowie meditativen Einheiten. Es stärkt den Körper und sorgt für Ausgeglichenheit: ideal bei Rückenproblemen.

- **Tai-Chi** ist eine uralte asiatische Bewegungsmeditation, die neben langsamen und konzentrierten Bewegungsabfolgen auch meditative Elemente enthält. Tai-Chi fördert die Beweglichkeit und das Körperbewusstsein sowie die Entspannung.

- **Qigong** ähnelt dem Tai-Chi, beinhaltet aber mehr statische Übungen und bewusste Atemtechnik. Es hilft durch sanfte Bewegungen sowie Atem- und Konzentrationsübungen dabei, Stress abzubauen. Qigong und Tai-Chi lernt man am besten unter professioneller Anleitung.

- Beim **autogenen Training** arbeitet man darauf hin, den gesamten Körper mithilfe der eigenen Vorstellungskraft zu entspannen. Allein die Vorstellung von Ruhe, Schwere und Wärme in einzelnen Körperteilen bewirkt, dass sich Muskelverspannungen lösen.

- Die **progressive Muskelrelaxation** nach Jacobson beruht auf der Tatsache, dass sich Muskeln nach einer gezielten Anspannung sehr viel besser entspannen können. Bei der Muskelentspannung werden alle wichtigen Muskelgruppen des Körpers nacheinander leicht angespannt und dann wieder gelockert. In der Entspannungsphase von etwa 30 Sekunden konzentriert man sich auf die Empfindung von Wärme und Schwere im Muskel und spürt dem Wechsel von An- und Entspannung nach. Während die verschiedenen Muskelpartien imaginär durchwandert werden, stellt sich ein Zustand der Ruhe, Entspannung und Gelassenheit ein.

- Die **Feldenkrais-Methode** zielt darauf ab, sich Bewegung bewusst zu machen und dadurch insgesamt ein besseres Körperbewusstsein zu schaffen. Da Rückenprobleme ihre Ursache oft im unachtsamen Umgang der Patienten mit dem eigenen Körper haben, hilft diese Methode hier häufig.

WARUM ACHTSAMKEIT SO WICHTIG IST

Rund drei Milliarden Mal schlägt das Herz im Laufe eines Menschenlebens. Ein Supermotor, ein Taktgeber und der Ort, an dem die Liebe zu Hause ist. Das Kraftwerk – in mehr als einem Sinne – pumpt in nur einer Minute das Blut einmal durch unseren gesamten Körper. Rund 7000 Liter bewegt es so an einem Tag. Es kann vor Angst pochen und vor Freude hüpfen. Kein Wunder, dass sich unsere Sprache „herzlich" gern ein Herz nimmt: Wir folgen dem Herzen, wir tragen es auf der Zunge, wir streiten uns herzlos mit Kollegen oder knicken durch unser weiches Herz mal wieder ein, wenn wir doch einfach mal hätten Nein sagen sollen. Viele Menschen haben im Laufe ihres Lebens nicht nur Rücken-, sondern auch Herzschmerzen. Aber nicht jedes Herz, das schmerzt, sollte deshalb gleich mit dem Herzkatheter untersucht werden. Oft wäre dem Betroffenen schon mit einer verständnisvollen und von Herzen kommenden Nachfrage geholfen. Nicht selten kommen Herzbeklemmungen oder eben Rückenschmerzen doch von dem, was uns auf der Seele lastet – von Ängsten, negativem Stress, von Ereignissen, die uns ans Herz gehen, ohne dass ein Gerät sie messen könnte.

Die schlechte Nachricht: Bei Anspannung können die Stresshormone wie Adrenalin den Herzschlag rasant in die Höhe treiben. Die gute Nachricht: Wir haben es mit in der Hand, uns wieder zu beruhigen. Indem wir uns ein Herz und etwas Zeit nehmen und Achtsamkeit üben. Ruhiges Atmen gibt dem Körper zum Beispiel das Signal: „Du kannst dich entspannen." Die Ausschüttung von Stresshormonen wird daraufhin vermindert, das Herz synchronisiert seinen Schlag mit der Atemfrequenz und der Geist entspannt sich. Vielleicht fragen Sie sich jetzt „Was hat das mit dem Rücken zu tun?". Nur ein Beispiel: Im Fachmagazin Journal of the American Medical Association zeigen Ärzte um Daniel C. Cherkin auf, dass bei chronischen Beschwerden im Lendenwirbelbereich nicht die konventionelle Behandlung am besten hilft, sondern Patienten deutlich besser auf Verfahren wie Achtsamkeitsmeditation ansprechen. Wirklich spannende Ergebnisse, alle Achtung!

ACHTSAM DURCH DEN TAG

Bewusstes Wachwerden

Der Wecker schrillt, die Morgenroutine ruft? Muss nicht sein. Man sollte morgens nicht immer sofort aus dem Bett springen. Stellen Sie den Wecker lieber schon am Abend auf ein früheres Weckdatum und gönnen Sie sich nach der Nacht noch ein paar Minuten Zeit, mit offenen Augen im Bett zu bleiben und den Tag langsam zu begrüßen. Werden Sie sich des neuen Tages und seiner Chancen bewusst, fühlen Sie in Ihren Körper hinein, erkennen Sie Ihre Gefühle und nehmen Sie sich fest vor, den Tag mit Achtsamkeit anzugehen.

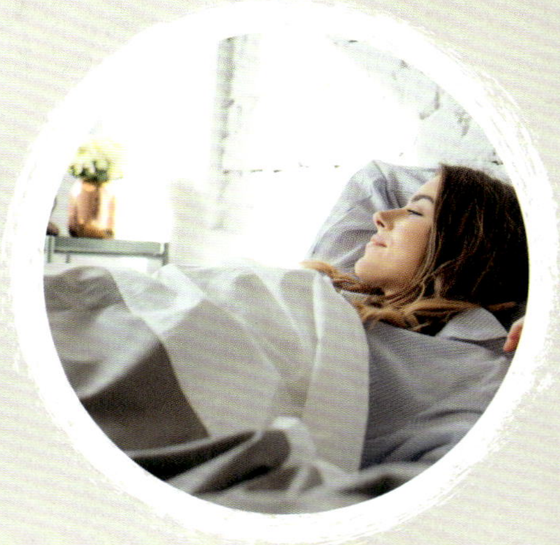

Mindful Walking

Bewusst atmen, ruhig gehen, die Gedanken fließen lassen, in sich hineinlächeln – das ist Mindful Walking, die Kunst des achtsamen Gehens. Atmen Sie durch tiefe, ruhige Atemzüge in die Entspannung hinein. Richten Sie Ihre volle Konzentration auf das Atmen und Gehen und denken Sie daran: Der Weg ist das Ziel! Ohne festen Plan, ohne Eile, ohne die Schwere dunkler Gedanken im Kopf und auf den Schultern zu spüren. Mindful Walking ist eine sehr alte Meditationsform aus Asien, die vor allem im Buddhismus praktiziert wird. Die Kombination aus Bewegung und Achtsamkeit, das Sein im Hier und Jetzt, kann unglaublich entspannen. Achtsames Gehen beruhigt und macht wach zugleich. Zehn Minuten reichen oft schon, um Schritt für Schritt zur Ruhe zu finden und den eigenen Rhythmus wiederherzustellen. Wer wie ich gerne spazieren geht, ist schon auf dem besten Weg. Wer nur hetzt, läuft schnell in die Sackgasse. Gewöhnlich gehen wir zielgerichtet: Wir wollen a) so schnell wie möglich b) irgendwo hin und haben c) nicht selten unsere Gedanken und Sorgen im Gepäck. Gehen ist Mittel zum Zweck, nicht Zweck an sich. Und wer heute um sich schaut, der sieht vor allem Menschen, die gehen und gleichzeitig auf ihr Handy starren, gefangen im digitalen Netz – überall, nur nicht dort, wo sie gerade sind. In der Geh-Meditation ist das anders. Das Bewusstsein liegt im Moment. Im Gehen. Im Atmen. Bei uns. In unserer Mitte.

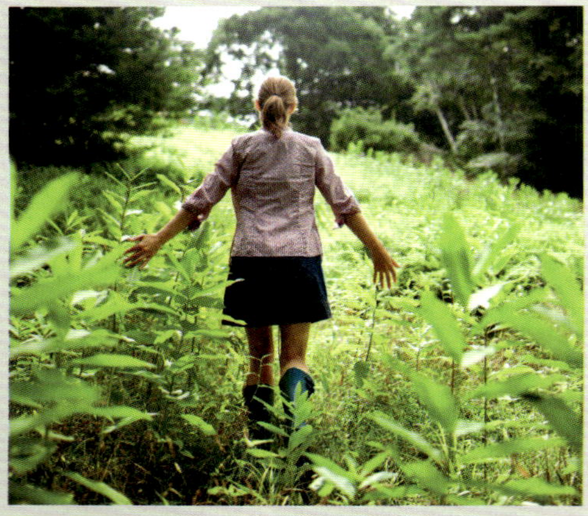

Den Lauten auf der Spur

Lärm ist Stress – fokussiertes Hören ist Achtsamkeit. Aus Ruhe wird Kraft. Achtsames Hören – das heißt: sich der Töne um einen herum bewusst zu werden. Die Wahrnehmung gezielt auf Geräusche zu konzentrieren, im Idealfall auf die schönen Klänge der Natur. Aber auch Lärm kann, einmal erkannt und in der Quelle definiert, besser verarbeitet werden, wenn die Geräusche verortet und gedanklich bearbeitet werden. Das kann Lärmstress durchaus lindern.

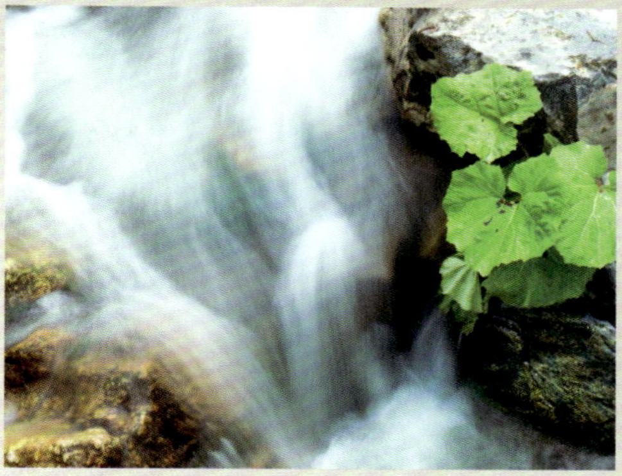

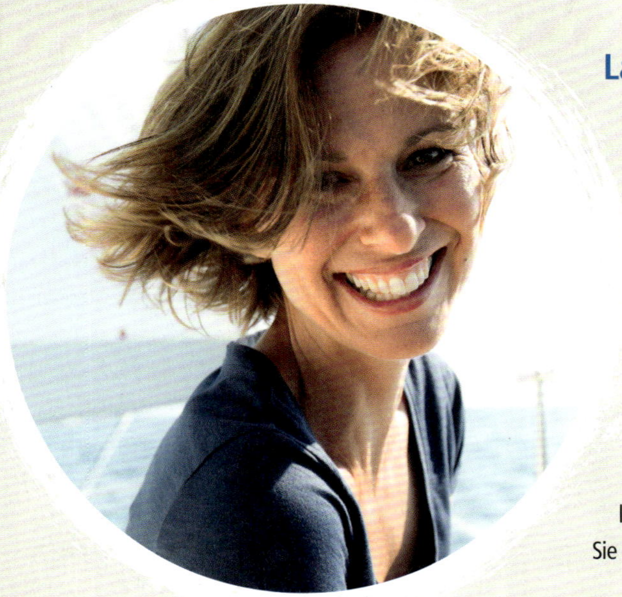

Lächeln Sie!

43 Muskeln braucht man für ein Lächeln – und Lachen ist gesund! Wissenschaftlich belegt ist, dass unser Körper schon fröhlich machende Botenstoffe ausschüttet, wenn wir auch nur ein Lächeln aufsetzen, wohlgemerkt, ohne dass wir auch fröhlich sein müssen. Lächeln Sie deshalb so oft Sie können. „Lächeln ist die kürzeste Verbindung zwischen zwei Menschen“, sage ich immer. Lächeln Sie beim Gehen, Stehen, Sitzen. Lächeln Sie Mutter Natur zu, lächeln Sie Ihrem Gegenüber zu! Und gönnen Sie sich selbst ein Lächeln!

Rückschau am Abend

Was hat der Tag gebracht? Was habe ich erlebt? Gehen Sie in Ihren Gedankengängen langsam rückwärts durch die Zeit. Fangen Sie bei den frischen Erinnerungen des Abends an und gehen Sie Schritt für Schritt zum Morgen bis zum bewussten Aufwachen zurück. Lassen Sie die Gedanken fließen, ohne Ereignisse zu emotional werden zu lassen. Vielleicht müssen Sie so einigen Ballast des Tages gar nicht erst mit in die Welt der Träume und den nächsten Tag nehmen. Morgens werden Sie es wissen: spätestens, wenn der Wecker klingelt …

AYURVEDA UND YOGA

Sie sind schon jahrtausendealt, doch die Heilmethoden aus Indien haben bis heute ihre Gültigkeit. Sie stellen das körperliche und mentale Befinden in den Mittelpunkt und helfen auch bei Rückenbeschwerden.

Ganzheitlich und individuell – das sind die wesentlichen Begrifflichkeiten meiner Medizin und ganz besonders auch im Ayurveda zu finden. Ein ganz moderner Ansatz also, auch wenn Yoga und Ayurveda vor 3000 bis 4000 Jahren in Indien entstanden sind. Beide Heilwege gehören für mich zusammen und bauen auf millionenfacher Beobachtung und Erfahrung auf. Eine Statistik, die eigentlich unschlagbar ist, auch wenn das immer wieder infrage gestellt wird. Aber die Theorien und die daraus erfolgten therapeutischen Konzepte sind immer wieder in der Praxis geprüft und erprobt worden. So haben sie bis heute Gültigkeit bewahrt. Dies gilt auch zum Beispiel für die chinesische Medizin.

ES GEHT UM DEN GANZEN MENSCHEN

Gesundheit ist nach ayurvedischer Auffassung, „wenn sich die Körperfunktion, Gewebe, Stoffwechsel, Verdauung und Ausscheidung im Gleichgewicht und Seele, Sinne und Geist in dauerndem Zustand inneren Glücks befinden“ (Sushruta, 750 v. Chr.). Jeder Mensch ist einzigartig und jeder ist seines Glückes Schmied. Mit einer solchen Haltung – so meine ich – liegt die Verantwortung für sich selbst bei jedem Einzelnen von uns. „Liebe dich selbst“, lautet der Grundsatz, der für mich ein wesentliches Element der mentalen, emotionalen und körperlichen Gesundheit ist. Mit dieser Haltung zu mir selbst kann ich mich selbst und andere heilen bzw. ihnen Kraft geben – und das nicht nur als Arzt.

WISSENSCHAFT DES GEISTES UND DER NATUR

Der Begriff „Ayurveda“ bedeutet: das Wissen vom Leben – so die Übersetzung. Dadurch begreift sich Ayurveda auch als Wissenschaft des Geistes und der Natur. Ein großes Schwergewicht wird auf die Vorsorge gelegt und erst dann auf die Heilung von Erkrankungen. In der Vorsorge geht es

- um eine gesunde Lebensweise,
- um eine gesunde und konstitutionsorientierte Bewegung,
- um eine gesunde und konstitutionsspezifische Ernährung,
- um Yoga, Atemübungen und Meditation.

Grundlage einer jeden Behandlung ist die Bestimmung des individuellen Konstitutionstyps (Prakriti) und der vorhandenen Störung (Vikriti). Körperliche und mentale Ungleichgewichte werden durch Ernährung, Bewegung, Meditation, Massagen und Kräuterheilmittel ausgeglichen – möglichst lange, bevor eine Erkrankung auftritt.

Drei Kräfte gestalten unser Leben

Ähnlich wie die chinesische Medizin basiert auch die indische Medizin auf einer Fünf-Elemente-Lehre. Sie ist wie die chinesische Medizin ein abgeschlossenes Theoriesystem, das allerdings nicht dualistisch auf dem Wechselspiel von Yin und Yang, also Fülle und Leere, aufgebaut ist, sondern auf den drei Elementen Vata, Pitta und Kapha fußt. Vata steht für die Bewegung, Pitta für den Stoffwechsel und Kapha für die Struktur. Ähnlich wie beim Yin und Yang gibt es unterschiedliche Energielevel dieser drei Kräfte. Diese gestalten nach indischer Interpretation unser Leben. Alles ist Medizin, das bedeutet: Es gibt nichts in diesem Kosmos, das nicht therapeutisch verwendbar wäre, das nicht für viele Zwecke eingesetzt werden könnte, so die ayurvedische Denkweise. Alles beeinflusst die Prozesse im menschlichen Inneren und kann deren Ausgewogenheit stärken oder zerstören.

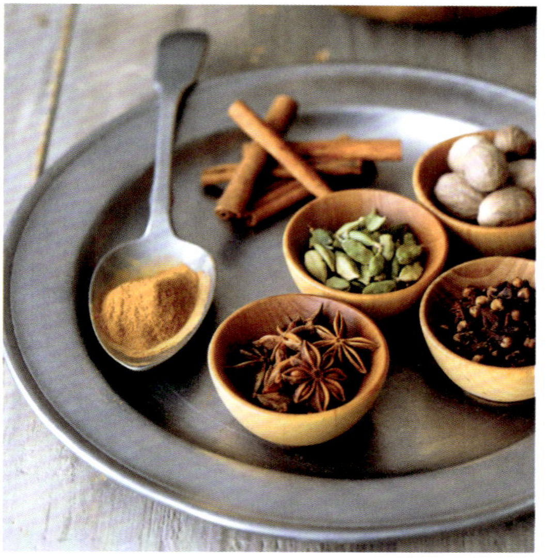

Die Naturheilkunde ist stark ausgeprägt

Die ayurvedische Medizin beinhaltet eine stark ausgeprägte Naturheilkunde. Viele therapeutische Maßnahmen gehen über die Körperoberfläche. Die Massagetechniken werden mit viel Öl durchgeführt, häufig wird man von zwei Personen synchron massiert.

Die Ernährung ist leicht, hochdifferenziert und führt zur Stärkung und Zufuhr von Energie genauso wie zur Ableitung bis hin zur gewollt beschleunigten Ausscheidung. Aber auch Meditation und eine spezielle Haltungs- und Bewegungslehre im Rahmen des Yoga gehören zum System. Viele Yogaübungen sind darauf ausgerichtet, die Rückenmuskulatur zu trainieren, die Haltung zu verbessern, Verspannungen zu lockern und die Wirbelsäule beweglich zu halten. Sanfte, gezielte Übungen helfen dauerhaft gegen Rückenschmerzen. Der Ayurveda-Arzt arbeitet mit dem Yogalehrer zusammen, denn ayurvedische Diagnostik, Massagen, Ernährungsanweisungen und Kräuterheilkunde unterstützen das individuelle Yogakonzept. Jeder Mensch besitzt nach ayurvedischer Auffassung einen individuellen Stoffwechsel, ein individuelles Verhalten und einen individuellen Körperbau. Deshalb richten sich Ayurveda und Yoga an der Konstitution des einzelnen Menschen aus. Vor allen Dingen gibt es in der ayurvedischen Medizin einen umfassenden Sittenkodex von der Würde des Lebens bis zur Würde des Sterbens und des Todes: Der uralte Versuch, menschliche Vollkommenheit in einem in sich geschlossenen Gesamtsystem zu definieren.

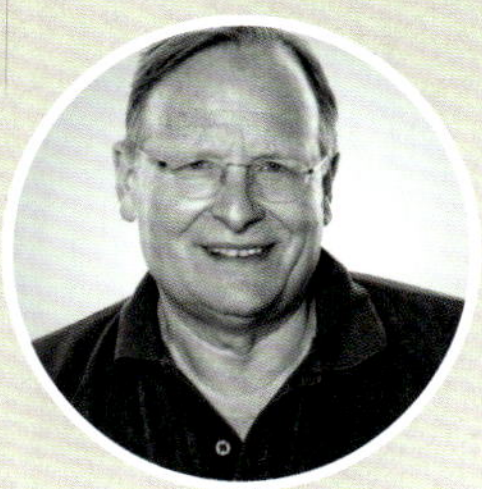

Mein Standpunkt

ICH BIN EIN MOOR-FAN!

Das liegt wohl in der Familie. Schon mein Ur-Ur-Ur-Urgroßvater war ein Freund von Schlammpackungen. Aber es ist nicht nur das. Ich bin davon überzeugt: Moor ist zwar aus der Mode, kann aber „more", als man denkt.

Ein Moorbad ist ein bisschen wie künstliches Fieber – nur von außen.

Alles, was man für ein gutes Moorbad braucht, ist eine Mischung aus Wasser und Badetorf, der in vielen Mooren abgebaut wird. Moorbäder werden in vielen Kurorten angeboten, zum Beispiel auch in Bad Driburg. Hier habe ich selbst schon am eigenen Leib erfahren, wie wohltuend das Bad für Körper, Seele und Geist sein kann. Aber wer nicht gerade einen Sauberkeitswahn hat, der kann sich auch zu Hause in der Badewanne ein Moorbad gönnen. Wissenschaft und Medizin rätseln noch heute, was genau die heilsame Wirkung des Bades ausmacht, einige wirksame Bestandteile des Torfs sind bis heute nicht wirklich analysiert. Aber schon Paracelsus, der große Arzt der Antike, hatte das Moor als Heilmittel bei verschiedenen Erkrankungen erkannt und wärmstens empfohlen.

Das Wirkprinzip scheint in jedem Fall damit zusammenzuhängen, dass Badetorf ein guter Wärmespeicher ist und die Wärme nur langsam an den Körper abgibt, viel langsamer beispielsweise als eine Wanne mit warmem Wasser. Besonders effektiv sind dickbreiige Moorbäder, die Wärme noch länger halten können. Selbst eine Temperatur von bis zu 46 Grad wird als nicht so heiß, sondern als angenehm empfunden. Etwa 20 Minuten im Moorbad lassen die Körpertemperatur um ungefähr zwei Grad ansteigen, ein bisschen wie künstliches Fieber – nur eben nicht von innen, sondern von außen. Durch die Erwärmung des Körpers sollen endokrine und vegetative Regelkreise beeinflusst werden, was sich positiv auf das Immunsystem auswirken und den Stoffwechsel anregen soll. Außerdem entspannt sich durch die Wärme die Muskulatur. Gerade mit Blick auf den Rücken, dessen häufigste Schmerzursachen fasziale und muskuläre Quellen haben, eine sehr effektive Linderungs- und Entspannungsmethode.

Das Gefühl des „Schwebens" entlastet den Gelenkapparat

Bei der Dickbrei-Variante wird die allgemeine Wirkung ergänzt durch ein Gefühl des „Schwebens". Nachvollziehbar, ist doch die Dichte bzw. Verdrängung gänzlich anders als beim normalen Wannenbad. Eben dieses Gefühl entlastet auch physisch den Gelenkapparat: eine tolle Sache gerade im Rahmen der Behandlung rheumatischer Beschwerden und anderer Gelenkerkrankungen. Weitere Anwendungsbereiche sind: Durchblutungsstörungen, Muskelverspannungen, Stress, Bindegewebsschwäche, ein geschwächtes Immunsystem, chronische Schmerzen vor allem des Bewegungsapparats (wie Arthrose) oder auch Sportverletzungen. Außer in Bädern bedient man sich des Torfs auch in Form von bis zu drei Zentimeter dicken Packungen (bis 48 Grad). Damit die Wärme möglichst lange gehalten wird, wird der Patient in Decken und Tücher gehüllt. Die Verweildauer in Moorpackungen beträgt 20 bis 60 Minuten. Anschließend sollte man sich mindestens 20 Minuten Ruhe gönnen. Echt toll! Ich schlafe immer ein.

Die Hunnius-Methode

Der erste von fünf Arztgenerationen vor mir in der Familie meiner Mutter, mein Ur-Ur-Ur-Urgroßvater Carl Abraham von Hunnius, stammte aus einer deutschen Kaufmannsfamilie in Reval (heute: Tallinn, Estland). Als junger Arzt suchte er häufig arme Fischerfamilien auf. Dort fiel ihm auf, dass ein alter Fischer seine Beine in den von der Sonne gewärmten Schlamm steckte. Der Fischer erzählte ihm, er leide an Ischias. Wenn er aber die Beine in dem warmen Schlamm einweiche, bringe ihm dies eine große Erleichterung.

Dr. von Hunnius fing an, diese Beobachtung im Rahmen seiner Doktorarbeit wissenschaftlich zu untersuchen. Erste Versuche machte er bei seinen Patienten und Soldaten. Bei vielen Krankheiten führte die Behandlung mit Schlamm zu überraschend guten Ergebnissen. Also begann er, eine neue Methode der Schlammbehandlung zu entwickeln. Er empfahl, mit dem von der Sonne durchgewärmten Schlamm Wickel und Kompressen zu machen, Wannenbäder mit von warmem Meerwasser verdünntem Schlammgemisch, Massagen und Einreibungen. Jeder Prozedur folgte eine warme „Meerwasserwanne". Dr. von Hunnius fand heraus, dass mit der Anwendung von Schlamm und Meerwasser viele Krankheiten gelindert bzw. geheilt werden konnten, etwa Rheumatismus, chronische Rücken-, Nerven- und Hautkrankheiten, die man zum Teil noch heute nach der Hunnius-Methode behandelt.

Noch heute werden Krankheiten mit Schlamm und Meerwasser behandelt.

IMMER IN BEWEGUNG BLEIBEN

Es gibt viele Möglichkeiten, im Alltag körperlich aktiver zu werden. Das reicht vom Treppensteigen bis zum Tanztraining. Wichtig dabei: Suchen Sie sich einen Sport, der Ihnen Spaß macht und bei dem keine großen Verletzungsrisiken bestehen. Zweieinhalb Stunden moderates Training pro Woche reichen. Sie müssen nur Ihren inneren Schweinehund überwinden!

Den Aufzug einfach mal links liegen lassen und die Treppe nehmen. Die kleinen Wege des Alltags nicht mit dem Auto erledigen, sondern zu Fuß oder mit dem Fahrrad. Beim Telefonieren auf und ab gehen. Oder: Statt stundenlang nach einem Parkplatz vor der Haustür zu suchen, den Wagen lieber etwas weiter weg parken und den Rest des Weges zu Fuß nach Hause laufen. Es gibt so viele Möglichkeiten, etwas mehr Bewegung in den Alltag zu bringen – wir müssen sie nur nutzen. Weil es uns guttut – je mehr Bewegung im Alltag vorkommt, desto besser.

FEIERABEND AUF DEM SOFA

Es ist ein Dilemma. Unser westlicher Lebensstil, mit dem viele Annehmlichkeiten verbunden sind, hat die Bewegung sträflich vernachlässigt. Mehr als 60 Prozent der Erwachsenen bewegen sich zu wenig, beklagt die Weltgesundheitsorganisation WHO. Rückenprobleme, so beschreibt es die TK-Bewegungsstudie 2016, entstünden heute seltener durch besondere körperliche Beanspruchung im Job, sondern immer häufiger durch das genaue Gegenteil – durch Bewegungsmangel. Danach geben zwei Drittel an, im Alltag auf weniger als eine Stunde Bewegung zu kommen, mehr als 40 Prozent der Erwachsenen verbringen ihren Feierabend am liebsten auf dem Sofa und nur gut die Hälfte treibt in der Freizeit wenigstens gelegentlich Sport.

DEN INNEREN SCHWEINEHUND BESIEGEN

Wir wissen: Bewegung verbessert die Herzleistung, fördert die Durchblutung und stärkt die Muskulatur. Sie ist von zentraler Bedeutung für die Gelenke, hält uns schlank und hilft dem Darm bei der Verdauungsarbeit. Und Bewegung ist für die Psyche gut: Sie fördert erholsamen Schlaf und steigert das Wohlbefinden. Sie dämpft die Stressreaktion im Körper und unterstützt ihn dabei, Stresshormone wieder abzubauen. Das ist wichtig, weil man den Rücken ganzheitlich sehen und nicht isoliert betrachten muss. Die WHO empfiehlt zweieinhalb Stunden moderates Training die Woche. Nach einem langen Arbeitstag ist es jedoch nicht immer einfach, den inneren Schweinehund zu überwinden und sich zum Sport zu motivieren. Das funktioniert auf Dauer nur, wenn man mit Spaß bei der Sache ist und eine Sportart gefunden hat, die man nicht nur deshalb macht, weil sie „so gut für den Rücken" oder derzeit gerade angesagt ist.

Was könnte mir Spaß machen?

Die erste Frage auf der Suche nach einer geeigneten Sportart lautet deshalb: Welcher Sport könnte mir Spaß machen? Denn je höher der Spaßfaktor, desto größer die Motivation und die Chance, dauerhaft dabeizubleiben. Auch einige weitere Fragen kann man sich stellen, um leichter etwas Geeignetes für sich zu finden: Möchte ich einen Sport überwiegend im Freien oder lieber in einer Halle treiben? Kommt es mir auch auf Geselligkeit an oder bin ich eher ein Einzelkämpfer? Brauche ich feste Trainingszeiten oder ist mir zeitliche Flexibilität wichtiger? Was kann ich zeitlich und finanziell verwirklichen? Hat ein Bekannter Lust mitzumachen? Was sagt mein Arzt dazu?

Professionelle Unterstützung hilft

Gerade wer neu mit einer Sportart beginnt, darf die Ansprüche nicht zu hoch schrauben. Und man sollte sich klar darüber werden, welche Belastungen und Risiken eine Sportart mit sich bringt (siehe Seite 199). Häufig hilft professionelle Unterstützung. Eine gründliche Anleitung durch gut ausgebildete Trainer ist wichtig, weil eine falsche Bedienung der Trainingsgeräte, nicht korrekt durchgeführte Übungen oder übertriebener Ehrgeiz zu Verletzungen führen können. Zudem kann der Trainer die sportlichen Erfolge immer wieder überprüfen und das Trainingsprogramm entsprechend anpassen. Vergessen Sie nicht: Zu jedem Rückentraining gehört Stretching oder Dehnen. Halten Sie jede Dehnung 15 bis 20 Sekunden lang und federn Sie dabei nicht zu sehr nach, denn ruckartige Bewegungen können den Muskel zusammen- statt auseinanderziehen. Vor dem Dehnen sollte die Durchblutung gefördert werden, zum Beispiel durch leichtes Laufen auf der Stelle. Wer mit Gesundheitsproblemen in Behandlung ist oder lange Zeit gar keinen Sport mehr getrieben hat, sollte vor Beginn des sportlichen Trainings vorsichtshalber einen Arzt befragen. Oft ist ein Gesundheitscheck sinnvoll.

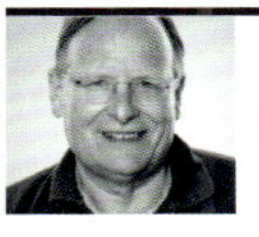

GUT ZU WISSEN

Die richtige Mischung macht's

Um in Bewegung zu bleiben, müssen Sie sich nicht unbedingt auf eine Sportart festlegen. Sie können Ihre Aktivitäten auch abwechseln, indem Sie beispielsweise zweimal wöchentlich eine halbe Stunde walken und am Wochenende eine halbe Stunde schwimmen oder eine Fahrradtour unternehmen. So verhindern Sie, dass die sportlichen Ziele an Zeitmangel, schlechtem Wetter und Bequemlichkeit scheitern. Auch ein verbindlicher Termin, den Sie nicht so einfach absagen können, hilft. Melden Sie sich zum Beispiel in einem Sportverein an oder verabreden Sie sich mit Freunden zum Sport. Denken Sie dran: Es braucht seine Zeit, bis sich der Körper auf eine zunächst ungewohnte Beanspruchung eingestellt hat. Wer ein ausgewogenes Trainingsprogramm regelmäßig durchhält, wird schon nach wenigen Wochen mit ersten Erfolgen belohnt. Und diese Erfolge beflügeln dann so, dass die Motivation nach einiger Zeit von ganz allein kommt.

DIE HEILKRAFT DER BEWEGUNG

Konnten diese Argumente Sie noch nicht überzeugen? Verschieben Sie den Vorsatz, sich mehr zu bewegen, weiterhin auf später und erwischen sich bei Ausreden wie „Für Sport habe ich leider keine Zeit" oder „Wenn ich älter bin, fange ich damit an" oder „Wenn der Rücken wehtut, lasse ich mir vom Arzt eine Spritze geben, das hilft auch"? Dann bedenken Sie: Kaum etwas, das jeder für seine Gesundheit tun kann, ist so effektiv wie Bewegung! Sport hält nicht nur den Rücken fit, er bewirkt auch, dass wir zufriedener sind und leistungsfähig bleiben, er hält den Stoffwechsel in Schwung und beugt gegen Herzinfarkt und Schlaganfall vor. Ihr Alter und Ihr bisheriges Sportpensum spielen dabei keine Rolle. Haben Sie erst einmal angefangen, werden Sie bald mit Erfolgen belohnt. Selbst wenn Sie nicht sofort schmerzfrei sind, sammeln Sie nebenbei viele weitere Pluspunkte für Ihre Gesundheit.

Mit Bewegung den Blutdruck senken

Zum Beispiel wird Ihr Blutdruck es Ihnen danken. Denn auch wenn es auf den ersten Blick paradox erscheint, wirkt Sport nachweislich gegen Bluthochdruck: Wenn wir uns bewegen, steigt der Druck erst einmal, fällt danach aber ab. Die Gefäße werden bei körperlicher Anstrengung geweitet, das Herz kann gegen einen geringeren Widerstand arbeiten. Der Druck verringert sich. Die Wirkung hält ein paar Stunden an. Schon mit sanftem Ausdauersport können Patienten, die leichten Bluthochdruck haben, fast auf Normalwerte kommen.

Vorbeugung gegen Diabetes

Der Blutzuckerspiegel lässt sich ebenfalls durch Bewegung regulieren. Wenn Sie selten oder nie in Schwung kommen, speichert der Körper überschüssige Kalorien. Wenn die Muskelzellen diese nicht mehr aufnehmen können, weil sie bereits überfüllt sind, wird der Zuckerspiegel chronisch überhöht. Bewegung sorgt dafür, dass der Glukosetransport in die Zellen sich verbessert und der Blutzuckerspiegel sich normalisiert. Bewegung ist also auch Vorbeugung gegen Diabetes. Ist jemand bereits daran erkrankt, kann sich körperliches Training positiv auswirken.

Sport hält auch geistig fit

Wer sich bewegt, wappnet sich gegen mögliche Süchte. Denn beim Sport wird das Hormon Dopamin ausgeschüttet, das uns glücklich macht – wie Alkohol, Essen oder Drogen. Bewegung kann helfen, eigenes Suchtverhalten unter Kontrolle zu bekommen, weil das Verlangen nach Glücksgefühlen damit auf gesunde Weise befriedigt wird. Und nicht zuletzt mögen auch die Knochen Bewegung. Wer Sport treibt, regt die Knochen dazu an, neue Substanzen zu bilden, die sie stärken. Das wird vor allem wichtig, wenn wir älter werden und das Osteoporose-Risiko steigt. Und, ganz wichtig: Nicht nur unsere körperliche, auch unsere geistige Fitness profitiert von Bewegung. Durch die verbesserte Durchblutung bekommt das Gehirn mehr Sauerstoff und wird besser mit Nährstoffen versorgt. Wir können klarer denken, uns länger konzentrieren und das Gehirn effektiver nutzen. Wir bleiben jünger im Kopf, wenn der Körper etwas dafür tut!

OFT IST WENIGER MEHR

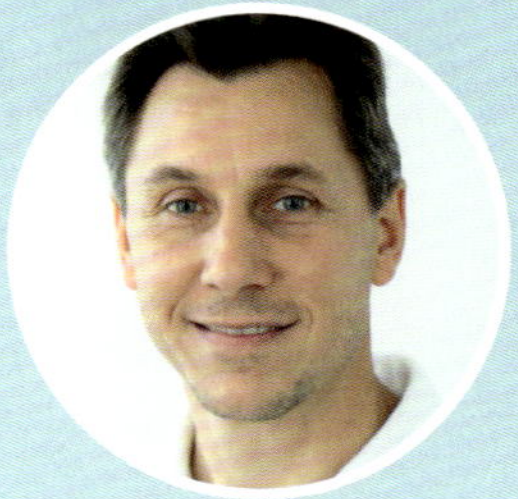

Dr. Torsten Thiele, Facharzt für Orthopädie und Sportmedizin

→ Sport von Kindesbeinen an. Ist das eigentlich gesund?

Ja und nein. Tatsächlich kann man gar nicht früh genug mit Sportarten beginnen. Im Idealfall schon als Kind. Dabei sollte aber nie der Leistungsgedanke im Vordergrund stehen, sondern vor allem der Spaß an der Bewegung. Ich beobachte leider immer wieder, dass Kinder zu früh mit einer Sportart beginnen, dann auch nur bei dieser am Ball bleiben – und das oft stärker, als sie sollten.

→ Wann spielen Verletzungsrisiken bei Kindern eine Rolle?

Jede Sportart hat ihre spezifischen Trainingsfolgen im positiven wie negativen Sinne. Wer nur Fußball spielt, trainiert vor allem seine Beine, auch mit dem für die Sportart typischen Verletzungsrisiko an Muskeln, Bändern und Sehnen. Die Koordinationsfähigkeit und Reaktionsfähigkeit im Bereich der Arme wird nicht so stark trainiert wie etwa beim Badminton.

→ Leistungs- oder Breitensport – was ist besser?

Ich empfehle, den Breitensport für Kinder und Jugendliche (zum Beispiel im Verein) breiter aufzustellen. Ich halte Training, das unabhängig von einer Sportart ist, als Ergänzung zum normalen Training für sinnvoll, damit sich verschiedene Muskelgruppen und Koordinationsfähigkeiten entwickeln können.

→ Was raten Sie 40- bis 50-jährigen Anfängern oder Wiedereinsteigern?

Den Klassiker: Weniger ist mehr. Wer spät anfängt, sollte sich Zeit lassen und langsam starten. Mit mehreren Einheiten von geringer Intensität. Als Leistungssportler wird man nicht geboren. Man muss über Jahre hart trainieren und sich körperlich, konditionell und mental entwickeln. Alles spontan zu können, ist ein Irrglaube, der gesundheitlich sogar schaden kann.

→ Welche Fehler werden am häufigsten gemacht?

Wer teure Laufschuhe kauft und dann einfach wild drauflosrennt, kann damit auch schnell auf der Strecke bleiben. Ich sehe das immer wieder im Park oder am See, wenn mir Läuferinnen und Läufer ächzend mit hochrotem Kopf entgegenkommen. Bevor man es übertreibt, sollte man zuerst sich, seinen Körper und seine Fitness selbstkritisch prüfen.

→ Wie kann man auf Nummer sicher gehen?

Mit einem Fitness-Check-up, wie ihn einige Krankenkassen unterstützen. Hier werden Herz, Lunge und Gelenkapparat genau untersucht und Risiken, die etwa durch muskuläre Dysbalancen oder Fehlstellung der Wirbelsäule vorliegen können, weitgehend ausgeschlossen. Entsprechend bekommt man auch eine individuelle Empfehlung für Sportarten, die gesünder sein können: Schwimmen statt Joggen oder Radfahren statt Krafttraining.

WELCHEN NUTZEN, WELCHE RISIKEN HAT IHRE LIEBLINGSSPORTART?

Sportart	Nutzen	Belastungen und Risiken
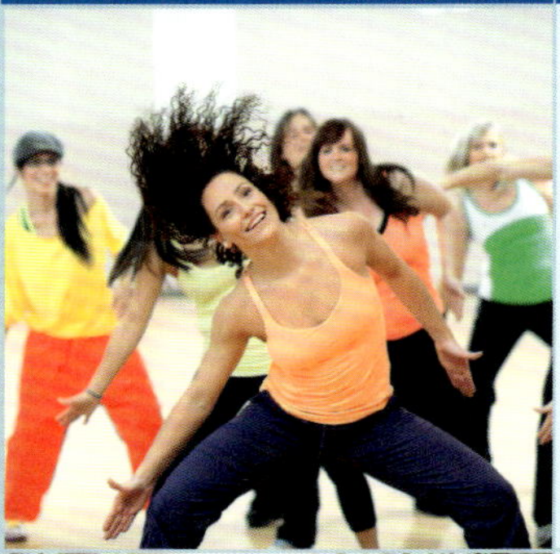	Bei **Zumba** steht der Spaß an erster Stelle. Der Mix aus Tanz- und Aerobicbewegungen zu lateinamerikanischen Rhythmen fordert den ganzen Körper, ist gut fürs Herz-Kreislauf-System, kräftigt die Muskulatur und fördert die Koordinationsfähigkeit. Jeder kann die Intensität selbst bestimmen.	Bei Problemen mit dem Gleichgewichtssinn besteht Sturzgefahr. Bei Rücken-, Knie- oder Fußbeschwerden sollte man vorsichtig sein.
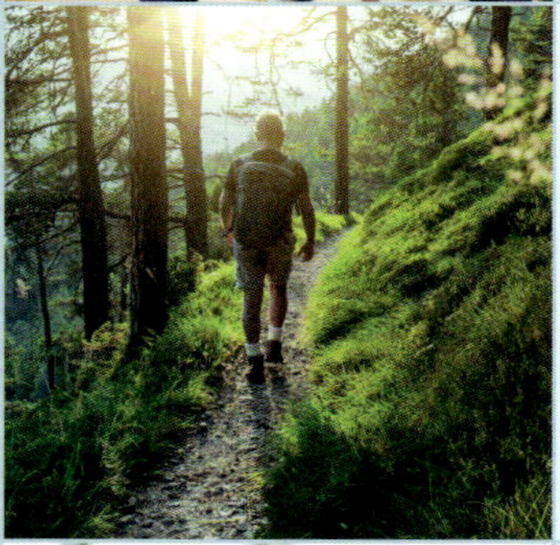	Beim **(Berg-)Wandern** wird der gesamte Körper auf schonende Weise trainiert: Es profitieren Herz und Kreislauf, die Muskeln und alle Stoffwechselfunktionen. Sie verbessern Ihre Leistungsfähigkeit nachhaltig, wenn Sie zwei- bis dreimal pro Woche bergwandern, zum Beispiel im Urlaub.	Wirbelsäulenprobleme werden verstärkt. Die Höhenlage könnte bei Menschen mit Herz-Kreislauf-Problemen ein Risiko darstellen.
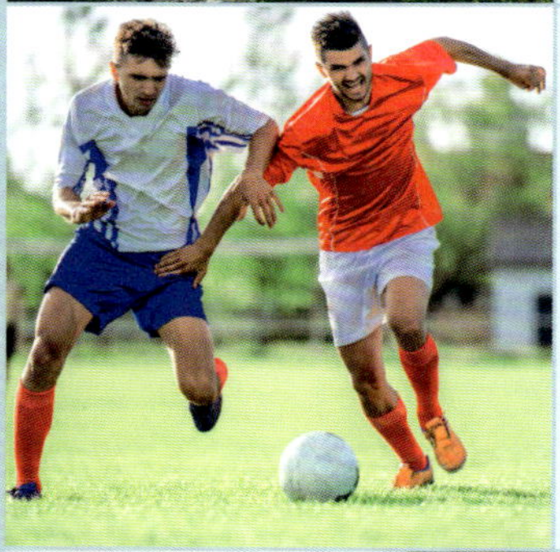	**Fußball** fordert den ganzen Körper, von der Kräftigung der Beinmuskeln bis zum Drehen des Oberkörpers. Auch die kognitiven Fähigkeiten werden bei dieser Sportart angesprochen. Regelmäßiges Training ist sinnvoll, wenn man unterschiedliche Trainingsschwerpunkte setzt.	Durch abruptes Abbremsen und gleichzeitiges Drehen sind Lendenwirbelsäule und Muskulatur anfällig für Verletzungen. Die Belastung kann langfristig Gelenkerkrankungen wie Arthrose fördern.
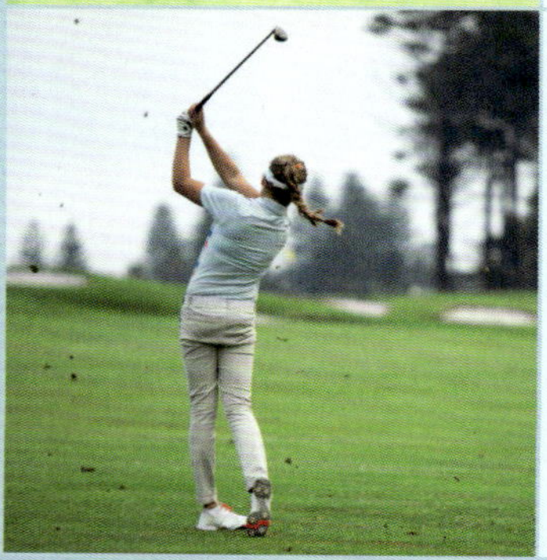	**Golf** erhöht zum einen die Konzentrationsfähigkeit, bedeutet aber zugleich körperliche Anspannung. Vor allem Anfänger sollten vorher Kraft und Ausdauer trainieren, damit die Rumpfmuskulatur nicht zu sehr belastet wird. Durch das zwei- bis vierstündige Gehen im Grünen (ca. 10 km) entspannt Golf auch.	Der schnelle Bewegungsablauf beim Abschlag, kombiniert mit einer Drehung des Rumpfes, belastet Wirbelsäule, Schulter- und Hüftgelenke sehr.

WELCHEN NUTZEN, WELCHE RISIKEN HAT IHRE LIEBLINGSSPORTART?

Sportart	Nutzen	Belastungen und Risiken
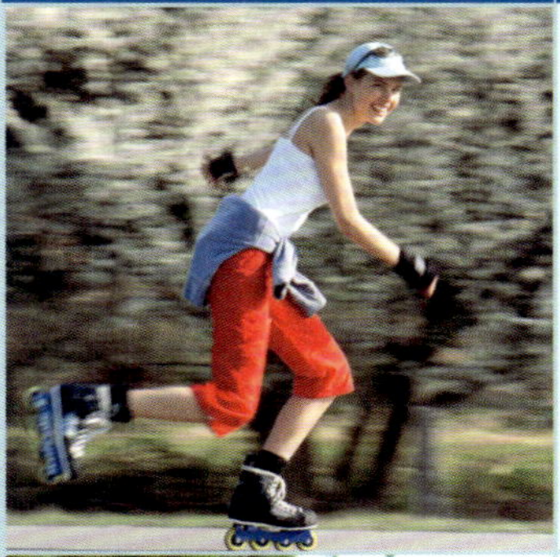	Beim **Inlineskaten** werden Herz-Kreislauf-System, Bein- und Gesäßmuskulatur und die Koordination trainiert. Um die Ausdauer zu verbessern, sollten Sie mindestens zweimal pro Woche eine Stunde skaten.	Die Rückenmuskulatur reagiert hier leicht mit Verspannungen und Schmerzen. Die Gefahr der Verletzungen durch Stürze ist relativ groß.
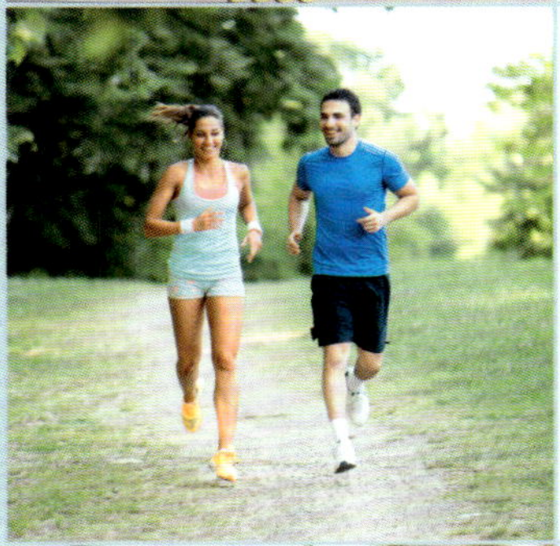	**Jogging** ist eine ideale Form des Ausdauertrainings, das sowohl Bein- als auch Rumpfmuskulatur stärkt. Dadurch verbessert sich die Haltung, auch Rückenschmerzen wird vorgebeugt. Außerdem wird das Herz-Kreislauf-System gestärkt. Drei- bis viermal pro Woche zu trainieren ist optimal; man sollte sich dabei jedoch nicht überfordern.	Vor allem bei Übergewicht wird bei der Laufbewegung ein hoher Druck auf die Wirbelsäule sowie auf die Knie- und Hüftgelenke ausgeübt.
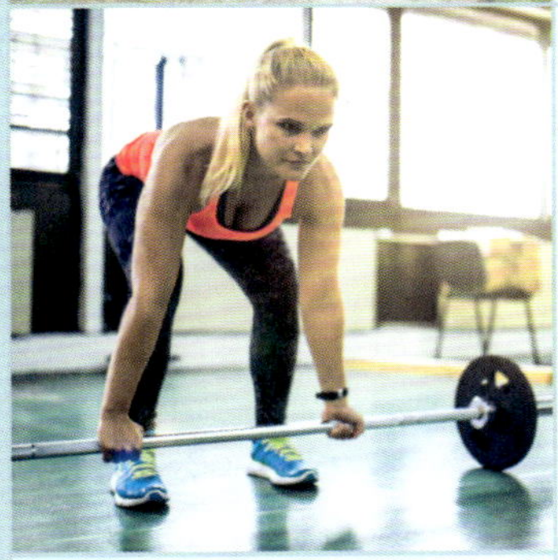	Gezieltes **Krafttraining** sorgt für eine Balance zwischen den verschiedenen Muskelgruppen, den Synergisten und Antagonisten. Das verbessert die Haltung und sorgt zugleich für den Erhalt der Funktionsfähigkeit der Wirbelsäule. Um Ihre Kraft nachhaltig zu verbessern, sollten Sie mindestens zweimal pro Woche eine Stunde trainieren.	Wer sich überfordert, läuft Gefahr, die Gelenke und Bandscheiben zu stark oder einseitig zu belasten, was auf Dauer zu degenerativen Veränderungen wie Arthrose führen kann.
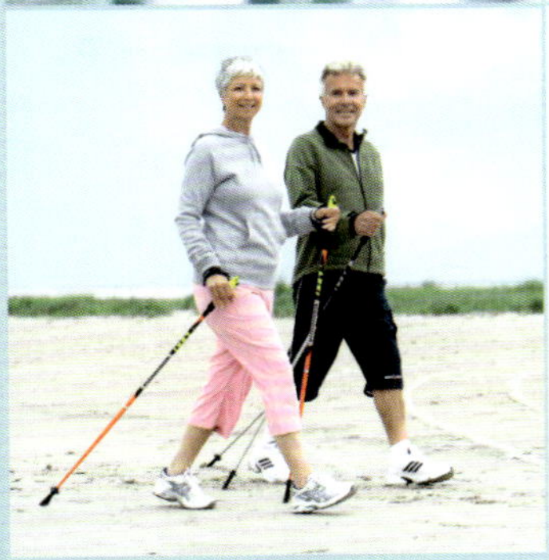	Beim **Nordic Walking** – einer idealen Einsteigersportart – ist ähnlich wie beim Skilanglauf der gesamte Körper gefordert: von der Rücken- bis zur Bein- und Armmuskulatur. Die harmonischen Bewegungsabläufe lösen sogar Muskelverspannungen im Schulter- und Nackenbereich. Außerdem wird das Herz-Kreislauf-System gestärkt.	Es werden dieselben Muskelgruppen wie beim Jogging angesprochen, die Druckbelastung auf die Wirbelsäule ist allerdings wesentlich geringer.

WELCHEN NUTZEN, WELCHE RISIKEN HAT IHRE LIEBLINGSSPORTART?

Sportart	Nutzen	Belastungen und Risiken
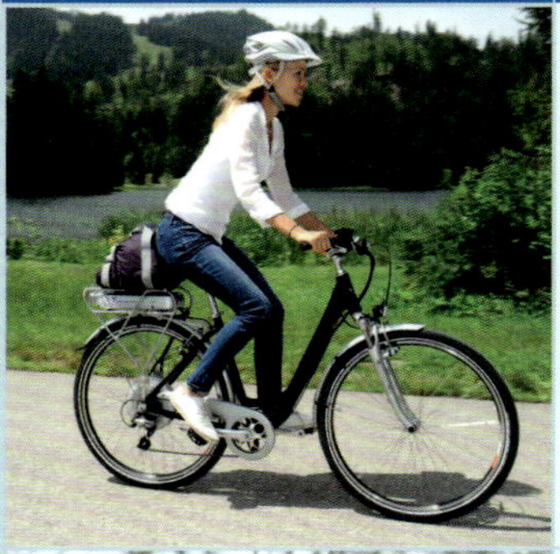	**Radfahren** stärkt vor allem das Herz-Kreislauf-System und fördert die Ausdauer. Wer Probleme mit den Bandscheiben hat, sollte möglichst aufrecht sitzen. Optimal ist ein Training zwei- bis dreimal die Woche. Wer zu einem Rundrücken neigt, sollte Kraftübungen für die Wirbelsäule durchführen, um Haltungsprobleme zu vermeiden.	Durch die nach vorn geneigte Haltung werden die Lendenwirbelsäule und der Hüft-Becken-Bereich beansprucht. Außerdem wird dann die Halswirbelsäule leicht verspannt.
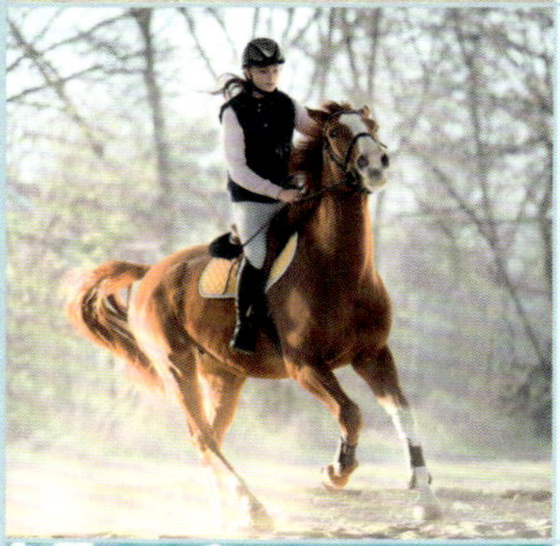	**Reiten** schult die Koordinationsfähigkeit und ist durch den Wechsel zwischen Be- und Entlastung auch für den Rücken überaus empfehlenswert. Das Herz-Kreislauf-System wird nur mäßig gefordert.	Rückenschmerzen werden verstärkt. Bestimmte Muskelgruppen werden stärker beansprucht als andere. Wirbelgelenke und Bandscheiben können gestaucht werden.
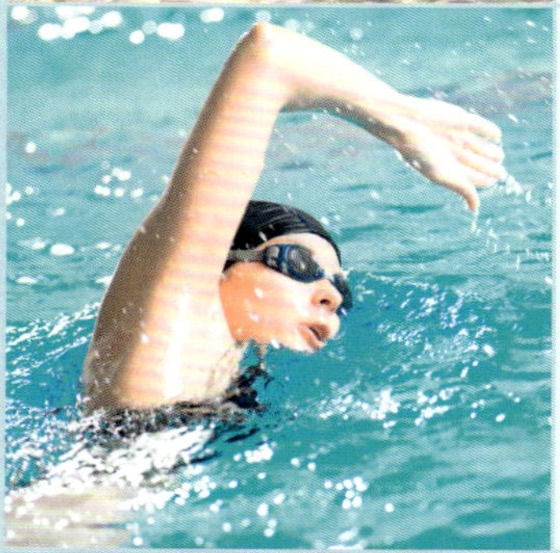	**Schwimmen** trainiert wegen des erhöhten hydrostatischen Drucks auf sehr schonende Weise die Muskulatur des gesamten Körpers. Die Rückenmuskulatur wird gestärkt, zudem wird das Herz-Kreislauf-System trainiert und der Stoffwechsel angeregt. Um seine Leistung zu verbessern, sollte man mehrmals die Woche eine halbe Stunde trainieren.	Beim Brustschwimmen wird meist die Halswirbelsäule überstreckt. Bei Untrainierten hängt die Lendenwirbelsäule durch. Bei Gefährdeten empfehlen sich Schwimmbretter oder Schwimmnudeln.
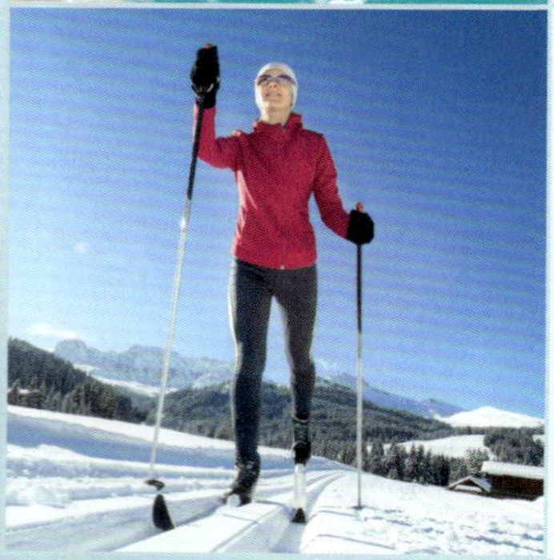	Beim **Skilanglauf** wird der Rücken mit jeder Bewegung gestreckt und sowohl Bein- als auch Armmuskulatur beansprucht – der gesamte Körper ist im Einsatz. Gleichzeitig werden Ausdauer, Herz-Kreislauf-System und Koordinationsfähigkeit in besonderem Maße gefördert.	Kapselbandverletzungen sind nicht selten, treten aber weitaus weniger häufig als beim alpinen Skifahren auf.

WELCHEN NUTZEN, WELCHE RISIKEN HAT IHRE LIEBLINGSSPORTART?

Sportart	Nutzen	Belastungen und Risiken
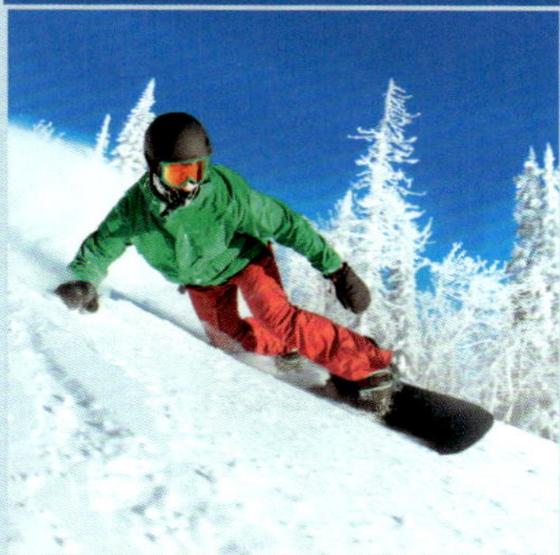	**Snowboarden** und alpiner Skilauf fördern die Beweglichkeit, Kraft und Koordinationsfähigkeit. Wichtig ist eine gewissenhafte Vorbereitung mit Gymnastik zu Hause. Zudem sollte man sich nicht überfordern, je zwei Stunden am Vor- und Nachmittag sind meist genug.	Wirbel und Bandscheiben werden besonders beim „Wedeln“ stark belastet. Das Verletzungsrisiko durch Stürze ist erheblich.
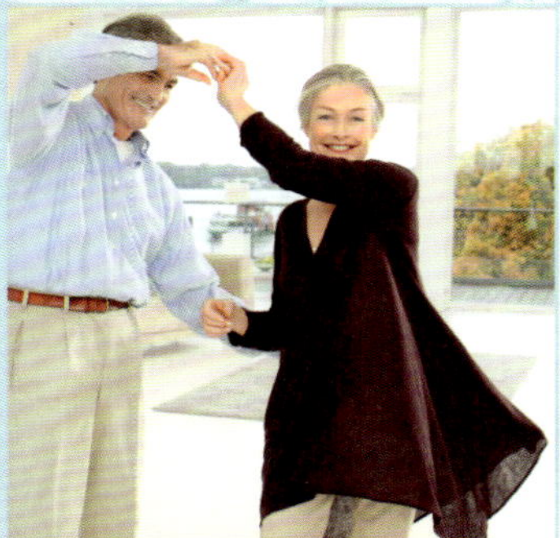	**Tanzen** trainiert auf spielerische Weise viele verschiedene Bewegungsabläufe. Es trägt zur allgemeinen Kräftigung bei und trainiert außerdem das Herz-Kreislauf-System sowie die Koordinationsfähigkeit. Wer Kraft und Ausdauer verbessern möchte, sollte mehrmals die Woche trainieren. Musik fördert das Allgemeinbefinden und entspannt.	Die abwechslungsreichen Bewegungen schließen eine einseitige Überbelastung des Bewegungsapparats weitgehend aus, außer beim Rock 'n' Roll oder Hip-Hop.
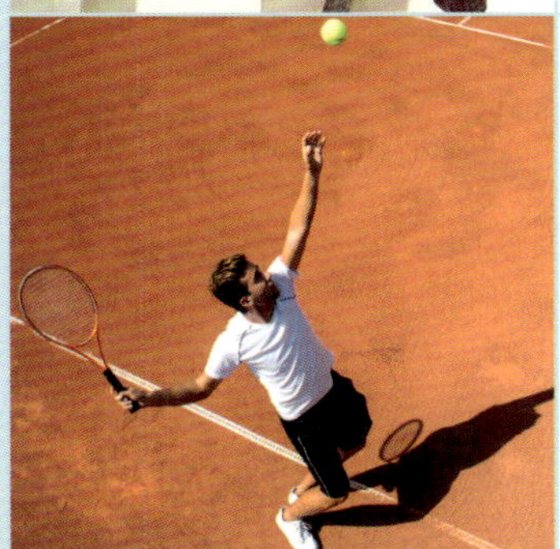	**Tennis, Volleyball, Squash und Badminton:** Alle vier Ballsportarten bedeuten eine komplexe Beanspruchung von Körper und Geist und fordern alle Muskeln und Gelenke. Ein paralleles Ausdauertraining ist sinnvoll.	Die Wirbelsäule, Hüft- und Kniegelenke werden durch abruptes Loslaufen und Abbremsen stark belastet.
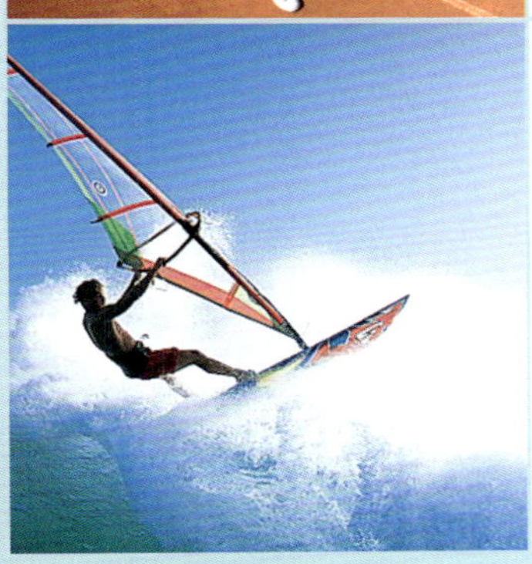	**Windsurfen** stärkt hauptsächlich Arm- und Beinmuskulatur. Wer ausreichend trainiert ist, bei dem ist nichts gegen mehrmaliges Training pro Woche einzuwenden.	Besonders Hals- und Wirbelsäule werden über alle Maßen beansprucht. Es entstehen Verspannungen im Schulter-Nacken-Bereich. Vor allem wenn die Arm- und Rumpfmuskulatur übermüdet ist, kommt es zu Fehlhaltungen.

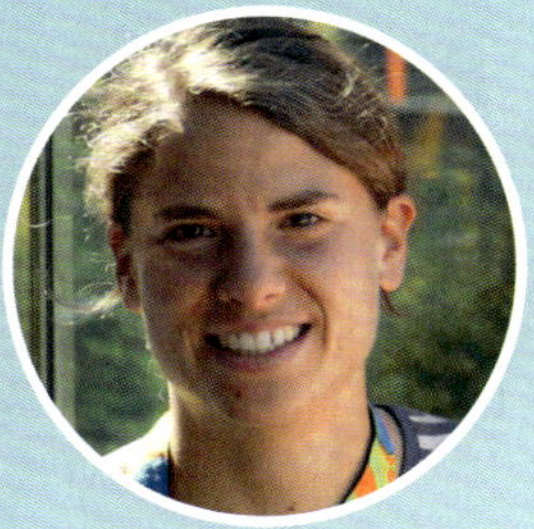

RÜCKEN IM FOKUS

Annike Krahn, Fußball-Olympiasiegerin 2016, über Rückenprobleme bei Leistungssportlern

→ Auf welchen Positionen haben Fußballer am häufigsten Rückenbeschwerden?

Aus Erfahrung weiß ich, dass das die Torhüter sind. Ärzte haben auch festgestellt, dass Rückenprobleme im Team ungleich verteilt sind. Mehr als jeder zweite Torhüter (50,5 Prozent) hat damit zu kämpfen. In der Abwehr sind es mit 41,5 Prozent etwas weniger.

→ Wie sieht es bei Ihnen als Abwehrspielerin aus?

Vor zehn Jahren hatte ich ein Problem mit der Lendenwirbelsäule. Das habe ich aber einigermaßen schnell wieder in den Griff bekommen, obwohl ich bis heute noch ab und zu Probleme damit habe. Aber die verschwinden dann auch schnell wieder.

→ Wie stark steht der Rücken beim Training im Fokus?

Die Aufmerksamkeit für den Rücken und für den Körper in seiner Gesamtheit ist in den letzten Jahren schon gestiegen. Da hat sich im Laufe meiner Karriere viel geändert. Mittlerweile gehören viele Übungen zur Stabilisation und zum Krafttraining zum ganz normalen Trainingsprogramm. Das Bewusstsein dafür hat deutlich zugenommen.

→ Betreiben Sie ein bestimmtes Trainingsprogramm für den Rücken?

Natürlich machen wir Übungen, um Problemen mit dem Rücken vorzubeugen. Die gehören zum allgemeinen Programm. Wenn es akute Probleme bei einzelnen Spielerinnen gibt, dann wird darauf auch speziell eingegangen.

→ Rückenschmerzen haben häufig auch psychische Ursachen: Wie groß ist Stress bei Leistungssportlern?

Wenn ich mir unsere heutige Gesellschaft anschaue, trifft das wohl nicht nur auf Leistungssportler zu. Mittlerweile sind Stress und Druck ja allgemein verbreitet. Aber es stimmt schon, Stress wirkt sich auch körperlich aus, Druck macht sich bemerkbar. Da spürt man eine körperliche Anspannung, nicht nur im Rücken.

→ Betreiben Sie eigentlich noch einen Ausgleichssport zum Fußball?

Einen regelmäßigen Ausgleichssport nicht, aber wenn ich Zeit habe, mache ich gerne andere Sportarten. Inlineskaten zum Beispiel, auch Skifahren, obwohl das vom Verein nicht so gerne gesehen wird. Während meines Sportstudiums in Bochum habe ich sehr viele unterschiedliche Sportarten ausgeübt. Wenn es die Zeit zulässt, spiele ich Beachvolleyball.

DIE RICHTIGE TECHNIK

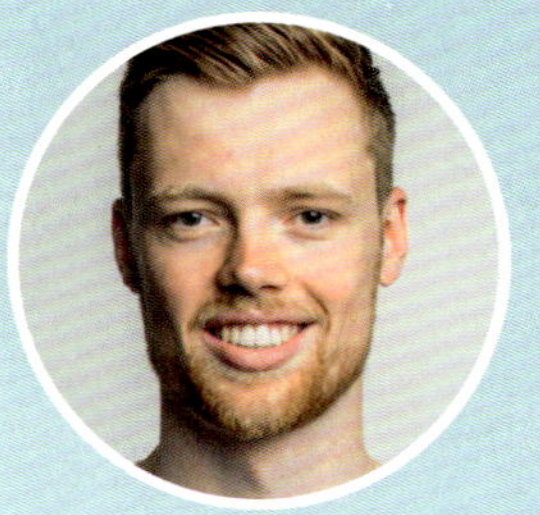

Johannes Weißenfeld, Mitglied im Deutschland-Achter und Medizinstudent, über sein Training und den Rücken

→ Welche Vorteile hat Rudern für die Gesundheit?

Beim Rudern werden so viele Muskeln bis in die Tiefenmuskulatur koordiniert und gleichzeitig beansprucht wie bei kaum einer anderen Sportart. Rudern ist ein geschmeidiger Sport. Hinzu kommt, dass sich Kraft- und Ausdauertraining bestens miteinander verbinden lassen.

→ Hatten Sie auch mal Probleme mit dem Rücken?

Ja, und zwar mit dem Iliosakralgelenk. Bei mir ist das die Folge einer leicht schiefen Hüfte. Hinzu kommt, dass gerade beim Riemenrudern, bei dem mit beiden Händen an einem Ruder gezogen wird, muskuläre Dysbalancen gefördert werden. Die Belastung ist damit auf einer Körperseite sehr hoch. Im unteren Rücken macht die Muskulatur dann schnell mal zu.

→ Was haben Sie gegen die Schmerzen getan?

Für mich war Osteopathie sehr hilfreich. Das ist zwar sehr anstrengend, aber es hilft enorm. Ebenfalls hilfreich ist Faszientraining, um die Muskulatur von den Füßen bis zur Schulter zu lockern.

→ Wie sehen Sie als Medizinstudent die besonderen Anforderungen an den Rücken?

80 Prozent der Kraft, die beim Rudern benötigt wird, kommt aus den Beinen. Doch die Kraft muss in die Arme übertragen werden – und dabei spielt das Iliosakralgelenk als Scharnier zwischen Ober- und Unterkörper eine große Rolle. Deshalb ist eine Blockade an diesem Gelenk eines der typischen Ruderersymptome. Vorbeugend wirkt die Kräftigung der Rücken- und Bauchmuskulatur. Auch die Bandscheiben werden stark beansprucht, wenn man beim Rudern nicht auf die richtige Technik achtet.

→ Was ist denn die richtige Technik?

Ein typischer Fehler ist, dass ungeübte Ruderer schnell in den Buckel verfallen. Das tut mir schon beim Zuschauen weh. Wichtig ist, dass der Rücken gerade bleibt. Ruderer sollten sich bewusst aufrichten, richtig aus dem Rücken herauskommen. Bei einem Rundrücken überlasten Ruderer ihre Lendenwirbelsäule – das kann auf Dauer ziemlich wehtun. Außerdem sollten die Schultern beim Zurückziehen nicht nach oben geschoben werden.

→ Ist das Rudern auf dem Trockenen für Sie ein notwendiges Übel?

Mir persönlich macht Rudern auf dem Trockenen nicht besonders viel Spaß. Es ist aber gesund und für mich ein guter Ausgleich, weil ich dort, im Gegensatz zum Riemenrudern, eine gleichmäßige Belastung habe. Ein weiterer Vorteil: Beim Rudern am Ergometer fallen natürlich die Kippbewegungen des Wassers weg, die sonst auch noch ausgeglichen werden müssen.

EIN GESUNDER RÜCKEN VON KINDESBEINEN AN

Von Natur aus bewegen sich kleine Kinder rückengerecht. Doch vom Krabbelalter bis zum Schulabschluss treten immer häufiger Beschwerden auf. Falsche Schuhe, langes Stillsitzen in der Schule und vor dem Bildschirm und zu wenig Bewegung machen Kinderrücken krank: 60 Prozent der Schulkinder haben bereits Haltungsschwächen – Eltern und Pädagogen sind gefordert.

Unser Rücken sollte uns etwas wert sein. Wenn Sie mich fragen: von Kindesbeinen an. Denn schon in den ersten Jahren legen wir – ob wir wollen oder nicht – die Basis für einen gesunden, vielleicht aber auch stärker krankheitsanfälligen Rücken. Schon beim Thema Kinderschuhe fangen spätere Rückenprobleme an. Mehr als die Hälfte aller Kinder in Deutschland trägt entweder zu große oder zu kleine Schuhe. 2016 hat meine Stiftung im Schulterschluss mit einer großen Kinderschuhmarke diese erschreckende Tatsache herausgefunden: Viele Experten und auch ich sehen einen unmittelbaren Zusammenhang zwischen passenden Schuhen und der richtigen Entwicklung und Haltung.

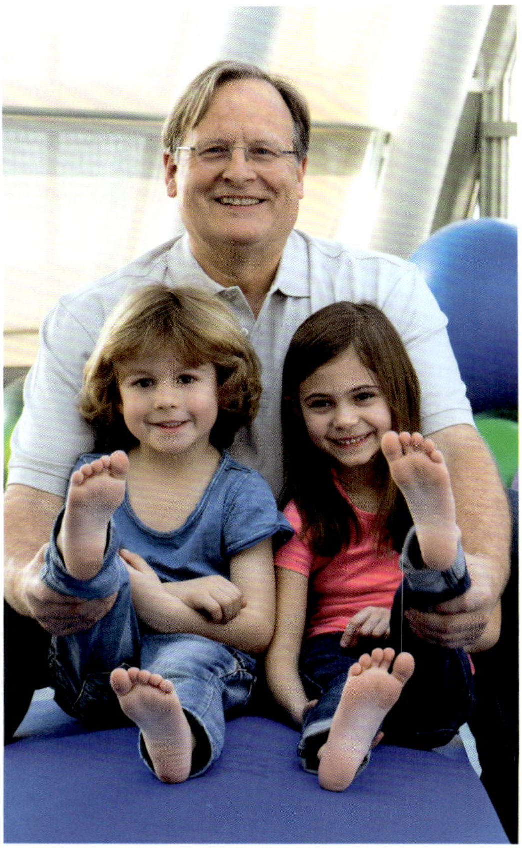

Über ein Jahr lang wurden 3000 Paar Kinderfüße gemessen, zudem wurden Mütter und Erzieherinnen zur Bedeutung von Kinderfußgesundheit und richtigen Schuhen befragt. Offensichtlich steckt die Erkenntnis der Wichtigkeit gesunder Fußentwicklung noch in den Kinderschuhen: 55 Prozent der Kinder bis sechs Jahre tragen zu kleine (35,7 Prozent) oder zu große Straßenschuhe (19,5 Prozent) – das ergab die bundesweite Studie „Große Chance für kleine Füße!", die in 30 Städten Werte sammelte. Kinderfüße sind sehr weich. Daher können zu kleine oder zu große

Schuhe im Kindesalter zu schwerwiegenden Fußdeformationen, Rücken- und Hüftbeschwerden führen.

KINDERFÜSSE WERDEN NICHT RICHTIG GEMESSEN

Kinderfüße wachsen sehr schnell: zwischen dem zweiten und dritten Lebensjahr um zwei oder drei Schuhgrößen im Jahr und vom Kindergartenalter bis zum Schulalter ein bis zwei Größen im Jahr. Laut Empfehlung des Deutschen Schuhinstituts (DSI) sollten die Füße von Kindern daher alle drei Monate gemessen werden. Ohne ein verlässliches Messsystem lässt sich aber die korrekte Schuhgröße bei Kindern nicht ermitteln. Keinesfalls sollten Eltern die Größe des Schuhs mit dem Daumen überprüfen. Denn was viele nicht wissen: Die Daumenprobe ist keine verlässliche Methode zur Messung von Schuhgrößen. Kinder ziehen ihre Zehen beim Druck auf den Schuh reflexartig zurück. Das geschieht unbewusst und ist nicht spürbar. Bei der Befragung der Eltern zeigte sich jedoch, dass 59 Prozent der befragten Mütter, die neue Schuhe für ihr Kind kaufen, die Daumenprobe nutzen.

Ein weiterer Hinweis zur Ermittlung der Schuhgröße bei den befragten Müttern war und ist die Einschätzung des Kindes: 56 Prozent glauben, dass Kinder unter sechs Jahren beurteilen können, ob ihr Schuh passt. Stimmt aber nicht! Ein Trugschluss, da Kinder in diesem Alter nicht verlässlich sagen können, ob der Schuh drückt. Zur Ermittlung der Schuhgröße von Kindern sollte das extra für Kinderfüße entwickelte Weiten-Maß-System (WMS) genutzt werden. Das WMS ist ein Qualitätssiegel des Deutschen Schuhinstituts, das nur an qualifizierte Schuhhändler vergeben wird. Erkrankungen an den Füßen haben Auswirkungen auf den ganzen Bewegungsapparat. Gute Schuhe, das bedeutet vor allem: passende Schuhe. Sie sollten immer ein wichtiger Teil der Prävention und Therapie von Rückenerkrankungen sein.

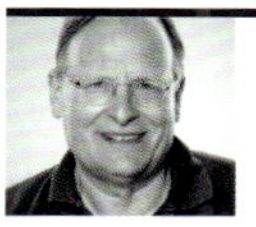

GUT ZU WISSEN
Kinderfüße verändern sich

Mein Appell an alle Eltern lautet: Vernachlässigen Sie die Fußgesundheit Ihrer Kinder nicht! Achten Sie beim Schuhkauf darauf, dass die Füße Ihrer Sprösslinge in regelmäßigen Abständen immer wieder neu vermessen werden. Kinderfußvermessungsaktionen sind wichtig! Kinderfüße verändern sich entwicklungsgeschichtlich nämlich ständig und die Schuhherstellung muss immer wieder neu angepasst werden. In Deutschland, aber auch international wurden bisher schon einige Kinderfußvermessungsaktionen durchgeführt. Dabei zeigen die Ergebnisse, wie sich die Kinderfüße entwicklungsgeschichtlich verändert haben. Vergleicht man Daten aus den 70er-Jahren mit Studien Mitte der 90er, zeigte sich zum Beispiel, dass unsere Kinder mit immer größeren Füßen aufwachsen. Kinderfüße sind demnach im Verlauf von 25 Jahren länger geworden. Eine Studie aus Potsdam ergab wiederum in den Jahren 2006 und 2007, dass die Kinderfüße auch breiter geworden sind. Daraufhin wurde das bestehende Weiten-Maß-System bei Kinderschuhen angepasst. Das zeigt, wie sinnvoll umfangreiche Vermessungsaktionen sind. Sie liefern wertvolle Erkenntnisse für die Gesundheit unserer Kinder.

WICHTIGE FAKTEN, DIE ELTERN WISSEN SOLLTEN:

1. Babys brauchen keine Schuhe

Kinder sollte man möglichst lange bzw. so viel wie möglich barfuß laufen lassen. Das tut dem Körper zwar grundsätzlich in jedem Alter gut, aber je jünger ein Kind ist, desto wichtiger ist das Barfußlaufen. Solange Babys noch nicht laufen, brauchen sie überhaupt keine Schuhe.

2. Anfällig für Verformungen

Sehnen, Bindegewebe und Bänder sind bei Kleinkindern viel weicher und dehnbarer als bei Erwachsenen. Auch die Knochen sind noch nicht hart, sondern eher knorpelig. Weil Kleinkinderfüße noch so weich sind, können sie leider auch leicht durch unpassende Schuhe verformt werden.

3. Negative Auswirkungen

Viele Experten sind der Meinung, dass die Häufigkeit von Fußschäden im direkten Zusammenhang mit unpassenden Schuhen steht. Unpassende Schuhe werden mit verschiedenen pathologischen Deformitäten in Verbindung gebracht. Die häufigsten sind: Hallux valgus und Knick-Senkfuß. Füße, Beine und Rücken stehen in wechselseitiger Abhängigkeit zueinander. Wenn eine der Strukturen verändert ist, hat das direkte Auswirkungen auf die Funktion der anderen Strukturen.

4. Flexible Schuhe

Wenn die Füße geschützt werden müssen (zum Beispiel gegen Kälte oder Nässe), dann sollten Eltern für ihr Kind einen möglichst flexiblen Schuh wählen, der die Bewegungsfreiheit wenig einschränkt und durchlässig ist für mechanische Reize. Gerade Kinder, die Laufen lernen, müssen den Boden und die Druckverteilung unter der Fußsohle ganz genau spüren.

IN DER PAUSE GEHT ES RICHTIG RUND

Etwa 700 000 Kinder kommen jedes Jahr neu in die Schule. Abc-Schützen mit vielen Zielen und einem langen Weg bis zum Schulabschluss. Auch ihre Tage in der Schule können sehr lang werden – durch Angebote wie den offenen Ganztag, Übermittagsbetreuung oder auch das Turbo-Abi sind Schultage mit acht Schulstunden keine Seltenheit mehr. Je jünger die Schüler sind, desto schwerer fällt es ihnen am Anfang ihrer Schullaufbahn, dauerhaft still zu sitzen. Auch ich konnte das als Kind nicht leiden, ich war geradezu ein Zappelphilipp. Heute wissen wir, dass Bewegung wohltuend ist, entspannen kann und die Konzentration fördert. Wir wissen auch, dass sie gegen Verspannungen im Rücken hilft, die bei der Anspannung in der Schule leider keine Seltenheit mehr sind.

In Kooperation mit einem renommierten Schuhhändler hat die Dietrich Grönemeyer Stiftung 2015 „Die bewegte Schulpause“ ins Leben gerufen, um mehr Schwung und Bewegung in den Schulalltag zu bringen. Gleich im ersten Jahr machten bundesweit 120 Schulen und rund 30 000 Kinder mit. Sie alle konnten die 40 speziell entwickelten Übungen nutzen, die ganz einfach und ohne Geräte sowohl im Klassenraum als auch auf dem Pausenhof jederzeit umsetzbar sind.

Der kleine Sporticus lernt besser

20 Minuten zusätzliche Bewegung pro Tag waren das Ziel: Pro Kind kamen so rechnerisch mehr als 1000 Minuten an zusätzlicher Bewegung zusammen. Wir brauchen wieder mehr Bewegung in den Schulen. Bewegung und Lernerfolg gehören zusammen! Bewegungspausen machen fitter, konzentrierter, stärken den Rücken und das Selbstvertrauen. Die Schulen haben uns bestätigt, dass das Thema Bewegung zurzeit eines der zentralen ist. Denn Kinder haben heute wesentlich weniger Zeit für Sport in der Freizeit, weil sie oft von früh bis spät in der Schule sitzen und danach noch lernen müssen. Viele Lehrer haben mir bestätigt, dass sich die Kinder nach den Übungen besser konzentrieren können. Für viele Schulen war die Initiative die willkommene Initialzündung, tägliche Bewegungseinheiten fest im Stundenplan zu verankern. Ich kann nur jede Schule einladen, die Übungen umzusetzen: Mehr Informationen gibt es unter www.bewegte-schulpause.de.

NUR EINE STUNDE BEWEGUNG

Gute Schuhe sind das eine – gute Bewegung von Kindesbeinen an das andere. Je besser der Schuh, desto stabiler die Bewegungsabläufe. Und Bewegung tut not, denn: Deutsche Schulkinder bewegen sich heute nur noch eine Stunde am Tag. Davon entfällt nur ein Viertel bis die Hälfte auf sportliche Aktivitäten, also im Durchschnitt 15 bis maximal 30 Minuten.

- Gerade mal 15 Minuten bewegen sich Kinder so intensiv, dass sie dabei aus der Puste kommen, fanden Forscher der Universität Frankfurt heraus.

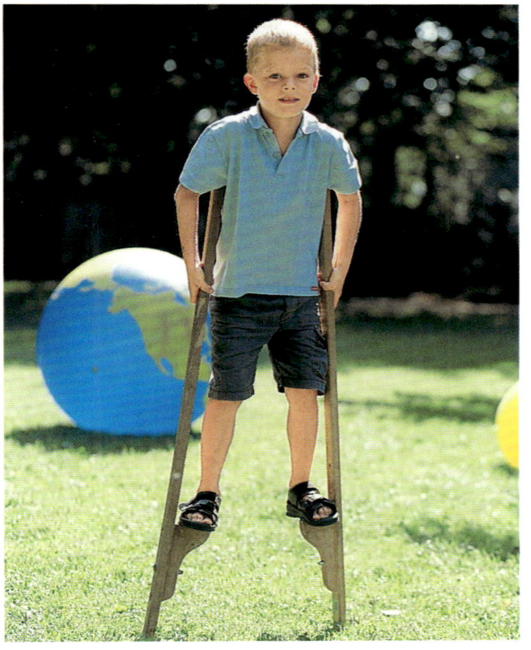

- Mangelndes Training von Kindesbeinen an wirkt sich nicht nur auf die Entwicklung von Skelett und Muskeln negativ aus, sondern auch auf die Entwicklung des Gehirns. Denn gerade im Grundschulalter ist Bewegung wesentlich für die Ausbildung sensorischer Fähigkeiten.

- Traurige Wahrheit: Tatsächlich sind immer weniger Kinder in der Lage, über einen Balken zu balancieren, länger auf einem Bein zu stehen oder rückwärts im Kreis zu laufen.

- Jedes fünfte bis sechste Kind leidet unter Adipositas. Jährlich besuchen hierzulande rund 12 000 fettleibige Kinder eine Klinik, um abzunehmen. Laut Bundeszentrale für gesundheitliche Aufklärung sind etwa 15 Prozent der Drei- bis 17-Jährigen zu dick.

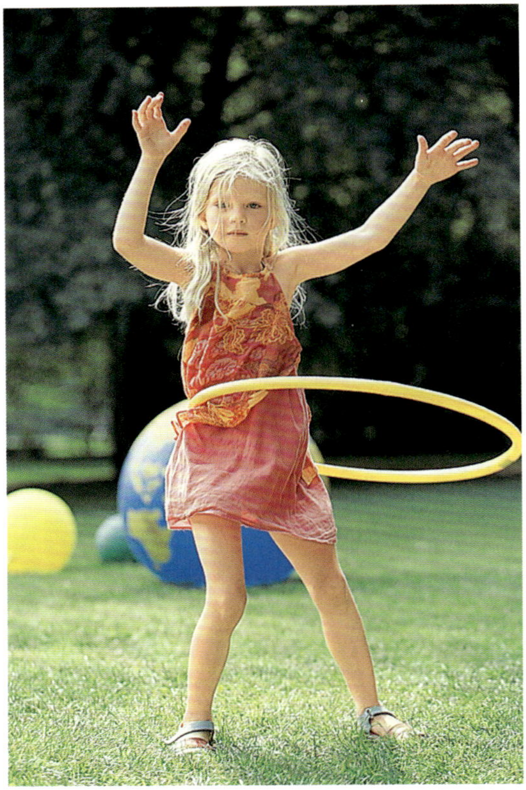

ELTERN KÖNNEN MEHR TUN – UND ZWAR SPIELERISCH

Schon die Kleinsten haben Koordinationsprobleme und Haltungsschäden. Die ersten Bandscheibenvorfälle treten bereits bei Schulkindern auf. Kann nicht wahr sein? Nein, das darf nicht wahr sein! Kinder müssen in Bewegung bleiben – vom Krabbelalter bis zum Schulabschluss. Der Sportunterricht tut seinen Teil, Bewegungsinitiativen können etwas bewegen, doch auch die Eltern können mehr tun. Und zwar: auf spielerische Weise.

Wenn wir darüber nachdenken, wie wir Rückenkrankheiten verhindern können, müssen wir schon bei den Kleinen anfangen. Bereits im Kindergarten- und Schulalter stellt sich heraus, dass die mangelnde Bewegung in unserer Überflussgesellschaft ganz dramatische Folgen hat. Sie reicht weit über Fehlbildungen und Unterfunktionen des Skeletts hinaus. Die körperlichen Fähigkeiten unserer Kinder haben sich in den vergangenen Jahrzehnten drastisch reduziert. Meine Generation hatte zwar oft weniger Platz in der Wohnung als heute, dafür standen uns aber großzügige Außenräume zur Verfügung: Die Straßen waren noch nicht so belebt, auf den Bürgersteigen konnte man noch Ballspielen oder Seilspringen. Weit weniger Menschen besaßen ein Auto, es wurde viel zu Fuß gegangen. Auch der Schulweg wurde in der Regel nicht auf dem Rücksitz verbracht. Wenn es nicht regnete oder schneite, verbrachte man die Freizeit einfach draußen.

Heute führen Kinder ein Inseldasein: Ihre unterschiedlichen Lebensbereiche, das Zuhause, die Schule, Ballett oder Sportverein, Freunde und Verwandte, liegen räumlich weit auseinander. Häufig müssen sie die langen Transportwege mit irgendeinem Verkehrsmittel, meistens mit dem Auto, zurücklegen. Geschwister gibt es selten. Um ihrer Einsamkeit zu entgehen, suchen die Kinder Unterhaltung von Apps, Tablets, Computer oder Fernseher.

EINE VERLORENE GENERATION?

Wen wundert es da noch, dass schon 15 Prozent der Kindergartenkinder und bis zu 60 Prozent der Schulkinder in Deutschland Haltungsschwächen haben? So die ernüchternden Zahlen der Bundesarbeitsgemeinschaft zur Förderung haltungs- und bewegungsauffälliger Kinder. Jedes dritte Kind klagt bereits über Rückenschmerzen. Der Brite Philip James, einer der führenden Fettsuchtforscher, richtete schon vor Jahren einen dringenden Appell an die Öffentlichkeit: „Wenn wir nicht entschieden handeln, werden wir eine große Anzahl von Kindern in ganz Europa dazu verdammen, eine verlorene Generation zu werden. Sie werden früher als unsere Generation viele gewichtsbezogene Krankheiten bekommen."

Von Natur aus rückengerecht

Kleinkinder verhalten sich von Natur aus eigentlich rückengerecht. Ihr Körperschwerpunkt liegt höher als bei Erwachsenen, sodass sie sich leichter tun, aufrecht zu gehen. Aber neben diesem anatomischen Aspekt spielen auch andere Gesichtspunkte eine Rolle: Kinder in diesem Alter werden weniger von Aufgaben abgelenkt als größere. Sie sind noch nicht darauf getrimmt, Wahrnehmungen und Gefühlsäußerungen zu verdrängen, und haben deshalb ein optimales Körpergefühl. Mit dem Eintritt in die Schule jedoch verlieren sie dieses nach und nach. Wie kann man das ändern? Dass es geht, zeigt das Konzept für „Die bewegte Schulpause".

Kästchen-Hüpfen modern: Hüpfen auf einer Kreidetastatur

Deshalb dürfen Sie sich auch nicht auf Kindergarten oder Schule allein verlassen, sondern sollten bereits zu Hause anfangen: Führen Sie Ihr Kind früh an spielerische Bewegung heran – nutzen Sie jede Gelegenheit, Ihren Nachwuchs mit Spiel und Spaß aus der Puste zu bringen, auch wenn Sie das selbst fordert. Das alte Sprungseil, Stelzen oder der legendäre Hula-Hoop-Reifen sind es wert, wieder aus der Versenkung geholt zu werden. Andere Spiele wie das Kästchen-Hüpfen (Himmel und Hölle) können durch moderne Varianten ersetzt werden. Zeigen Sie Ihren Kindern doch mal, wie man eine SMS hüpft – auf einer Tastatur aus Kreide! Wenn Sie noch mehr tun wollen, können Sie Ihren Nachwuchs in spezielle Bewegungskurse schicken, wie sie etwa im „Wirbelwind" angeboten werden, einem sportmedizinischen Zentrum, das unserem Institut in Bochum angegliedert ist. Und: Seien Sie Vorbild für Ihre Kinder. Holen Sie den Fußball oder das Federballspiel aus dem Keller – und los geht's! Gauben Sie mir: Das ist toll!

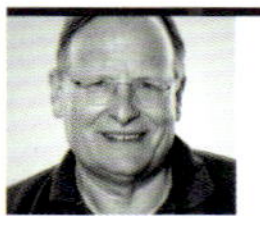

GUT ZU WISSEN
Den Spieltrieb fördern

Damit Kinder sich so viel wie möglich bewegen, brauchen sie Spiele und Anregungen, die Lust aufs Aktivsein machen. Dafür gibt es in speziellen Sportgeschäften verschiedene zeitgemäße Spielgeräte, die gezielt Koordination, Gleichgewicht und Reaktionsvermögen fördern. Dazu gehören sogenannte Pedalos. Das sind Rollschuhe ganz anderer Art, an denen Kinder ebenso wie Erwachsene ihre Freude haben. Diese Ganzkörper-Trainingsgeräte sind in Schulen und Kindergärten mittlerweile sehr beliebt. Sie verbessern die Haltungs- und Bewegungskoordination und sind schon für Kinder ab drei Jahren geeignet. Sie werden sehen: Da werden selbst die größten „Bewegungsmuffel" neugierig. Wetten?

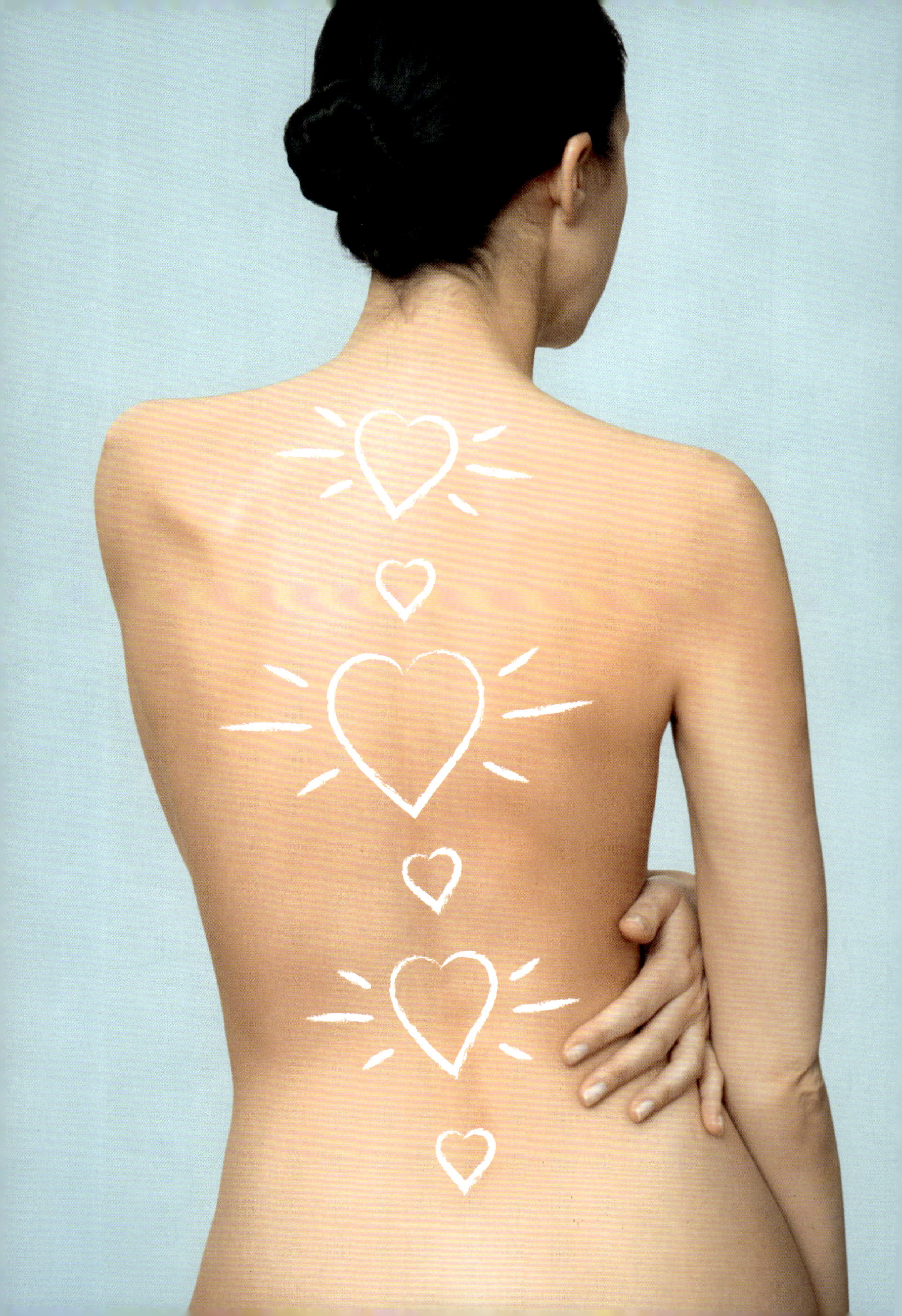

NEHMEN SIE HALTUNG EIN!

Wenn Sie dieses Buch gelesen haben, sind Sie hoffentlich motiviert, ab jetzt ein bisschen mehr für Ihren Rücken zu tun. Das geht sogar, wenn Sie nur wenig Zeit investieren können. Denn vieles lässt sich ganz nebenbei und ohne große Anstrengungen erledigen. Wie komme ich auch nach einer schlechten Nacht gut in den Tag? Womit erfreue ich meinem Rücken, während ich im Bus, vor dem Fernseher oder am Schreibtisch sitze? Warum tut es dem Kreuz gut, wenn ich auf einem Bein stehe? Mithilfe meiner Wunderübungen werden Sie erkennen: Die Stabilität des Rückens hängt auch mit gut trainierten Bauchmuskeln zusammen. Trainierte Oberschenkel wirken Fehlhaltungen entgegen. Wer den Kopf dreht, hält den Hals geschmeidig. Bringen Sie Ihre Gefühle aktiv in eine positive Richtung. Lassen Sie sich nicht hängen, sondern nehmen Sie Haltung ein! Leben Sie Ihre Träume!

DIE GRÖNEMEYER-WUNDERÜBUNGEN FÜR DEN ALLTAG

Hier möchte ich Ihnen persönlich eine Palette an Übungen vorstellen, die Sie ganz leicht in Ihren Alltag einbauen können. Für dieses Programm brauchen Sie kein Equipment und keinen Trainingsraum. Und vor allem: Leben Sie Ihr Leben mit Freude, vermeiden Sie Stress und denken Sie daran, wie schön es ist, jeden Tag selbst gestalten zu können!

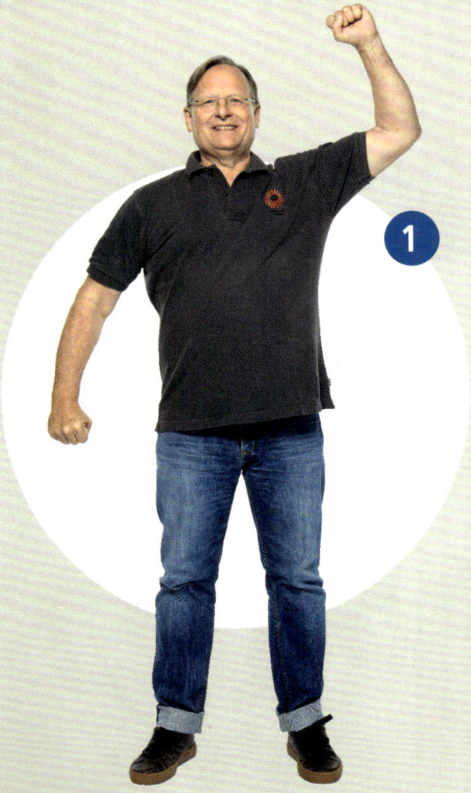

1

Wunderbarer Start in den Tag

Atmen, dehnen, rekeln am Morgen: Vor allem, wenn Sie schlecht geschlafen haben, empfehle ich, nach dem Aufwachen erst mal tief zu atmen, mehrmals bewusst ein- und auszuatmen und sich zu rekeln und zu strecken. Das kann noch im Liegen im Bett geschehen, ist aber auch im Sitzen oder im Stehen möglich. Besonders empfehle ich tiefes Atmen, Rekeln und Dehnen im Stehen, möglichst sogar am geöffneten Fenster. Wir kommen über solche langsamen Bewegungen besser in Schwung und können den Tag aktiv beginnen. Diese Übungen sind besonders geeignet für Menschen, die schlecht schlafen und schwer aufwachen.

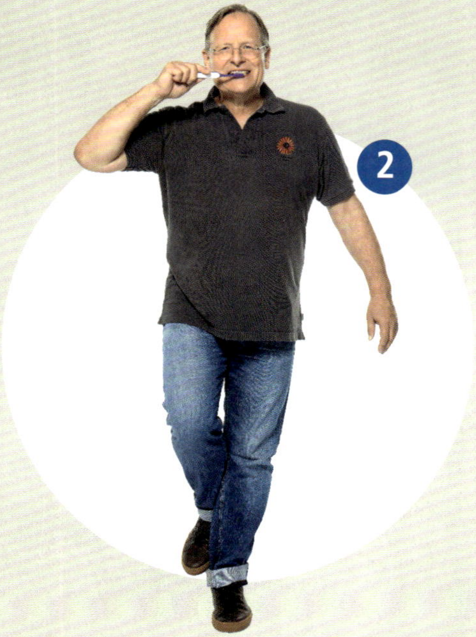

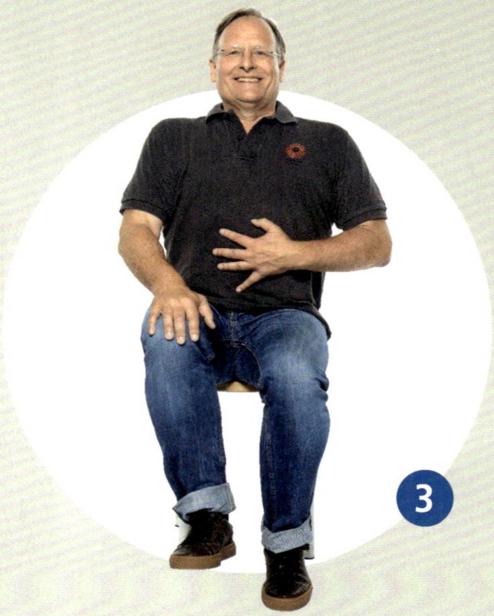

Die Wunderübung für jede Gelegenheit

Der Einbeinstand: Nutzen Sie jede Gelegenheit, um auf einem Bein zu stehen – beim Telefonieren, beim Kochen, beim Plaudern mit der Nachbarin, beim Warten auf Bahn oder Bus ... Heben Sie ein Bein leicht an und versuchen Sie, ruhig – möglichst ohne zu wackeln – auf dem anderen zu stehen. Das trainiert ganz nebenbei Ihre Koordinationsmuskulatur, und dies sehr effektiv. Der ganze Körper und vor allem Ihr Rücken werden es Ihnen danken! Es gibt dabei mehrere Varianten: Die einfachste ist, nur auf einem Fuß zu stehen. Die zweite, etwas schwierigere Version besteht darin, sich mit dem Standbein auf die Zehenspitzen zu stellen. Die dritte Variante ist die schwierigste, weil sie hohe Konzentration erfordert: auf Zehenspitzen stehen und dabei die Augen geschlossen halten. Bei der ersten Variante können Sie zusätzlich noch langsame Kniebeugen machen. Ein guter Zeitpunkt dafür ist beispielsweise das Zähneputzen! Drei Minuten sind optimal.

Wunderbar einfaches Bauchmuskeltraining

Bauchmuskeltraining im Sitzen: Im Bus, Zug oder Flugzeug, aber auch zwischendurch im Büro oder vor dem Fernseher zu Hause können Sie nebenbei Ihre Bauchmuskeln trainieren. Es geht ganz einfach im Sitzen: Sie winkeln ein Bein an und drücken mit der Hand des seitengleichen Arms etwa 8 Sekunden fest auf den Oberschenkel. Dann führen Sie die Übung mit dem anderen Bein und der anderen Hand aus. Optimal sind 8 Einheiten. Das Bauchmuskeltraining ist wichtig als Gegenpart zum Rückentraining, denn die Stabilität des Rückens hängt auch mit einer gut trainierten Bauchmuskulatur zusammen. Die Übung können Sie immer wieder ausführen, zum Beispiel auch, wenn Ihnen bei längeren Fahrten – etwa als Beifahrer im Auto oder als Fahrer während der Pause – langweilig ist ...

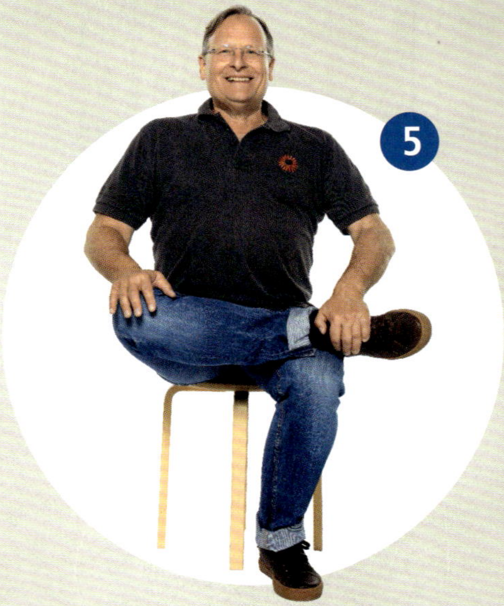

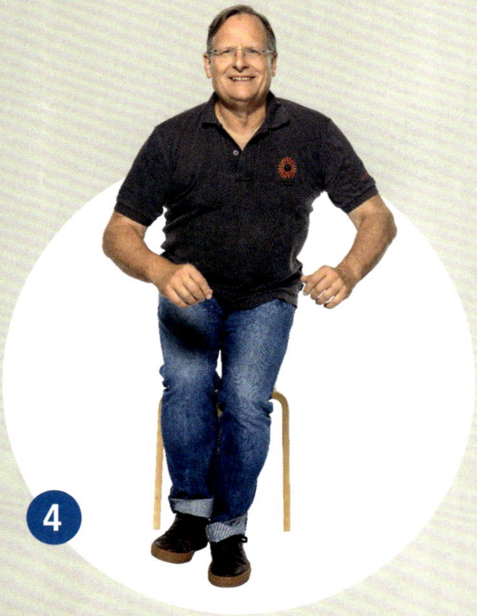

Schonendes Training für ein wunderbares ISG

Um das Kreuzdarmbeingelenk (oder Iliosakralgelenk, ISG) zu dehnen, empfehle ich gerne folgende Übung: Sie setzen sich auf einen Stuhl. Mit geradem Rücken winkeln Sie ein Bein an und legen es über das andere. Sie legen eine Hand auf das Knie und drücken es nun vorsichtig hinunter, einige Sekunden lang. Spüren Sie ein Ziehen in Ihrem unteren Rücken? Jetzt 21, 22, 23 zählen, die Dehnung halten und das Ganze auf jeder Seite 3-mal wiederholen. Auf diese Weise können Sie Ihr ISG schonend dehnen. Je öfter Sie diese Übung – jeweils auf beiden Seiten – ausführen, umso besser. Lassen Sie sich bei dieser Übung zunächst von Ihrem Arzt oder Physiotherapeuten beraten, wenn Sie ein Hüftproblem haben. Keinesfalls mit Gewalt das Knie hinunterdrücken! Vor allem nicht, wenn sich Hüftschmerzen bemerkbar machen.

Wunderbare Bein-Power

Aufstehen mit einem Bein aus dem Sitzen: Aus der sitzenden Position heraus verlagern Sie die Spannung auf ein Bein bzw. den Oberschenkel. Mit dem Fuß gerade und flach am Boden stehend, erheben Sie sich mit einem kleinen Schwung nach vorn in die stehende Position. Dies ist am Anfang nicht ganz einfach, aber je öfter Sie diese Übung – abwechselnd mit beiden Beinen – ausführen, umso schneller und sicherer werden Sie sich aufrichten können. Diese Übung trainiert sowohl die Oberschenkel- als auch die Bauchmuskulatur. Eine trainierte Oberschenkelmuskulatur ist wichtig, um Fehlhaltungen beim Sitzen entgegenzuwirken.

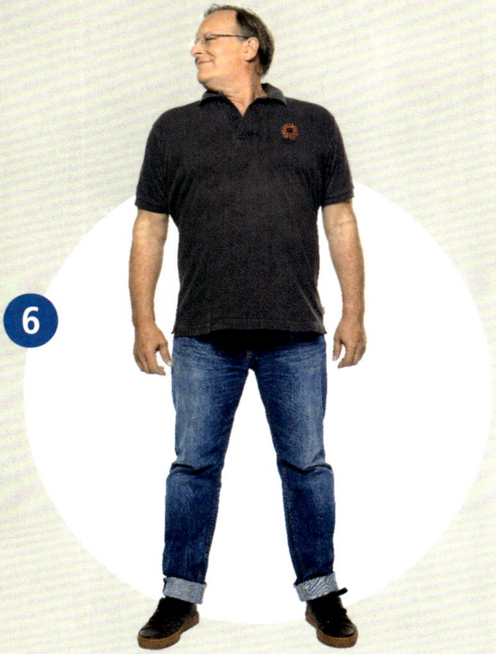

Für einen wundervoll beweglichen Hals

Sie sitzen gerade oder stehen in aufrechter Haltung. Dann drehen Sie Ihren Kopf langsam von rechts nach links und bewegen ihn 8-mal vor und zurück. So dehnen Sie Ihre Halsmuskulatur. Mehrmals täglich durchführen. Ein wunderbar geschmeidiger Hals wird es Ihnen danken.

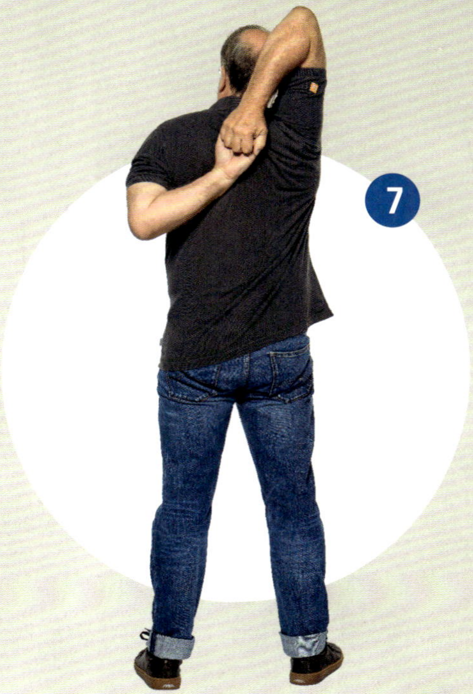

Für wunderbar elastische Arme und Schultern

Die folgende Übung dient dem Dehnen der Arm- und Schultermuskulatur: Sie verschränken die Arme hinter dem Rücken, indem Sie einen Arm von oben vorn über die Schulter zu den Schulterblättern führen, mit dem anderen Arm hinter Ihrem Rücken nach oben greifen und die andere Hand umfassen. Zunächst ertasten Sie, wenn überhaupt, vermutlich die obere Hand nur mit den Fingerspitzen, Sie bewegen die Hände einfach vorsichtig aufeinander zu, bis Sie mit den Händen ineinandergreifen. Bitte führen Sie diese Übung langsam und vorsichtig aus, wärmen Sie sich vorher auf, damit Sie sich nicht verspannen. Schaffen Sie es anfangs nicht, mit den Händen ineinanderzugreifen, oder gelingt es Ihnen besser auf der einen Seite als auf der anderen, so wie wir ja meist Rechts- oder Linkshänder sind oder ein bevorzugtes Sprungbein haben? Egal, versuchen Sie diese Übung immer wieder zwischendurch, Sie dehnen so Ihre Arm- und Schultermuskulatur sehr effektiv.

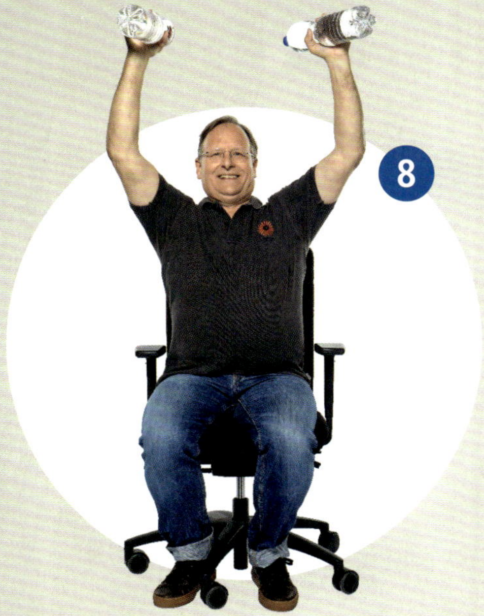

Wasserflaschen-Wunderübung

Eine Übung, die sich gut im Sitzen am Schreibtisch durchführen lässt. Sie benötigen dazu zwei gefüllte Wasserflaschen, die aus Sicherheitsgründen nicht aus Glas, sondern aus Plastikmaterial hergestellt sein sollten. Die Wasserflaschen verwenden Sie als Gewicht. Wie Hanteln führen Sie sie nach oben oder zur Seite und zurück in die Ausgangsstellung. Am besten führen Sie diese Übung mehrmals täglich durch, jeweils 8-mal. So trainieren und stärken Sie Ihre Arm- und Rückenmuskulatur. Natürlich können Sie auch andere Gegenstände verwenden, beispielsweise zwei Bücher, die gut zu greifen sind und dasselbe Gewicht haben. Kleiner Tipp: Abends sollten Sie beide Flaschen ausgetrunken haben. Dann ist der Flüssigkeitsbedarf für den Tag ganz nebenbei gedeckt.

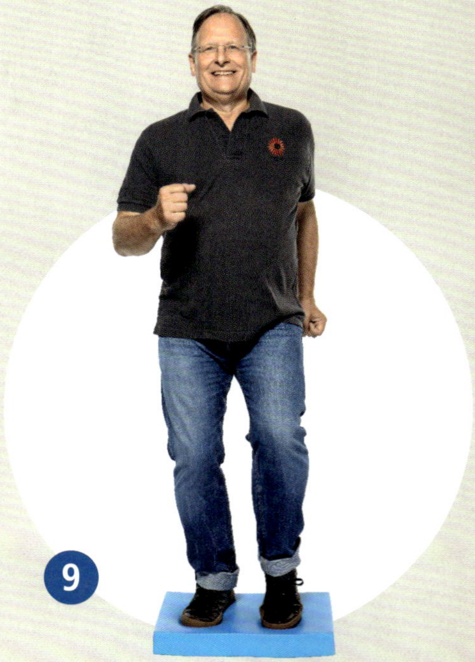

Wundervolle Kissenübung zum schnellen Stressabbau

Eine Übung, die Sie an vielen Orten durchführen können – sei es zu Hause oder im Büro. Sie benötigen nur ein Kissen. Dieses legen Sie auf den Boden vor sich. Sie ziehen Ihre Schuhe aus und stellen sich auf das Kissen. Dann beginnen Sie, auf dem Kissen zu treten, zuerst langsam, dann immer schneller und schneller, bis Sie richtig ins Schwitzen kommen. Sie werden merken: eine einfache, aber höchst effektive Methode, Stress abzubauen. 3 Minuten sind schon richtig viel bei dieser Übung! Sie fühlen sich warm, befreit von Stressgefühlen – und fangen an, zu lächeln und sich mit neuer Energie Ihren Aufgaben zuzuwenden.

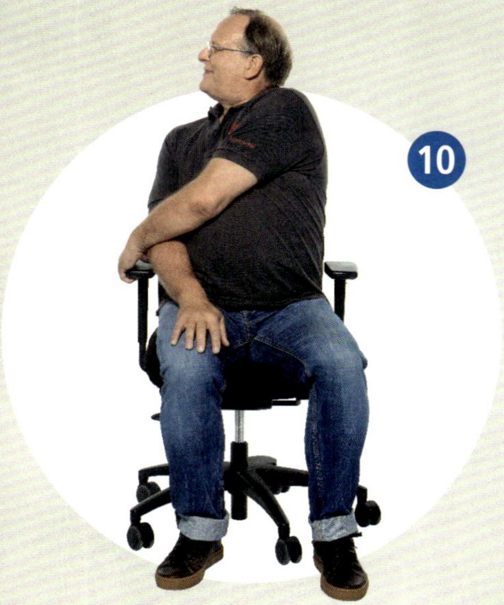

Wundervolle Drehungen im Sitzen

Den Oberkörper im Sitzen drehen: Eine Übung, die Sie auch mal zwischendurch im Büro an Ihrem Schreibtisch machen können. Sie benötigen hierzu lediglich einen Stuhl mit Armlehnen. Zur Ausgangsposition setzen Sie sich auf das vordere Drittel der Sitzfläche, Ihre Füße halten Sie hüftbreit auseinander flach auf dem Boden. Ihre Hände lassen Sie locker auf den Knien liegen. Dann greifen Sie mit der linken Hand zur rechten Armlehne und drehen Ihren Oberkörper nach rechts, Kopf und Blick folgen der Bewegung. Nach 3 bis 5 Sekunden gehen Sie zurück in die Ausgangsposition. Anschließend führen Sie die Bewegung in der entgegengesetzten Richtung aus. Am besten wiederholen Sie die Bewegung 5-mal auf jeder Seite. Eine effektive Methode, um die Beweglichkeit Ihrer Wirbelsäule zu verbessern sowie Ihre Rücken- und Armmuskulatur zu dehnen.

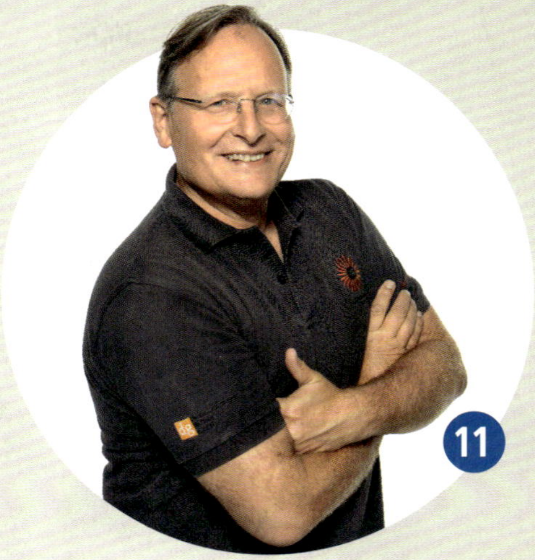

Das Leben ist wunderbar

Wie ich als Rückenexperte immer wieder betone: Der Rücken ist viel mehr als ein Körperteil, er ist ein psychosomatisches Organ. Das bedeutet: Was wir an negativen Erfahrungen oder Gefühlen in uns tragen, schlägt sich oft genug in unserer Haltung nieder. Die gedrückte Stimmung zeigt sich am gekrümmten Rücken. Genau deshalb ist es so wichtig, seine Gefühle aktiv in eine positive Richtung zu bringen. Auch wenn Ihnen vielleicht nicht danach zumute ist: Fangen Sie an zu lächeln, die hängenden Schultern ändern Sie, indem Sie Haltung annehmen und „die Brust rausstrecken". Eine derart gezeigte positive Haltung wirkt positiv auf die innere Befindlichkeit. Es gibt eine sehr interessante Wechselwirkung, die man sich auch selbst zunutze machen kann. Denken Sie daran: Das Leben ist wunderbar, Sie selbst haben so viel Kraft, es zu gestalten. Versuchen Sie, Ihre Träume zu leben – mit einem Lächeln auf dem Gesicht und im Herzen.

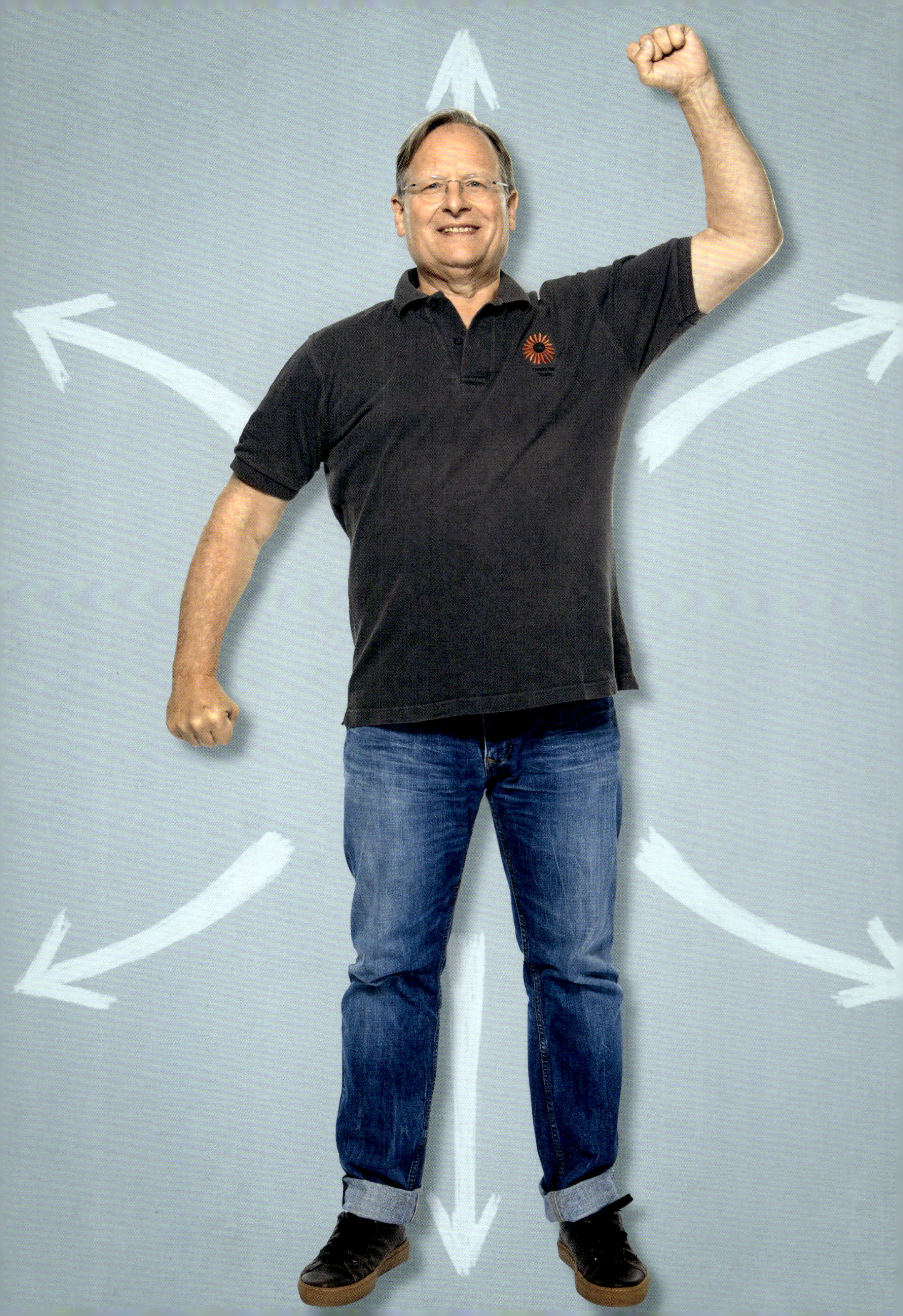

DIE GOLDENEN REGELN FÜR DEN RÜCKEN

Ein fitter Rücken – das bedeutet Bewegung, bewussten Umgang mit Schmerzen, Wissen über Zusammenhänge und Therapien. Hier sind die wichtigsten Rückenregeln noch einmal auf den Punkt gebracht.

1

Bleiben Sie in Bewegung

„Turne bis zur Urne." Bewegung, Bewegung und noch mal Bewegung. Bleiben Sie Ihr Leben lang in Schwung. Sie dürfen dabei ruhig langsam vorgehen, sollten aber nie aufhören, aktiv zu sein. Trainieren Sie Ihre Muskulatur mit gezielten Übungen für den Rücken und tun Sie regelmäßig etwas für Ihre Ausdauer.

2

Suchen Sie einen Sport, der Spaß macht

Bewegung darf keine Qual sein. Probieren Sie, welche Sportart Ihnen Freude macht. Gut für den Rücken sind zum Beispiel Fahrradfahren, Schwimmen, Yoga, Tai-Chi oder Qigong.

3

Übernehmen Sie Verantwortung

Geben Sie die Verantwortung für Ihre Gesundheit nicht ab – nach dem Motto „Der Arzt wird mich schon wieder hinkriegen". Ärzte können Ihnen helfen, Sie behandeln und beraten. Doch sie sind dabei auf Ihre Mithilfe angewiesen. Übernehmen Sie die Verantwortung für sich selbst!

4

Legen Sie rechtzeitig los

Warten Sie nicht zu lange! Legen Sie nicht erst los, wenn Sie sich kaum noch bewegen können. Handeln Sie sofort, schon bei leichten Schmerzen.

5

Machen Sie sich einen Plan

Welche Maßnahmen und Medikamente sind hilfreich? Wann gehe ich zu welchem Arzt? Legen Sie schriftlich fest, welche Möglichkeiten Sie sich verordnen wollen, und entscheiden Sie, wie und wann Sie was durchführen.

6

Führen Sie ein Schmerztagebuch

Wann tut der Rücken weh? Morgens beim Aufstehen? Nach langem Sitzen? Beim Gehen? Zur Ursachenforschung sollten Sie ein Schmerztagebuch führen.

7

Dehnen und bewusst atmen

Gewöhnen Sie sich an, sich vor dem Aufstehen zu dehnen. Rekeln und strecken Sie sich und atmen Sie dabei bewusst ein und aus.

8

Nutzen Sie die Kraft von Wärme und Kälte

Akute Schmerzen lassen sich mit Kälte lindern. Legen Sie eine Eispackung auf die betroffene Stelle. Sonst tun Wärmeanwendungen gut: Duschen oder baden Sie bei 39 °C. Legen Sie ein Wärmepflaster, eine Wärmflasche oder einen Wärmewickel an.

9

Gehen Sie zum Arzt Ihres Vertrauens

Sie werden möglicherweise verschiedene Spezialisten aufsuchen müssen. Organisieren Sie das in der richtigen Reihenfolge. Beginnen Sie beim Hausarzt bzw. beim Arzt Ihres Vertrauens. Wenn er nicht weiterweiß, wird er Sie zu einem Schmerztherapeuten, Orthopäden, Neurologen, Neurochirurgen oder Mikrotherapeuten schicken. Der Hausarzt empfiehlt und verschreibt erst Osteopathie und/oder Manual-/Chirotherapie, danach Krankengymnastik, Psychotherapie, Massagen, Elektro- oder Lasertherapie. Akupunktur, therapeutische Lokalanästhetika, Injektionen oder Infusionen führt er oft selbst durch. Wenn diese Maßnahmen nicht anschlagen, wird er einen Mikrotherapeuten empfehlen (einige Allgemeinärzte sind von mir bereits in Mikrotherapie geschult).

10

Ruhe zwischendurch

Gönnen Sie sich im Alltag immer mal wieder eine Ruhepause für den Rücken. Am besten geht das, indem Sie sich hinlegen und mit einer Knierolle unter den Beinen entspannen. Wickeln Sie sich dabei warm ein.

11

Lernen Sie, was guttut

Tun Sie Ihrem Rücken etwas Gutes: Gehen Sie zur Massage, zum Tapen, zur Akupunktur, zur Faszientherapie oder zum Ayurveda. Machen Sie Moorbäder oder -packungen.

12

Keine Angst vor Medikamenten

Scheuen Sie sich nicht, punktuell zu Medikamenten zu greifen, wenn die Schmerzen nicht verschwinden. Lassen Sie sich in der Apotheke beraten. Teufelskralle, Aspirin (1- bis 2-mal 500 mg) oder Ibuprofen (300 mg) können bei den konservativen Maßnahmen, die Sie für sich ausgesucht haben, vorübergehend unterstützend wirken. Die CT- oder kernspingesteuerte Mikrotherapie ist ein Operationsersatz und reduziert oder ersetzt langfristig Medikamente.

13

Nach der Operation

In den wenigsten Fällen muss operiert werden. Falls doch, ist es danach wichtig, dass Sie Krankengymnastik, Osteopathie, Massagen, Akupunktur und alle sonstigen konservativen Maßnahmen wie Wärmeanwendungen, Massagen, Moorpackungen und jede Form von Bewegungstherapie machen.

14

Ernährung für den Rücken

Reduzieren Sie Backwaren, Brot, Kuchen, Limonaden, Cola, Eistees, Alkohol und rotes Fleisch, um eine Übersäuerung des Körpers zu vermeiden. Mango und Ananas wirken stimmungsaufhellend und Zitronenwasser wirkt der Übersäuerung entgegen. Ingwertee bringt verbrauchte Energie zurück, belebt Geist und Sinne.

15

Achten Sie auf Ihr Gewicht

Übergewicht belastet den Rücken. Sie können den überflüssigen Pfunden durch Fastenmethoden des F. X. Mayr, durch asiatische Makrobiotik, Ayurveda, Low Carb oder FdH („Friss die Hälfte") zu Leibe rücken.

16

Leben in Balance

Sie sind ein Workaholic, der sich zusätzlich mit Zigaretten, Kaffee oder Wein am Leben hält? Dann sollten Sie auf jeden Fall morgens in Ruhe frühstücken, mittags und abends die Mahlzeiten zu festen Zeiten einnehmen, das Wochenende als Kurzurlaub planen und häufiger Ferien machen. Drücken Sie auf „Pause", bevor das Leben es für Sie tut. Wenn alles nichts hilft, lassen Sie sich bitte psychosomatisch beraten.

17

Rituale zum Runterkommen

Pflegen Sie Rituale, um Druck abzubauen. Häufig hilft ein Spaziergang nach dem Essen, die abendliche Bewegung und Sport oder Meditationen zwischendurch. Dazu gehört auch, sich einfach hinzusetzen und Löcher in die Luft zu starren. Oder Sie machen Bewegungsmeditationen wie Tai-Chi, Yoga oder Qigong.

18

Suchen Sie Menschen, die Ihnen helfen

Stehen Sie viel unter Stress und leiden unter Ängsten? Negativer Stress kann so groß werden, dass sich die Muskeln schmerzhaft anspannen. Der Rücken ruft um Hilfe. Suchen Sie innere Ruhe, einen liebevollen Partner, den Arzt oder die Ärztin Ihres Vertrauens. Gehen Sie eventuell zu einem Psychologen.

19

Kümmern Sie sich um sich selbst

Die Behandlung von Rückenschmerzen führt häufig dazu, dass Patienten neue, bessere Gewohnheiten entwickeln und sich verändern. Sehen Sie dies als Chance für ein gesünderes Leben. Freuen Sie sich über jeden Mini-Erfolg. Kümmern Sie sich gut um sich selbst!

20

Bleiben Sie dran

Wenn Sie eine bessere Kultur des Um-sich-Kümmerns entwickelt haben, halten Sie daran fest, bleiben Sie dran und lassen Sie nicht nach.

A

B

C

BILDNACHWEIS

Getty Images: 10, 31, 120, 162–163, 176, 193, 212
Nikolai Golovanoff/Fuse: 40–41
iStock: 83, 191 (o. r.), 200 (alle), 201 (2. von unten), 203 (2. von unten)
IFA-Bilderteam: 203 (u.)
Jump: 5 (l.), 100, 201 (o. und u.), 202 (o. und u.), 203 (2. von oben)
Fotolia: 113
Mauritius: 17 (l.), 74, 79, 114, 190 (u. l.), 191 (u. l.)
Kai Uwe Nielsen: 209, 210
Shutterstock: 16, 17 (r.), 42, 75 (l. und r.), 201 (2. von oben), 202 (2. und 3. von oben), 203 (o.)
Stockfood: 182, 183 (o. und u.)
Stocksy: 37, 190 (o. r.)

Illustrationen:
iStock: 37 (unten)
Axel Kock: 23, 50, 51, 70, 71 Shutterstock: 17 (alle), 37 (oben), 58, 74, 75

DANK AN

Dr. Erdogan Altunok, Facharzt Chirurgie, Unfallchirurgie und Orthopädie, Chefarzt für Unfall- und Wirbelsäulenchirurgie, Fachklinik 360°, Ratingen

Jan Becker, Facharzt für Orthopädie, Sportmedizin und Chirotherapie, Leiter Mikrotherapie Grönemeyer Institut für Mikrotherapie, Bochum

Friederike Grönemeyer, Heilpraktikerin und Psychologin Grönemeyer Institut für Mikrotherapie, Berlin, sowie Gräflicher Park, Bad Driburg

Christoph Haenisch, Facharzt für Orthopädie und Unfallchirurgie, Leiter Medizinmanagement Fachklinik 360°, Ratingen

Dr. Carsten Moser, Mikrotherapie und biotechnologische Verfahren, Grönemeyer Institut für Mikrotherapie, Bochum

Mona Schneck, Physio- und Manualtherapeutin OMT, „Wirbelwind" Entwicklungszentrum, Bochum, die auch bei der Fotoproduktion der Übungen mitgewirkt hat.

Dr. Torsten Thiele, Facharzt für Sportmedizin, Leiter Orthopädie am Grönemeyer Institut für Mikrotherapie, Bochum

Klaus-Peter Renckhoff, Facharzt für Chirurgie, Arzt für multimodale Schmerztherapie, Fachklinik 360°, Ratingen

Hinweis:

Die im Buch veröffentlichten Ratschläge wurden mit größter Sorgfalt von Autor und Verlag erarbeitet und geprüft. Eine Garantie kann jedoch nicht übernommen werden. Ebenso ist eine Haftung des Autors bzw. des Verlags und seiner Beauftragten für Personen-, Sach- oder Vermögenschäden ausgeschlossen. Erkrankungen mit ernstem Hintergrund gehören immer in ärztliche Behandlung. Bei bereits bestehenden Beschwerden kann das Buch deshalb keinen fachärztlichen Rat ersetzen.

Kaiserstraße 14 b
D-80801 München

ISBN 978-3-89883-655-5
3. Auflage 2018

Projektleitung Kathrin Ullerich
Lektorat Franziska Pfeiffer, Gisela Hessler, Karin Kerber
Grafische Gestaltung Independent Medien Design, München; Julia Arzberger
Covergestaltung Jens Neubert
Satz Dorothee Griesbeck
Fotografie Michael Wilfling (andere siehe Bildnachweis)
Coverfoto Claudio di Lucia
Producing Jan Russok
Herstellung Frank Jansen
Druck & Bindung optimal media GmbH, Röbel

www. institut-groenemeyer.com
www.dietrich-groenemeyer.com

Die ZS Verlag GmbH ist ein Unternehmen der Edel AG, Hamburg.
www.zsverlag.de | www.facebook.com/zsverlag